胡建华老师题词

朱良春老师题词

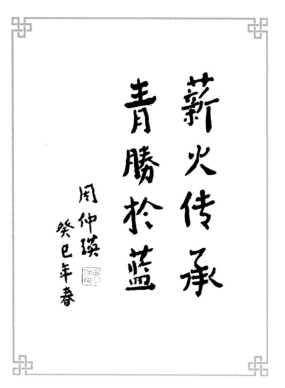

薪火传承 青胜於蓝

周仲瑛 癸巳年春

周仲瑛老师题词

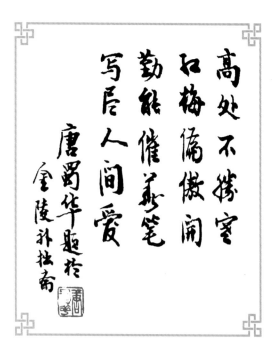

高处不拂窒
红梅偏傲開
勤能催妙笔
写居人间爱

唐蜀华题於金陵补拙斋

唐蜀华老师题词

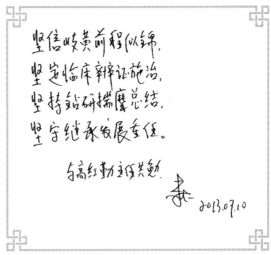

坚信岐黄前程似锦，
坚定临床辨证施治，
坚持总研揣摩总结，
坚守继承发展重任。

与高红勤班共勉．

泰 2013.07.10

李七一老师题词

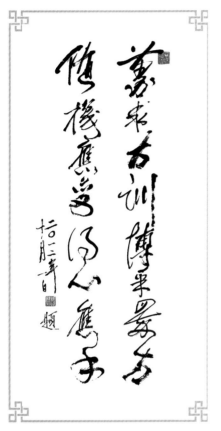

胡铁城老师题词

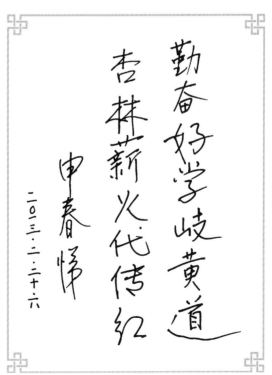

申春悌老师题词

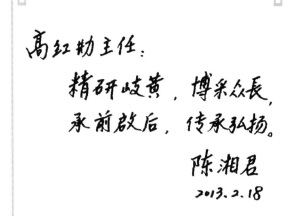

读书以必理，勤学为致用。

博观而约取，厚积宜薄发。

法古不泥古，师心勿踏迹。

与红勤医师共勉之！

陆以平

2013.3

陈以平老师题词

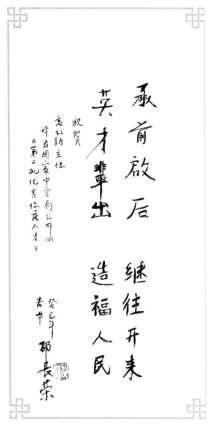

承前启后　继往开来

英才辈出　造福人民

祝贺

高红勤主任

评为国家中管局公布的

《第二批优青临床人才》

癸巳年

春节

邵长荣

邵长荣老师题词

高红勤主任：

精研岐黄，博采众长，

承前启后，传承弘扬。

陈湘君

2013.2.18

陈湘君老师题词

高红勤

国家中青年名中医

高红勤 编著

中青年临床家丛书

『全国优秀中医临床人才』研修项目成果

『中医黄埔军校』学员临证经验选粹

中青年中医临床家医案医论精选

中原农民出版社

·郑州·

总主编

杨建宇

图书在版编目(CIP)数据

国家中青年名中医.高红勤／高红勤编著.—郑州:中原农民
出版社,2015.8
(中青年临床家丛书)
ISBN 978-7-5542-0627-0

Ⅰ.①国… Ⅱ.①高… Ⅲ.①中医学–临床医学–经验–中国–现代
Ⅳ.①R249.7

中国版本图书馆 CIP 数据核字(2014)第 133292 号

国家中青年名中医·高红勤

GUOJIA ZHONGQINGNIAN MINGZHONGYI·GAOHONGQIN

出版:中原农民出版社

地址:河南省郑州市经五路 66 号　　　　**邮编:**450002

网址:http://www.zynm.com　　　　**电话:**0371-65751257

发行单位:全国新华书店

承印单位:辉县市伟业印务有限公司

投稿邮箱:zynmpress@sina.com

医卫博客:http://blog.sina.com.cn/zynmcbs

策划编辑电话:0371-65788653　　　　**邮购热线:**0371-65724566

开本:710mm×1010mm　　1/16

印张:16.5　　　　　　　　　　　　**插页:**4

字数:281 千字

版次:2015 年 8 月第 1 版　　　　**印次:**2015 年 8 月第 1 次印刷

书号:ISBN 978-7-5542-0627-0　　　　**定价:**42.00 元

本书如有印装质量问题,由承印厂负责调换

内容提要

　　本书对"全国优秀中医临床人才"高红勤主任中医师的临床经验进行了总结。作者参加了国家中医药管理局第二批全国优秀中医临床人才研修项目学习,读经典、拜名师、做临床,结业后被授予"全国优秀中医临床人才"称号。

　　本书为高红勤主任中医师参加研修项目学习期间上传的部分作业结集而成,内容包括临证医案、医论医话,以及策论与结业论文。"临证医案"包括跟师医案和自诊医案,涵盖心系、肝系、脾胃、肺系、肾系、气血津液、五体五官及妇科病证等。"医论医话"系作者多年来的治验体悟、读书心得以及跟师心得。书中着重介绍作者在老年病中医药理论和临床方面的研究成果与独到见解,并真实详尽地记录了作者临床治病的宝贵医案和辨证论治经验。

　　本书可供中医、中西医结合临床工作者及中医药高等院校学生参考学习。

给他一个支点，他就是国医大师！

——《中青年临床家丛书》代序

"给我一个支点，我就可以把地球撬动！"这是大家所熟知的名言！而对于近千名的一、二、三批"全国优秀中医临床人才"（简称"国优人才"）来讲，我们都有这样一个共识：给他一个支点，他就是国医大师！这就是我们组织编辑出版这套《中青年临床家丛书》的目的。

在党的十八大和煦改革春风拂面之时，在艳阳普照之际，中医药工作迎来了有史以来最佳的机遇和挑战！第二届国医大师表彰大会在全国人民瞩目下于人民大会堂胜利召开，这是中医药界的荣光和骄傲，这是中医药界名医辈出的具体体现，这是党和政府及有关部门对国家中医药顶尖大家的赞扬和肯定！这是践行中医药事业大发展大繁荣之中医梦的切实行动！这是鞭策更多的青年中医人构筑中医梦的集结号！借此历史机缘，我们适时地推出《中青年临床家丛书》，希望对广大国优人才早日成长为国家级名老中医，早日成为国医大师助绵薄之力，为中医药大发展大繁荣增光添彩！

也许大家都知道，国家中医药管理局"全国优秀中医临床人才"研修项目是国家中医临床人才培养的顶级项目，是由国医大师孙光荣老教授策划并实施的最高层阶的中医临床人才继续教育项目。这个研修培训班以"读经典、做临床、跟名师"为中心，从全国中医主任医师中精优选拔人才，进行系统培训，培训班有"中医黄埔"之称。中医临床家、文献学家、教育家（中医泰斗吕炳奎语），中医书法家（《中国中医药现代远程教育》杂志李彦知社长语），中医演讲家（中医古籍出版社刘从明社长语），著名中医药文化学者（《中国中医药报》"中医君按"语），中医思想家（吉林省卫生厅邱德亮厅长语），中医战略家（《光明中医》杂志杨建宇主编语）孙光荣老教授担任一、二、三批"中医黄埔班"班主任，而杨建宇教授是二批的班务、三批的班主任助理，在孙老领导、指导下，竭力为近千名国优人才的研修、学习服务。然而，近千名"中医黄埔班"的学员比较关心的一件事，也是班主任孙光荣老教授最操心的一件事，就是国优人才的"名号""名誉"问题一直没得到满意的解决。当然，大家研修是为了中医学术发展的飞跃，临床疗效的提高，中医学术思想的启迪，绝不是奔着名利而来。但是，恰如其分的名字、名誉、赞誉，是对近千名"中医黄埔班"学员刻苦学习、成绩优异的肯定和赞许，是顺理成章之事！对于这些奋斗在一线临床的中青年中医来讲，一个适宜的名号，对其成长是不可或缺的！对这些"中医黄埔班"学员尽快成长为一代明医，成为名中医，成为名老中医，成为国医大师，是必不可少的！尤其是，这对这些优秀的青年名中医的成长具有严谨的赞许、肯定和重要的鼓励、鞭策作用，对这些优秀名中医成长为临床大家会起到促进推动和桥梁过渡作用！因此，在中原出版传媒集团的大力支持下，在我们医药编辑的努力下，就有了这一套《中青年临床家丛书》的顺利面世！我们衷心希望，本系列丛书的出版能成为这些国优人才终成国医大师的"支点"之一，为中医药大发展大繁荣，再度成为人类共享医学之中医梦的实现而做出应有的贡献！

必须说明的是，这套书是我们医药编辑兼顾问杨建宇教授策划并指导实施的。这是为了完成他中和医派师傅孙光荣老教授的一件心事，给近千名未来国医大师一个"支点"，自然应该由杨建宇教授来担任本套丛书的总主编，然而，他起先是坚决拒绝任何署名的。因为，虽然此套书是专为国优人才出的，然而，牵涉面太广，人太多，上至国家中医药管理局，下至各省市中医药局，直至各基层医院，稍有不慎，就会出错，人多嘴杂，难免被人说三道四。最后，经过大家认真讨论，杨建宇教授才毅然决然地挑起了总主编的担子，用他本人一句话来讲："真中医就应该有点精气神！干真中医事就应该有点担当！"难道怕别人猜忌、非议就不干事了？难道怕恩师孙光荣批评责骂就不干活了？难道怕有关领导指责批评就怯懦退缩了？这还是那个高喊"中医万岁"的铁杆中医，还是那个自称为"中和医派创始学人"的杨大夫吗？这还是那个被国医大师孙光荣教授肯定的"中和医派的掌门"吗？这也不是杨建宇教授为人处世的风格呀！为了这近千名中华未来国医大师一个小小的"支点"，应该有人担当，此时此刻，非"京畿豫医""明医中和斋主"杨建宇教授莫属。

在大家讨论中，有人提议，应该由"中医黄埔班"班主任国医大师孙光荣老教授担任丛书名誉总编或顾问，还应该由国家中医药管理局有关领导、各省市中医药局有关领导担任编委会各主要领导职务，但为了慎重起见，为了给孙光荣教授和各级领导减少不必要的麻烦，就采取了这样的方案：先试验一下，出版一些，分送有关领导、专家审读，并广泛征求意见，认真修订系列丛书后，再补上由有关领导、专家一并担任相关职位的丛书编委会。这也是不得已而为之，还请各位领导和专家见谅。

本丛书以每位"中医黄埔"才子、全国优秀中医临床人才的临证经验和学术思想为主体内容，每人一册，集中展示当今全国优秀中青年临床家的风采，未来国医大师的实力和潜质。每书分临证医案篇、医论医话篇、优秀论文篇（主要是策论和结业论文）三大部分，在临证医案中，有国优人才跟诊的名医典型医案，更多的是自诊的典型医案。

毋庸置疑，本丛书的试验性编辑出版和前期的试点一定存在这样那样的不足和缺点，如在程序上、在内容文字上……都难免有不妥之处。我们衷心希望能得到与本丛书相关的国家中医药管理局领导、各省市中医药局领导、各医院领导及专家不吝赐教，给予批评指导，我们一定端正态度，虚心听取意见，认真研究改进措施，杜绝文过饰非，尽早尽快修正错误，竭力出版精品，为中医药学的发展做出应有的贡献！

最后，再次感谢各位国优人才、"中医黄埔班"学员的艰辛努力，再次感谢国家中医药管理局、各省市中医药局、各医院领导及专家的支持、鼓励、谅解和善意的批评！

美丽中国有中医！

中医万岁！

《中青年临床家丛书》编委会

2014 年 11 月 8 日

李七一序

为做好老中医药专家学术经验继承工作，加强高层次中医临床人才培养，国家中医药管理局在多年实施老中医药专家学术经验师承教育的同时，自2003年起开展了"全国优秀中医临床人才研修项目"，选拔一批具有扎实专业基础、较高临床水平和有培养前途的优秀中青年中医临床人才，通过"读经典、做临床、跟名师"，以提高其中医临床诊疗水平，使他们尽快成长为热爱中医药事业、医德高尚、中医药理论扎实、临床诊疗技术精湛、享有较高知名度的优秀中医临床人才。同时，进一步带动中医临床队伍建设，促进中医药学术发展和中医药防病治病能力的提高，满足广大人民群众对中医药的需求。

我省太仓市中医医院高红勤主任医师为第二批全国优秀中医临床人才研修项目学员，在研修的三年中行程数万公里，参加了国家中医药管理局举办的各类培训班，学习中医四大经典及有关古医籍，书写读书心得笔记，在苏、沪多地前后拜名师九位，跟师门诊、查房，学习老师专著，分析老师医案，总结老师经验，并在临床实践中体悟、验证，遇疑难杂症及时向老师求教。由于学习认真刻苦、勤于实践和善于总结，其理论水平、临证经验和临床疗效都得到了显著提升。

今出版社将该研修项目学员三年中上传的作业，包括临证医案、论文、读书心得及结业论文、策论等学习成果汇编成集，以供广大中医工作者参考、学习和借鉴，这确实是做了一件有意义的工作。

热爱中医，相信中医，是名医成才的前提条件之一。熟读中医经典，传承老师经验，博采众长，融会贯通，勤实践，勤临证，才能不断积累经验，提高疗效，造福于患者。希望参加优秀中医临床人才研修项目的学员们再接再厉，不断进步，为中医事业继续做出贡献。

李七一

2013年7月13日于南京

顾超序

中医药是中华民族的优秀传统文化。做好老中医药专家学术经验的总结，传承中医药文化的精华，开创中医药事业的新局面，是广大医药卫生工作者的责任。高红勤主任医师作为太仓市新一代中医药工作者的优秀代表，考录为第二批全国优秀中医临床人才研修项目学员，本已表明其对中医药事业的热爱与所做的努力，现精心汇集其研修期间的临证医案、论文、读书心得及结业论文、策论等学习成果，与同行分享，有利于中医药学术与文化的传承和发展，深表敬意！

祝高红勤主任医师在中医药事业上有更大作为，愿广大中医药工作者为发展中医药事业做更大贡献。

顾　超

（江苏省太仓市卫生局局长）

2013 年 10 月 18 日

目录

上篇·临证医案

第一章 跟师医案

一、陈湘君医案

导师简介

陈湘君,女,出身于杭州中医世家,1962年毕业于上海中医学院,现任上海中医药大学附属龙华医院终身教授、内科首席主任医师、博士生导师、专家委员会主任委员,上海市名中医,第三、四、五批全国老中医药专家学术经验继承工作指导老师,全国优秀中医临床人才研修项目上海专家指导组成员、上海市西学中高级研修班导师,上海市名老中医学术经验继承高级研修班导师。曾任龙华医院风湿科主任、大内科主任、中医内科教研室主任,中华中医药学会风湿病分会常务委员,上海中医药学会理事及内科分会、风湿科分会、老年病分会副主任委员,中国中西医结合防治风湿病联盟常务委员,世界中医药学会联合会风湿病专业委员会理事,上海市中医风湿病特色专科主任,上海市皮肌炎医疗协作中心主任,上海市类风湿性关节炎医疗协作中心副主任,全国红斑狼疮研究会委员,《上海中医药杂志》《上海中医药大学学报》编委等。

长期从事中医药诊治风湿病临床与科研工作。先后完成多项国家中医药管理局及上海市科委、卫生局课题,获科技进步奖7项。发表论文50余篇,主编专著20余部。"陈湘君工作室""陈湘君名师研究室"入选上海市首批名中医工作室和上海中医药大学首批名师研究室,2011年入选全国名老中医药专家传承工作室。

1. 肌痹(多发性肌炎)

王某,女,50岁,已婚,教师,浙江杭州人。

初诊(2001年11月24日):全身乏力、肌肉酸胀4年。

患者于1997年起全身无力,起床等都需他人帮忙,渐至吞咽、咳痰困难,1998年9月在沪华山医院神经科确诊为多发性肌炎,予激素、雷公藤多苷等治疗。现服强的松(泼尼松)25mg,隔日1次,雷公藤多苷20mg,每日3次,CTX(环磷酰胺)0.2g,每周1次。自觉全身乏力,肌肉酸胀,活动不利,上腹胀闷,纳可便调,苔薄白,脉沉细。

中医诊断:肌痹(脾虚湿困)。西医诊断:多发性肌炎。此乃脾虚湿困。治宜健脾益气,化湿通络。仲景防己黄芪汤出入。

处方:生黄芪30g,生白术10g,防风12g,防己12g,川芎30g,土茯苓30g,鸡血藤30g,乌梢蛇30g,牛膝15g,木瓜15g,生升麻12g,砂仁6g(后下),白蔻仁6g(后下),全蝎3g。7剂,每日1剂,水煎服。

二诊(2001年12月15日):药后自觉身轻松,但大便量少,腹胀明显,夜寐不安,苔薄,脉细。守方去鸡血藤、乌梢蛇、砂仁、白蔻仁,加柴胡10g,枳壳30g,生薏苡仁15g,辰茯苓12g。每日1剂,水煎服。

复诊(2002年3月30日):近日感冒后病情反复,腹胀,肌肉无力,寐欠安,目胀,苔薄,脉细。守方出入。

处方:生黄芪30g,生白术10g,生薏苡仁15g,土茯苓30g,丹参15g,木瓜15g,鸡血藤30g,乌梢蛇30g,仙灵脾30g,仙茅30g,知母12g,黄柏12g,川续断15g,杜仲15g,蜈蚣2条。每日1剂,水煎服。

复诊(2004年7月16日):近2月复查肌酸磷酸肌酶(CPK)117~186U,乳酸脱氢酶(LDH)178~195U/L,自觉乏力、头晕麻木,苔薄,脉细。此乃脾肾两虚,湿阻血瘀。治予健脾补肾,化湿祛瘀。

处方:生黄芪30g,生白术10g,生薏苡仁15g,白芍15g,清甘草6g,木瓜15g,天麻12g,丹参15g,女贞子9g,土茯苓30g,白花蛇舌草30g,玉竹15g,鸡血藤30g,菟丝子20g,仙灵脾30g。每日1剂,水煎服。

复诊(2006年9月26日):2005年10月28日复查CPK 88U,肝功能正常。近查CPK 94U,LDH 170U/L,血常规正常,晨起双膝关节僵硬,活动不利,有时腰酸,苔薄,脉细。守方出入。

处方:生黄芪30g,生白术10g,生薏苡仁30g,白芍15g,清甘草12g,淮小麦30g,大枣5枚,牛膝15g,菟丝子20g,丹参15g,木瓜15g,川芎10g,防风12g,防己12g,骨碎补15g,土茯苓30g。每日1剂,水煎服。

复诊(2011年7月25日):守上方调治至今,近查肝肾功能、血常规、CPK、心电图均正常,行动自如,精神可,时有腰酸、口干、心悸,苔薄,脉细。再予健脾补肾,活血通络。

处方:生黄芪15g,生白术12g,北沙参15g,枸杞子12g,菟丝子15g,丹参15g,鸡血藤30g,川续断15g,木瓜15g,珍珠母30g,远志6g,景天三七9g。每日1剂,水煎服。

【按】多发性肌炎属一种以炎症性肌病为特征的少见的自身免疫性结缔组织疾病。陈湘君教授认为,本病以肌肉酸痛无力或关节痛为主要表现时,属中医"肌痹"范畴;若以肌无力、肌肉萎缩为主症时,则属"痿证"范畴。本病之发生,内责之脾胃虚弱,外由风寒湿热之邪侵袭,而膏粱厚味饮食不节所伤为不内外因。脾胃为后天之本,气血生化之源,脾胃虚弱,运化不健,气血生化无源,不能充养肌肉四肢,且卫外不固,易受邪袭。脾不能运化水湿,湿浊内生,内外湿合,黏滞留着,气血运行不畅,肌肉困重、酸痛乏力,甚则萎缩不用,日久心肺肾诸脏受损,心悸、气急、胸闷、水肿,诸症丛生。

本案患者起病重着,经上海华山医院神经科救治,已脱离险境,然仍全身乏力,肌肉酸胀,活动不利,上腹胀闷,苔薄白,脉沉细。陈师认为此乃脾虚湿困,治宜健脾益气,化湿通络,方取仲景防己黄芪汤出入。方中大剂生黄芪合生白术健脾益气;防风、防己、土茯苓、砂仁、白蔻仁、木瓜祛风化湿泄浊;川芎、鸡血藤、牛膝化瘀通络;重用升麻取其清热解毒,张元素在《医学启源》中引《主治秘要》云"其用有四:手足阳明引经一也,升阳于至阴之下二也,阳明经分头痛三也,去风邪在皮肤及至高之上四也……脾痹非升麻不能除";全蝎、乌梢蛇乃血肉有情之品,功擅祛风止痉舒筋,通络散结止痛。7剂后身轻松,但大便量少,腹胀明显,夜寐不安,守方去鸡血藤、乌梢蛇、砂仁、白蔻仁,加柴胡、枳壳、生薏苡仁、辰茯苓加强疏肝理气、健脾和中之力。之后仍以健脾益气、化湿通络为主,掺入补肾温阳滋阴之品,脾肾双补,阴阳并调,取景岳"阳中求阴""阴中求阳"之意,前后调治10年,目前病情稳定,血检正常,行动自如,精神可,仍在门诊定期随访。

陈师健脾益气化湿从脾论治多发性肌炎,正合《内经》"治痿独取阳明"之意。脾胃功能强健,气血生化有源,水湿得运,肌肤肌肉得到充分滋养,气血流通,疾病日渐向愈。

2. 脊痹(强直性脊柱炎)

罗某,女,33岁,已婚,职员,上海人。

初诊(2010年7月14日):右髋疼痛近3年。

患者于 2007 年 11 月起右髋关节疼痛,初起症状轻,可自行缓解,反复发作,未予重视。今年 5 月症状加重,夜间每因疼痛而醒,伴晨僵,偶有口腔溃疡,在沪某院查 HLA – B$_{27}$(人类白细胞抗原 B$_{27}$)阳性,血沉(ESR)33mm/h,CT 示骶髂关节炎,诊为"强直性脊柱炎",予扶他林(双氯芬酸)、SASP(柳氮磺吡啶)、MTX(甲氨蝶呤)、叶酸等治疗,晨僵减轻,但用药 2 周因不适而自行停药。刻下右髂疼痛,晨僵,时有手麻,口干咽干,大便干结,舌红,苔薄黄腻,脉细。

　　中医诊断:脊痹(肝肾阴亏,邪留督脉)。西医诊断:强直性脊柱炎。此乃肝肾阴亏,邪留督脉。治宜滋阴清热,补肾通督。方以《丹溪心法》大补阴丸合《备急千金要方》独活寄生汤加减。

　　　　处方:生熟地各15g,玄参12g,山茱萸9g,知母9g,黄柏9g,丹参30g,地鳖虫12g,独活12g,桑寄生30g,川续断15g,菟丝子15g,天麻15g,僵蚕15g,落得打15g,牛膝15g。14 剂,每日 1 剂,水煎服。

　　嘱慎起居,避外邪,节饮食,和喜怒,睡硬板床,适度锻炼。

　　二诊(2010 年 7 月 28 日):晨僵减轻,偶有手麻,咽干,大便调,舌红,脉细。守方加石斛15g,地龙15g。每日 1 剂,水煎服。

　　复诊(2010 年 11 月 9 日):上方加减服用至今,活动后腰骶部疼痛,时有便溏,余无不适,舌红苔薄,脉细。守方出入。

　　　　处方:生熟地各15g,山药30g,菟丝子15g,独活12g,桑寄生30g,川续断15g,骨碎补15g,杜仲15g,夜交藤30g,丹参15g,土茯苓30g,苏木9g,地鳖虫12g,巴戟天12g。每日 1 剂,水煎服。

　　复诊(2011 年 4 月 27 日):近又后背僵,腰骶僵痛,晨起明显,月经调,舌红,脉细。守方出入。

　　　　处方:生熟地各15g,白芍15g,金毛狗脊30g,鸡血藤30g,地鳖虫12g,桑寄生30g,川续断15g,杜仲15g,莪术15g,苦参12g,土茯苓30g,当归12g,菟丝子15g,延胡索30g,苏木9g,骨碎补15g,葛根15g。每日 1 剂,水煎服。

　　复诊(2011 年 6 月 7 日):晨僵缓解,俯仰时腰痛,双侧髂关节稍有不适感,经间期带下有血丝,舌红苔薄,脉细小。腰椎 CT 示:L$_2$ 椎体囊样变,L$_{3~4}$ 及 L$_{4~5}$ 椎间盘膨隆。舌红苔薄,脉细。守方出入。

　　　　处方:生熟地各15g,独活12g,桑寄生30g,地鳖虫12g,苏木9g,威灵仙15g,骨碎补15g,金毛狗脊30g,菟丝子15g,参三七6g,川续断15g,杜仲15g,制香附12g,茺蔚子12g,旱莲草30g,延胡索30g,伸筋草15g。每日 1 剂,水煎服。

复诊(2011年8月3日):近来腰背髋部无不适,晨起活动时有疲乏感,无晨僵,无麻木,多喷嚏,脱发多,经间期出血2天,苔薄,脉细。守方续服,另予贞芪扶正冲剂1包,每日3次口服。

【按】强直性脊柱炎(AS)是一种慢性进行性疾病,主要累及脊柱、中轴骨骼和四肢大关节,并以椎间盘纤维环及其附近结缔组织纤维化和骨化及关节强直为病变特点,临床以腰脊疼痛,两胯活动受限,重则脊柱弯曲变形,甚至强直僵硬,或背部酸痛,肌肉僵硬沉重感,劳累或阴雨天加重为主要表现,1998年国家《中医病证治法术语》将其归属于"脊痹"。

AS主要与肾督有关。《素问·脉要精微论》云:"腰者,肾之府,转摇不能,肾将惫矣。"督脉循背而行于身后,为阳脉之总督,且"贯脊属肾"。陈师经多年临床实践,发现本病多为先天肾阳虚衰,督脉亏虚,寒湿内侵,日久痰凝血瘀,故治以益肾温督、化痰通络为主。然临床亦有寒湿郁而化热,湿热郁阻或肝肾阴虚者,临证尚须四诊合参,细察详情,辨证论治。

本案患者初诊时右髋疼痛,晨僵,口腔溃疡,口干咽干,大便干结,舌红,苔薄黄腻,脉细。此乃肝肾阴亏,阴虚火旺,邪留督脉,故治予滋阴清热,补肾通督。方以生熟地、玄参、山茱萸、知母、黄柏滋阴清热;独活、落得打祛风除湿,活血通络,《本草正义》谓"独活为祛风通络之主药……疗贼风及百节痛风,无问久新,则芳香定窜,固无微不至……气味雄烈,芳香四溢,故能宣通百脉,调和经络,通筋骨而利机关……故为风痹痿软诸大证必不可少之药";桑寄生、川续断、菟丝子、天麻、牛膝补肾壮督,强壮筋骨;僵蚕、丹参、地鳖虫祛瘀化痰。药后阴虚渐复,热象渐减,口腔溃疡愈合,大便由结而调渐溏,故渐撤去凉药,转方补肾温督,祛瘀化痰泄浊,病情日渐好转。经一年多调治,腰背髋部已无不适,晨起活动时有疲乏感,无晨僵,无麻木,目前仍在继续调治中。

AS为顽痹,邪气久羁,深入经隧骨骼,痰瘀胶固,经络闭塞,非单纯草木之品所能宣达,必借虫类搜剔窜透,方能浊去瘀开,经行络畅,故陈师喜用僵蚕、地鳖虫、蜂房等虫类加入辨证方中,可明显提高疗效。同时宜慎起居,避外邪,节饮食,和喜怒,睡硬板床,适度锻炼,以利病情恢复。

二、陈以平医案

陈以平,女,上海中医药大学附属龙华医院终身教授,主任医师,博士生导师,博士后流动站合作导师,上海市名中医,第五批全国老中医药专家学术经验继承工作指导老师,上海市名老中医学术经验继承高级研修班导师。是我国中西医结合肾脏病学科奠基人之一。任中国中西医结合学会肾病专业委员会主任委员,国家中医药管理局肾病重点专科学科带头人,中华中医药学会肾脏病分会顾问,《中国中西医结合肾病杂志》名誉主编,上海市中西医结合学会肾病专业委员会顾问。曾多次应邀前往美国、加拿大、澳大利亚、意大利、日本、韩国、新加坡及我国台湾等讲学及学术交流,被聘为世界中医药学会联合会肾病专业委员会顾问、台湾长庚医院中医部客座教授、香港大学东华三院客座教授、新加坡同济医院肾脏病专科研究组顾问。特需门诊病人遍及全球多个国家和地区。

先后承担国家科技部"十五"和"十一五"课题、国家"973"计划课题、国家自然科学基金及上海市卫生局、教委、科委等科研课题 20 余项,多项成果获奖。主编专著 10 余部,发表学术论文 100 多篇。

1. 水肿(老年肾病综合征)

何某,女,77 岁,已婚,退休,上海人。

初诊(2010 年 6 月 23 日):下肢浮肿半年余。

2009 年底足踝部轻度浮肿,未在意,今年 4 月底发热,体温 38.9℃,遂住沪某院,查尿常规发现蛋白(＋＋＋),24h 尿蛋白定量 8.28g,血浆白蛋白(ALB)16g/L。予抗感染、抗凝、降脂、利尿等治疗,本月 2 日查尿常规蛋白(＋＋＋＋),24h 蛋白定量 5.084g,肾功能正常。刻下足踝部轻度浮肿,咳嗽,痰白量少,食欲不振,神倦乏力,舌红苔净,脉细。

中医诊断:水肿(脾肾两亏)。西医诊断:老年肾病综合征。此乃脾肾两亏,肾经湿热,肺气失宣。治宜健脾补肾,益气活血,清热利湿,宣肺止咳。予陈氏健脾利水方加减。

处方:黄芪 30g,苍术 15g,白术 15g,山药 20g,猪苓 12g,茯苓 12g,当归 15g,半枝莲 15g,僵蚕 15g,白花蛇舌草 30g,芙蓉叶 30g,薏苡仁 30g,党参

30g,丹参30g,前胡12g,紫菀12g,鱼腥草30g,象贝母12g,桑白皮30g,条芩15g。14剂,每日1剂,水煎服。

另:黑料豆丸2袋,每日2次,活血通脉胶囊3粒,每日3次。

二诊(2010年7月19日):7月5日查24h尿蛋白定量3.8g,血ALB 25.6g/L,球蛋白(GLB)21.5g/L,胆固醇(TCH)9.5mmol/L,甘油三酯(TG)2.5mmol/L。咳嗽痰白,不易咯出,大便干结,需用开塞露,纳可,舌净。上方加山海螺30g,苏子15g,瓜蒌皮12g。每日1剂,水煎服。

继服黑料豆丸2袋,每日2次,活血通脉胶囊3粒,每日3次。

三诊(2010年7月28日):咳嗽显减,痰少,口干,视物模糊,双足稍肿,脱发较多,大便偏结,舌红苔净,脉细。守方去前胡、紫菀、鱼腥草、象贝母、桑白皮、条芩、山海螺、苏子,加金樱子30g,狗脊12g,菟丝子30g,决明子15g,改僵蚕20g。每日1剂,水煎服。

继服黑料豆丸2袋,每日2次,活血通脉胶囊3粒,每日3次。

复诊(2011年4月13日):上方出入调治至今,近查24h尿蛋白定量524mg,血ALB 44.3g/L,GLB 22.2g/L。咳嗽好转,咯痰减少,纳寐可,大便时干,夜尿1~2次,脉细,舌净。守方续进。

处方:黄芪30g,苍术15g,白术15g,山药20g,猪苓12g,茯苓12g,当归15g,半枝莲15g,僵蚕15g,白花蛇舌草30g,芙蓉叶30g,薏苡仁30g,瓜蒌皮15g,桑白皮30g,党参30g,丹参30g,蝉花15g,炙百部15g,白前12g,紫菀12g。每日1剂,水煎服。

复诊(2011年6月22日):复查24h尿蛋白定量139mg,咳嗽好转,仍有痰,色白质黏,肢体无浮肿,二便可,血压145/75mmHg,舌红苔少,脉细。上方加象贝母12g。每日1剂,水煎服。

【按】肾病综合征以大量蛋白尿、低蛋白血症、水肿、高脂血症为临床表现,属中医"水肿"范畴。随着我国老龄人口增加,老年肾病综合征发病亦有增多趋势,且此类患者临床表现较重,病理类型多属免疫抑制剂治疗不敏感型。陈以平教授认为,本病属本虚标实,本虚乃肺脾肾三脏虚损,标实有风热、水湿、湿热、热毒、瘀阻。治疗以益气活血、健脾补肾,扶正祛邪为主要治则。

本例患者始起在西医院治疗,后慕名前来就诊,初诊时大量蛋白尿,低蛋白血症,足踝部轻度浮肿,咳嗽,痰白量少,食欲不振,舌红苔净,脉细。陈师辨为脾肾两亏,肾经湿热,肺气失宣,以经验方陈氏健脾利水方加减健脾补肾,益气活血,清热利湿,宣肺止咳。方中黄芪、党参、苍术、白术、山药、猪苓、茯苓、薏苡仁合黑料豆丸健脾补肾利水,当归、丹参合活血通脉胶囊养血活血祛瘀,半枝莲、白花蛇舌草、芙蓉叶清热解毒利湿,前胡、紫菀、鱼腥草、象贝母、桑白皮、黄芩清热宣肺止咳。守方出入,调治1年余,病情明显好转,血浆白蛋白恢复正常,今年6月复查24h尿蛋白定量139mg,浮肿消退。

黑料豆丸亦系陈师经验方,由健脾燥湿之药物组成,经临床观察证明能减少尿蛋白,升高血浆白蛋白,调节免疫功能,降低血脂,对肾病综合征具有良好的治疗作用。

此患者大便干结,未刻意使用通便药而大便得畅,乃紫菀之功。陈师认为,肺与大肠相表里,宣肺可以通便。紫菀宣肺止咳,可以促进气道黏液分泌,同样亦可促进肠道黏液分泌,起润肠通便之作用。

2. 水肿(慢性肾小球肾炎)

周某,男,44岁,已婚,职员,上海人。

初诊(2010年5月13日):双下肢浮肿1月余。

1月前发现双下肢浮肿,外院查血压、血肌酐(SCr)升高,最高血压220/120mmHg,SCr 351μmol/L,尿素氮(BUN)16.1mmol/L,尿酸(UA)504μmol/L,24h尿蛋白定量6.17g,超声示:右肾96mm×42mm×44mm,左肾110mm×55mm×56mm。肾穿刺示:局灶性节段性肾小球硬化。予以美卓乐(甲泼尼龙)、骁悉(吗替麦考酚酯)、络活喜(氨氯地平)、阿尔马尔(阿罗洛尔)、肾衰宁等治疗。刻下乏力,下肢浮肿,泡沫尿,大便干,需用开塞露,纳眠可,舌红,苔白厚腻,脉弦,血压180/110mmHg(即24.0/14.7kPa,1mmHg≈0.133kPa)。

中医诊断:水肿(脾肾两亏)。西医诊断:慢性肾小球肾炎(局灶性节段性肾小球硬化)。此乃脾肾两亏,湿热下注。治先清热利湿为主。陈氏清热活血方加减。

处方:白花蛇舌草30g,忍冬藤30g,紫花地丁30g,丹参15g,制军15g,赤芍12g,槟榔15g,木瓜15g,山药12g,生地黄12g,黄精15g,苍术15g,白术15g,葛根15g,杜仲15g,川芎15g,蝉花15g。28剂,每日1剂,水煎服。
继服已用西药。

二诊(2010年6月10日):复查SCr 257.2μmol/L,BUN 13.75mmol/L,UA 406μmol/L,ALB 41g/L,24h尿蛋白定量3.76g,测血压180/110mmHg。现服美卓乐(6粒,每日1次)、骁悉(2粒,每日2次)及络活喜、阿尔马尔。下肢酸软,脉弦,苔厚腻稍化。上方加重楼30g,陈皮6g,半夏12g。每日1剂,水煎服。嘱加服珍菊降压片1片,每日3次。

三诊(2010年9月9日):现服美卓乐3粒,每日1次,骁悉早2粒、晚1粒。近来胸闷乏力,查SCr 313μmol/L,BUN 11.2mmol/L,UA 409μmol/L,ALB 47g/L,24h尿蛋白定量1.54g,测血压160/110mmHg,苔薄黄腻。湿热渐化,脾肾两虚,治宜健脾补肾,清热利湿。予陈氏尿C方加味。

> 处方:黄芪30g,葛根15g,川芎15g,黄精15g,枸杞子15g,杜仲15g,当归12g,桑寄生15g,积雪草30g,苍术15g,白术15g,陈皮6g,半夏12g,白花蛇舌草30g,紫花地丁30g,生地黄12g,槟榔15g,木瓜15g,山药15g。每日1剂,水煎服。

四诊(2011年3月23日):查SCr 147μmol/L,BUN 11mmol/L,UA 400μmol/L。刻下乏力,时有胸闷,纳可眠差,苔薄黄腻。守方去当归、桑寄生、半夏、白花蛇舌草、紫花地丁、生地黄、槟榔、木瓜、山药,加薏苡仁30g,藤梨根30g,灵芝30g。每日1剂,水煎服。

五诊(2011年9月21日):胸闷缓解,纳可,大便日行一次,乏力寐差,舌苔薄黄腻,脉弦。查SCr 119μmol/L,BUN 13.6mmol/L,UA 456μmol/L,24h尿蛋白定量0.53g,血常规正常,尿常规蛋白(+),测血压150/86mmHg。现服美卓乐1片,每日1次;达司明1片,每日1次;骁悉1片,每日2次。上方加六月雪30g,白蔻仁3g(后下)。每日1剂,水煎服。

【按】此患者以肢肿、乏力、泡沫尿、大量蛋白尿、肾功能不全为主症,病理诊断为"局灶性节段性肾小球硬化(FSGS)",属中医"水肿"范畴。

FSGS是原发性肾小球疾病的主要病理类型之一,临床表现有蛋白尿,并常导致肾病综合征、镜下血尿、高血压及肾功能不全,由于其病变性质的非"可逆性",故一般呈慢性进行性发展,终致肾功能衰竭。

本案患者初诊时乏力,泡沫尿,大便干,舌红,苔白厚腻,脉弦,此乃脾肾两亏,湿热下注,故治先清热利湿为主。方中大剂白花蛇舌草、忍冬藤、紫花地丁、葛根清热解毒利湿;丹参、制军、赤芍、槟榔、川芎理气活血通腑;木瓜、山药、生地黄、黄精、苍术、白术、杜仲、蝉花补肾健脾,和胃化湿。其中蝉花与冬虫夏草一样为虫与菌之复合体,古人认为,其具疏散风热、透疹、息风止痉、明目退翳作用,《证类本草》云其"主小儿天吊,惊痫,瘈疭夜啼,心悸"。陈师在长期临床实践中发现,蝉花含有丰富的蛋白质、氨基酸、真菌多糖等,有很好的补肾强身作用,可有效降低血肌酐、尿素氮,提高内生肌酐清除率,减少尿蛋白排出,促进蛋白质合成,改善血浆蛋白含量,保护肾功能,对早中期肾功能衰竭疗效确切。患者二诊时 SCr、BUN、24h 尿蛋白定量均明显下降,然仍下肢酸软,苔厚腻稍化,守方加重楼、陈皮、半夏加重清热燥湿之力。三诊肾功能稳定,尿蛋白续见减少。湿热渐化,脾肾两虚,转方健脾补肾为主,陈师经验方尿 C 方加味,方中黄芪、黄精、枸杞子、杜仲、当归、桑寄生、生地黄、山药、苍术、白术健脾补肾,葛根、川芎改善血行,积雪草、陈皮、半夏、白花蛇舌草、紫花地丁、槟榔、木瓜清热解毒,行气化湿。守方服至 2011 年 9 月 21 日,胸闷缓解,纳可,大便日行一次,肾功能明显改善,SCr 119μmol/L,BUN 13.6mmol/L,24h 尿蛋白定量 0.53g,血常规正常,尿常规蛋白(+),测血压 150/86mmHg,西药逐渐减量,目前病情稳定,仍在继续服药调理。

陈以平教授认为,FSGS 病本为脾肾两虚,健脾补肾为基本治疗大法;瘀血内结,瘀久化癥是本病病机的重要方面,活血化瘀当贯穿始终。但患者体虚易受邪袭,因此在治疗本病时首先要辨明有无外感、热毒或湿邪为患,若有则当急则先治标,邪去后转入治本,否则易恋邪为患。

三、胡铁城医案

🔲导师简介🔲

胡铁城,男,南京中医药大学第一附属医院暨江苏省中医院主任中医师、教授,硕士研究生导师,江苏省名中医,江苏省中医院老年医学科首任科主任,江苏省中医药学会老年医学专业委员会首任主任委员。1954 学医,1957 随江阴云亭外祖世医汤卓英学习中医结业,后在江阴卫生学校中医专修班、南京中医学院伤寒温病教研组进修,1961 年进修结束留江苏省中医院内科,1975 年 5 月至 1977 年 6 月赴藏巡回医疗 2 年,1977 年起曾任脾胃、心系课堂教学工作。1980 年后一直从事老年干部医疗保健工作,1992 年被评为江苏省卫生厅老干部局"乐于奉献"先进工作者。

胡老中医功底深厚,从事中医临床、教学、科研 50 多年,对老年病特别是心脑疾病诊治有许多独到经验,先后发表论文 36 篇,"止痢灵""降脂灵"课题 1986 年获省科技进步奖。1986 年后受国家中医药管理局委托任《中医病证诊断疗效标准》编委及内科部分主编。编著《中医内科病名研究》《实用中医老年病诊疗手册》等专著 4 部。

1. 不寐(失眠症)

陈某,女,68 岁,已婚,退休教师,江苏南京人。

初诊(2009 年 7 月 29 日):失眠 30 年,加重 10 余年。

患者 30 年来夜眠差,近 10 年加重,曾服中药、中成药乏效,服安眠药方睡 4～5 小时,然不易入寐,寐则多噩梦,易惊醒,醒后身汗出,舌苔薄白,质红,脉细小弦。

中医诊断:不寐(气血两亏,心神失宁)。西医诊断:失眠症。此乃气血两亏,阴虚火旺,心神失宁。治以益气养血,滋阴泻火,镇心安神。方以《内外伤辨惑论》当归养血汤合《古今医统大全》柏子养心丸、《伤寒论》桂枝甘草龙骨牡蛎汤加减。

处方:炙黄芪 15g,炙桂枝 8g,白芍 12g,煅龙牡各 30g(先煎),炒当归 10g,川黄连 6g,浮小麦 30g,太子参 12g,柏子仁 30g,炒枣仁 30g,炙五味 20g,生甘草 5g,焦山栀 10g,瘪桃干 20g,刺蒺藜 20g。7 剂,每日 1 剂,水煎服。

二诊(2009 年 8 月 7 日):夜寐改善,但多梦不实。原方去刺蒺藜,改炙黄芪 20g,加珍珠母 30g(先煎),天冬 10g,麦冬 10g,辰灯心 3g,夜交藤 15g。7 剂,水煎服。

三诊(2009 年 8 月 17 日):近安眠药已减半,能睡 5～6 小时,汗出显减,夜无噩梦,目干,舌红少苔,双肩疼痛已 1 年。原方去夜交藤、天冬、麦冬,加炙远志 6g,景天三七 20g。7 剂,水煎服。

【按】《灵枢·营卫生会》云:"老者之气血衰,其肌肉枯,气道涩,五脏之气相搏,其营气衰少而卫气内伐,故昼不精,夜不瞑。"该患者原为语文教师,思虑劳倦,气血暗耗,心神失养,致夜寐不宁,迁延不已,七七之后,天癸竭,肾精亏,心肾失交,阴阳失调,营卫不和,渐致失眠加重,曾服多种中药、中成药乏效,后长期服安眠药方睡 4～5 小时,然仍不易入寐,寐则多噩梦,易惊醒,醒后身汗出。胡铁城教授辨为气血两亏、阴虚火旺、心神失宁,以当归养血汤合柏子养心丸益气养血、宁心安神,桂枝甘草龙骨牡蛎汤加白芍调和阴阳营卫、镇心安神。桂枝合川连又为交泰丸之意,以交通心肾,加太子参加强黄芪益气之力,焦山栀助川黄连泻火,浮小麦、瘪桃干收敛止汗。二诊夜寐虽有好转,仍多梦不实,去刺蒺藜,加重黄芪之量,复加珍珠母、天冬、麦冬、辰灯心、夜交藤以加强益气养心、宁心安神之力。三诊睡眠明显好转,安眠药减半,能安睡 5～6 小时,汗出显减,然因肩周炎双肩疼痛迁延已久,遂去夜交藤、天冬、麦冬,加炙远志、景天三七祛瘀通络宁神,以期能收全功。

2. 心悸(心律失常)

杨某,男,67 岁,已婚,江苏常熟人。

初诊(2009年12月9日):心悸3年。

患者近3年来常感心悸,多次心电图示频发室性早搏呈二联律或三联律,服抗心律失常西药乏效,近服心律平(普罗帕酮)、倍他乐克(美托洛尔),心悸依然,神倦乏力,饮食、二便正常,夜寐尚可。测血压130/86mmHg,心率80次/min,早搏频。心电图示频发室性早搏呈二联律,空腹血糖6.2mmol/L。舌暗淡,苔薄白,脉细代。

中医诊断:心悸(气虚血瘀)。西医诊断:心律失常(室性早搏)。此乃气虚血瘀,心神失宁。治拟益气活血,宁心安神。方以桂枝加龙骨牡蛎汤加减。

处方:炙黄芪30g,白芍12g,炙桂枝8g,生龙牡各30g(先煎),柏子仁20g,炒枣仁20g,丹参20g,太子参15g,天冬10g,麦冬10g,苦参15g,鬼箭羽30g,辰灯心3g,景天三七20g,生甘草5g。7剂,每日1剂,水煎服。

服药7剂,来电告知心悸、早搏显减,在当地又配服原方7剂。2010年1月25日其亲戚来院代诉,云自觉心悸已除,早搏消失,近忙于生意,嘱代配药。上方加茯苓10g,续服7剂以巩固疗效。

【按】本案患者心悸已3年,多次心电图示频发室性早搏呈二联律或三联律,服抗心律失常西药乏效。

仲景桂枝加龙骨牡蛎汤原治阴阳两虚、心肾不交之虚劳失精,原文曰:"夫失精家,少腹弦急,阴头寒,目眩,发落……脉得诸芤动微紧,男子失精,女子梦交,桂枝加龙骨牡蛎汤主之。"胡铁城教授善用本方治疗心悸、失眠等疾,临床随症配伍,每能应手取效。胡师认为,此患者年逾花甲,脏腑功能已衰,长年操劳,心气暗耗,心神失养,气虚推动无力,血行不畅,心脉瘀滞,故心悸迁延难愈,神倦乏力,舌暗淡,苔薄白,脉细代。治宜益气活血,宁心安神。方取桂枝加龙骨牡蛎汤潜镇摄纳,调和阴阳;加入大剂炙黄芪、太子参补益心气;丹参、景天三七合桂枝活血通脉;天冬、麦冬、柏子仁、炒枣仁、灯心养心宁神;苦参为抗心律失常之良药;鬼箭羽活血通经,现代研究证实能增加冠脉血流量,刺激胰岛B细胞,促进胰岛素分泌。药仅7剂即获显效,续服7剂早搏消失,患者精神振作,因忙于生意,托人代为配药以求巩固疗效。

心律失常是临床常见病,抗心律失常西药只对部分患者有效,且副作用较多,甚至有产生致命性心律失常之可能,故对于功能性心律失常患者,不主张积极用西药治疗。曾有报道全球多中心调查发现,服药患者死亡率高于不服药患者。然患者常因心悸、胸闷等不适而影响工作学习生活,甚至产生恐惧感,严重影响生活质量。本案提示,对于心律失常患者,中医可发挥自己独特之优势,特别是西药治疗无效者,用中药治疗,只要辨证正确,用药得当,仍可获佳效,而无严重毒副反应发生。

3.咳嗽(上呼吸道感染)

吴某,女,64岁,已婚,退休,江苏南京人。

初诊(2010年1月6日):咳嗽1月。

患者上月初起鼻塞流涕,咽痒咳嗽,经治鼻塞流涕止,咽痒咳嗽不减,咯痰不爽。舌红,苔薄白,脉细小弦。

中医诊断:咳嗽(风热咳嗽)。西医诊断:上呼吸道感染。此乃风热外袭,邪恋肺系,宣肃失常。治宜清宣肺气,化痰止咳。方以《温病条辨》宣痹汤出入。

处方:香豆豉12g,射干10g,桔梗8g,荆芥10g,桑叶10g,炙桑白皮10g,桃仁10g,杏仁10g,法半夏10g,炙百部10g,浙贝母10g,鱼腥草30g,炙枇杷叶10g,生甘草5g。7剂,每日1剂,水煎服。

2010年1月25日因他病来诊,诉服用上方后即咳止,诸恙均除。

【按】此患者冬令外感非时之气,肺气失宣,致鼻塞流涕,咽痒咳嗽,经治鼻窍已通,邪气留恋肺系,肺失宣肃之职,咽痒咳嗽,咯痰不爽,迁延不已。

宣痹汤为吴鞠通方,以治"太阴湿温,气分痹郁而哕者俗名为呃"。吴氏自注曰:"上焦清阳膹郁,亦能致哕,治法故以轻宣肺痹为主。"宣痹汤方由枇杷叶、郁金、射干、白通草、香豆豉组成,具苦辛通阳、轻宣肺痹之功。胡铁城教授认为,本案患者冬令外感非时之气,邪气留恋,痰热阻滞,清旷膹郁,肺气失宣,与宣痹汤证病机颇合,故取枇杷叶、豆豉、射干为君,以清宣肺气,解郁化痰,《本草再新》谓枇杷叶能"清肺气,降肺火,止咳化痰";加荆芥、桑叶疏风解表;炙桑白皮、鱼腥草、浙贝母清肺化痰,降逆下气;桃仁、杏仁、炙百部祛痰活血、润肺止咳;桔梗宣肺祛痰利咽,善能开提肺气,为诸药舟楫,可载药上浮直达病所;生甘草清热润肺止咳,又能调和诸药。诸药合用,共奏清宣肺气、化痰止咳之功,一月咳嗽7剂而收功,正乃孟河医派之特色——用药轻清看似平淡而效若桴鼓。

4.肢厥证(糖尿病、左下肢动脉粥样硬化)

周某,男,71岁,已婚,退休,江苏南京人。

初诊(2009年7月3日):左下肢怕冷3月。

患者有糖尿病史11年,长期服降糖药治疗(具体不详)。近3月左下肢自膝至足背怕冷,饮食、二便自调,测血压正常,舌质淡紫,苔薄白,寸口脉细。左下肢皮肤温度较低,无浮肿,左足背跗阳脉细弱,明显弱于右侧跗阳脉。

中医诊断:肢厥证(阳气不足,络脉瘀滞)。西医诊断:糖尿病,左下肢动脉粥样硬化。仲景云:"厥者,手足逆冷者是也。"患者久病糖尿病,阴损及阳,阳气虚弱,推动无力,血行瘀滞,而见左下肢寒冷、跗阳脉弱、寸口脉细、舌质淡紫等。治拟益气温阳,化瘀通络。方以黄芪桂枝五物汤加减。

处方:生黄芪50g,川桂枝10g,忍冬藤30g,怀牛膝12g,木瓜15g,红花10g,景天三七30g,赤芍20g,虎杖20g,鬼箭羽30g,龙牡各30g(先煎),生甘草5g。7剂,每日1剂,水煎服。

嘱注意保暖,穿宽松衣鞋,做下肢血管超声、血生化检查。

二诊(2009年7月10日):左足怕冷有所改善。彩超示:左股总动脉、股浅动脉、足背动脉内膜毛糙,部分管壁上见多个强回声斑块,其中股总动脉一个约0.4cm×0.2cm,后方伴声影。结论:左下肢动脉硬化性粥样斑块形成。效不更方,守方加川芎15g。7剂,水煎服。

三诊(2009年7月17日):查肝肾功能、血脂正常,空腹血糖6.27mmol/L,糖化血红蛋白6.4%,纤维蛋白原3.8g/L,肢冷渐见减轻。守方出入。

处方:炙黄芪36g,川桂枝15g,忍冬藤30g,怀牛膝12g,木瓜15g,红花10g,景天三七30g,当归18g,虎杖30g,川芎30g,牡蛎30g(先煎),浙贝母5g,熟附片5g。14剂,水煎服。

四诊(7月20日):肢冷已局限于踝关节、足背部,程度亦较前减轻,因要出国探亲,故提前来诊。舌淡隐紫,苔薄白,寸口脉细,左足背跗阳脉细,较前稍有力,但仍弱于右侧。原方续服14剂,水煎服。嘱注意保暖,穿宽松衣鞋,保持血糖稳定。

【按】厥证病名,首见于《内经》。除《素问》有厥论专篇外,还散见于其他30多个篇章内。厥之不同名称有30多种,其临床表现相当复杂:有暴不知人、猝然昏倒之厥,如《素问·厥论》"厥或令人腹满,或令人暴不知人";有指手足厥冷,如《灵枢·五乱》人体气机"乱于臂胫,则为四厥";还有《素问·厥论》太阳、阳明、少阳、太阴、少阴、厥阴之厥等。张仲景在《伤寒论》中,重点阐发了《内经》关于寒厥、热厥的理论和治法,并指出:"凡厥者,阴阳气不相顺接便为厥。厥者,手足逆冷者是也。"仲景将厥逆证分为热厥、寒厥、痰厥、蛔厥、脏厥、水厥、血虚寒凝厥、气厥、冷结膀胱关元厥、亡血厥等。

本案患者糖尿病已11年,彩超示:左股总动脉、股浅动脉、足背动脉内膜毛糙,部分管壁上见多个强回声斑块,此当为糖尿病足早期病变,即糖尿病性周围血管病变。中医辨证乃久病阴损及阳,阳气虚弱,推动无力,血行瘀滞。左下肢失却阳气血液温养,故寒冷;血运不畅,故趺阳脉弱;阳虚血滞,故舌质淡紫、脉细等。胡铁城教授以仲景黄芪桂枝五物汤加减,重用黄芪,首诊达 50g 以温养阳气,盖气行则血行;以桂枝温阳通脉;赤芍、三七、虎杖、牛膝、鬼箭羽、忍冬藤加强活血祛瘀通脉之功;牛膝又可引药下引,直达病所;木瓜、忍冬藤舒筋活络;甘草调和诸药。现代药理研究证实上述诸药不少均有抗动脉粥样硬化作用。药后病情日见好转,二诊又加入川芎活血,三诊去赤芍、鬼箭羽,加当归、附子加重温通之力,至四诊肢冷已局限于踝关节、足背部,程度亦较前减轻,左足背趺阳脉较前稍有力。

四、李七一医案

导师简介

李七一,男,毕业于南京中医学院,医学硕士,南京中医药大学第一附属医院暨江苏省中医院主任中医师、教授、博士生导师,原副院长。江苏省名中医,江苏省有突出贡献的中青年专家,全国首批老中医药专家学术经验继承人,第四、五批全国老中医药专家学术经验继承工作指导老师,全国和江苏省名老中医药专家传承工作室专家,享受国务院政府特殊津贴。担任全国中医药高等教育学会临床教育研究会副理事长、中国医师协会中西医结合医师分会心血管病学专家委员会副主任委员、江苏省中西医结合学会常务理事及心血管专业委员会主任委员、中华中医药学会络病专业委员会副主任委员、江苏省中医药学会络病专业委员会主任委员等职。

长期从事中医药治疗心血管疾病的临床和研究工作,对心血管疾病,主张中西医结合,首当明确诊断,强调发挥中医辨证施治、整体诊疗的优势和主导作用。参加了20 余项国家、省与厅局级科研项目,获省、市科技进步二、三等奖 5 项。发表论文 100 余篇,出版主编、副主编和参编医学专著 15 部。

1.心悸(扩张型心肌病、心律失常、心功能不全)

翁某,女,47 岁,已婚,退休,江苏南京人。

初诊(2006 年 11 月 6 日):心慌胸闷气短 10 月。

患者自今年 1 月起心慌胸闷、气急乏力,在本市某三甲西医院查心超示:左室增大,左房正常高限,左心收缩功能减退。ECG 及 Holter 示:频发室早,有 RonT 现象。诊为扩张型心肌病、心衰、心律失常,先后住院 3 次,曾服胺碘酮、美西律、代文(缬沙坦)、倍他乐克、黄杨宁片、依姆多、万爽力(曲美他嗪)、阿司匹林、潘南金(门冬氨酸钾镁)等,经治 10 月病情无明显好转。刻下仍感心慌胸闷,气短易汗,动辄尤甚,眩晕乏力,畏寒,便溏,日行 2～4 次。脉沉细小弦不调,舌淡红,舌下青筋显露,苔薄白。血压 110/78mmHg,心率 64 次/min,早搏 10～12 次/min。腹软,无压痛,下肢不肿。原有慢性胃炎。近日本院心超复查:轻度二尖瓣、三尖瓣关闭不全,主动脉瓣反流,心功能不全(LVIDd 50mm,LAD 38mm,EF 47%,FS 24%)。ECG 示:室性并行心律,ST_{II} 压低 0.05mv。Holter 示:室早 17154 次,室上早 1 次,ST-T 改变。

中医诊断:心悸(心脾两虚)。西医诊断:扩张型心肌病,心律失常(室性早搏),心功能不全。此乃心脾肾同病,气血不足,阴阳失调,血行涩滞。治宜益气养血,健脾补肾,活血通脉。自拟心衰Ⅰ号方合归脾汤出入。

处方:生炙黄芪各30g,党参15g,山茱萸12g,仙灵脾12g,补骨脂12g,当归10g,炙桂枝10g,炙甘草9g,炒苍术12g,炒白术12g,生炒薏苡仁各30g,茯苓15g,失笑散10g(包煎),苦参30g,甘松10g,桑寄生12g,娑罗子10g。每日 1 剂,水煎服。

停黄杨宁片,继服已用西药。加胺碘酮0.2g,每日 3 次;1 周后改0.2g,每日 2 次;再 1 周后改0.2g,每日 1 次。

复诊(2007 年 7 月 23 日):上方或加玉竹养阴,龙牡重镇,柏子仁、酸枣仁养心安神,桑寄生、仙灵脾、补骨脂补肾温阳,葛根升清止泻、改善心肌血供,调治至今,胸闷心慌、气短自汗、乏力眩晕均显减,2007 年 3 月 26 日复查 Holter 示:窦性心动过缓,平均心率 59 次/min,室早 456 次,室上早 2 次,ST-T 改变。心超同前。肝肾功能及血糖、血脂、甲状腺功能正常。近半月脘宇不适,空腹隐痛,稍多食则胀,喜温喜按,左胸不舒,喜叹息,大便稍溏,日行 1～2 次。脉小弦滑,舌质暗,苔薄白。血压 120/70mmHg,心率 58 次/min,律齐。腹软,左上腹按压不适。胃镜示:轻度萎缩性胃炎,中度浅表性胃炎。拟从气阴两虚、痰瘀互阻、中焦虚寒、和降失司暂治。

处方:生炙黄芪各30g,党参12g,仙鹤草30g,茯苓10g,炙桂枝9g,炒赤芍12g,炒白芍12g,炒苍术12g,炒白术12g,生炒薏苡仁各30g,炒枳壳10g,干姜6g,附片6g,青皮10g,陈皮10g,麦冬12g,炙甘草5g。每日 1 剂,水煎服。

改胺碘酮 0.2g，每日 1 次，服 6 天，停 1 天。

复诊（2008 年 7 月 17 日）：上方或加徐长卿、炒延胡索行气止痛，或加川椒壳、炮姜温中散寒，脘宇渐舒，体力较前好转，左胸有不适感，活动后气短、头晕。舌淡红、苔薄腻，脉细弦。心超复查未见明显异常（LVIDd 49mm，LAD 37mm，EF 59%，FS 31%）。Holter 示：室早 2 次，室上早 11 次，ST 段压低。守方去茯苓、枳壳、干姜、附片、青皮、陈皮、麦冬、炙甘草，加山茱萸 12g，柏子仁 12g，酸枣仁 12g，砂仁 3g，泽兰 12g，苦参 30g，炮姜炭 9g，川椒目 6g。每日 1 剂，水煎服。继服已用西药。改胺碘酮 0.2g，隔日 1 次。

复诊（2009 年 6 月 8 日）：守法出入调治至今，胺碘酮递减至每周 2 粒，复查心超基本正常（LVIDd 48mm，LAD 37mm，EF 56%，FS 29%），Holter 示：室早 1 次，室上早 4 次，部分条带 ST 段压低。气短乏力，头晕，不耐家务劳动，左胸不适，脉细弦，舌暗，苔薄。血压 130/80mmHg，心率 60 次/min，律齐。气阴两虚，血行不畅，脾运失健。守方出入。

处方：生炙黄芪各 30g，山茱萸 30g，炒苍术 12g，炒白术 12g，生炒薏苡仁各 30g，炙桂枝 10g，炒赤芍 15g，炒白芍 15g，仙灵脾 12g，补骨脂 12g，玉竹 12g，炮姜 10g，麦冬 12g，炒枳壳 12g，甘松 6g。每日 1 剂，水煎服。

胺碘酮减至每周 1.5 粒。

复诊（2010 年 2 月 1 日）：去年 9 月复查 Holter 示：室上早 39 次，部分条带 ST－T 变化。遂停服胺碘酮，心悸未作。刻下做家务时左胸不适，伴轻度头晕气短，行走及上楼梯无不适感，大便成形，日 1 次，偶 2 次。脉细小弦，舌淡有齿印，苔薄。血压 130/80mmHg，心率 78 次/min，律齐。上方去桂枝、赤芍、白芍、仙灵脾、玉竹、枳壳、甘松，加葛根 30g，党参 12g，黄连 5g，吴茱萸 3g，防风 10g，石榴皮 15g。每日 1 剂，水煎服。

【按】李七一教授认为，扩张型心肌病根据其临床表现不同，可归属于中医"心悸""胸痹""心水"等范畴。《金匮要略·痰饮咳嗽病脉证并治》云："水在心，心下坚筑，短气，恶水不欲饮。""水停心下，甚者则悸，微者短气。"《华佗中藏经》谓："心有水气则痹，气滞，身肿不得卧，烦而躁。"患者多先天禀赋不足，或后天失养，过度劳倦、饮食失调，或感受风热邪毒，致气阴两伤，或气血不足，或心肾阳虚，或肺失治节，脾不健运，以致气滞血瘀痰阻水停，甚至水气凌心射肺，从而出现心悸怔忡、胸闷胸痛、咳嗽气喘、尿少浮肿等，本病总以正虚为本，毒邪、痰水、瘀血为标，本虚标实，虚实夹杂。

心衰 I 号方为李七一教授在长期临床实践中总结出来的治疗慢性充血性心

力衰竭经验方,由生炙黄芪、山茱萸、麦冬、海藻、桂枝、生蒲黄、路路通等组成。方中生炙黄芪为君,补肺健脾,益气固表,利水消肿。肺气旺既能助心血运行,又可司宣发肃降之职以布散津液滋养全身、通调水道下输膀胱,脾气旺运化健,气血生化有源,水津上归于肺,不致停聚而成痰为水浊。山茱萸、麦冬滋阴养心宁神,收敛耗散之心气,共为臣。生蒲黄祛瘀通脉,利水消肿;路路通行气宽中,通络利水;海藻软坚化痰,《本草崇原》谓其"主通经脉,故治十二经水肿",共为佐药。桂枝和营通阳,化气利水,以为使。全方标本兼顾,气血痰水瘀同治。补虚泻实,以补为主,益气滋阴,通脉化瘀,消痰利水,补虚不敛邪,攻邪不伤正,临床随证配伍,每能应手而效。

本案患者以心律失常、心功能不全为主,又素有胃病史,心电图及 Holter 示频发室早,甚至有 RonT 现象,10 个月内先后 3 次住院疗效不显,慕名前来求治。李师根据四诊所见,辨为心脾肾同病,气血不足,阴阳失调,血行涩滞,以心衰 I 号方合归脾汤出入益气养血,健脾补肾,活血通脉。方中心衰 I 号方加入党参、炙甘草、炒苍术、炒白术、生炒薏苡仁、茯苓、娑罗子健脾益气、理气化湿;仙灵脾、补骨脂、桑寄生、当归补肾温阳滋阴,黄芪合当归又为当归养血汤以益气养血;苦参、甘松善治脉律不调。2007 年 7 月脘宇不适,空腹隐痛,多食则胀,胃镜示胃炎,增入温中健脾、化湿和胃、行气止痛之品,使脘宇得舒,大便正常。前后调治 3 年,合用必要之西药,心律失常及心衰都得到控制,心超、Holter 基本正常。

值得玩味的是,患者住院期间曾服用胺碘酮、美西律等抗心律失常西药乏效,服中药后再用胺碘酮,心律失常迅即得到控制,减量直至停药后病情未见反复,充分证明中医整体调理、从本治病和中西结合的优越性。本例辨证为心脾同病,治疗则侧重调理脾胃。因脾胃为后天之本,脾胃功能强健,气血精微生化有源,则心体得养,心脉通畅,心神安宁,诸恙得以逐渐缓解,生活质量明显提高。

2.心水(扩张型心肌病、心功能不全、高血压病)

杨某,女,37 岁,已婚,农民,江苏盱眙人。

初诊(2009 年 10 月 26 日):头晕间作 1 年,胸闷气急 2 月。

1 年前怀孕时起头晕间作,测血压高,曾经降压治疗,5 个月前顺产后测血压正常,遂停用降压药。近 2 月胸闷心慌,气急咳嗽痰白,动辄尤甚,短气不足以息,夜间倚息不能平卧。舌尖红,苔薄腻。血压 166/116mmHg,心率116 次/min,律齐。下肢轻度浮肿。ECG 示:窦性心动过速,ST-T 变化。胸片示:心影增大,心衰。心超示:扩张型心肌病,轻中度二尖瓣、三尖瓣关闭不全,中度肺动脉高压,心功能不全(LVIDd 54mm,LAD 44mm,RVDd 36mm,RAD 43mm,EF 35%,FS 17%)。

中医诊断:心水(气阴两虚,水湿瘀阻)。西医诊断:扩张型心肌病,心功能Ⅳ级,高血压病3级。此乃气阴两虚,水湿瘀阻。治拟益气养阴,活血利水。予自拟心衰Ⅰ号方加减。

> 处方:生炙黄芪各30g,太子参15g,山茱萸15g,麦冬12g,玉竹12g,仙灵脾12g,路路通30g,失笑散10g(包煎),炙桑白皮15g,青皮12g,陈皮12g,海藻15g,黄连5g,葶苈子15g,紫苏子15g。7剂,每日1剂,水煎服。

另:依那普利10mg,每日1次;美托洛尔12.5mg,每日2次;地高辛0.125mg,每日1次;呋塞米20mg,每日1次;螺内酯20mg,每日1次口服。

二诊(2009年11月2日):心慌气短减轻,脉细,舌偏红,舌下青筋显露,苔薄。血压154/100mmHg,心率72次/min,律齐,下肢轻度浮肿。守方去紫苏子,加益母草15g。7剂,水煎服。

三诊(2009年11月9日):夜间心慌胸闷基本消除,脉细数,舌尖红,苔薄腻。血压120/80mmHg,心率76次/min,律齐。10月26日方去桑白皮、葶苈子,加炒苍术12g,炒白术12g,制黄精30g。7剂,水煎服。继服依那普利10mg,每日1次,美托洛尔12.5mg,每日2次,地高辛0.125mg,每日1次。

【按】本案患者始妊娠时发现高血压,产后测血压正常停用降压药后未及时随访,近2月胸闷心慌,气急咳嗽,夜间端坐不能平卧,测血压高,胸片、心超符合扩张型心肌病、心功能不全之改变。综合四诊所见,属中医"心水"范畴。《素问·逆调论》云:"夫不得卧,卧则喘者,是水气之客也。"《金匮要略·水气病脉证并治》云:"心水者,其身重而少气,不得卧,烦而躁,其人阴肿。"李师认为,此患者气阴两虚、水湿内停,心脉瘀阻,水气凌心射肺,本虚标实,虚实夹杂,治宜益气养阴,活血利水,以自拟心衰Ⅰ号方加减。方中大剂生炙黄芪合太子参补肺健脾,益气养心,利水消肿;山茱萸、麦冬、玉竹既可滋阴养心宁神,又可收敛耗散之心气;仙灵脾温补肾阳以助化气利水;路路通、炙桑白皮、青皮、陈皮、海藻、葶苈子、紫苏子行气宽中,泻肺利水;失笑散养血活血,通脉利水。配合西药ACEI、β受体阻滞剂及洋地黄、利尿剂治疗。本案患者病情较重,由于种种原因拒绝住院,故中西合用,标本兼治,病情迅即得到有效控制。

3. 心水(扩张型心肌病、心功能不全、高血压病)

林某,男,26岁,未婚,职员,江苏南京人。

初诊（2009 年 2 月 2 日）：发现心脏扩大 1 年余。

患者于 2007 年 11 月 6 日因感冒后心悸乏力至某三甲医院就诊,心超示:心功能不全,符合扩张型心肌病,轻度二闭、三闭,心包少量积液。遂住院治疗,出院诊断:扩张型心肌病、心功能不全、高血压病,经吸氧、降压、利尿等治疗好转出院(具体情况不详),之后继服螺内酯、呋塞米、贝那普利、美托洛尔等,自觉症状不明显,然多次心超复查均示心脏扩大、心功能不全。刻诊:形体肥胖,无明显心慌胸闷气急,大便难解,三四日一行,先硬后溏,舌偏红,苔中后薄黄腻,脉弱。测血压 100/70mmHg,心率 72 次/min,律齐,腹无压痛,下肢不肿。2009 年 1 月 14 日江苏省人民医院心超示:扩张型心肌病,左心功能减退(FS 26.3% , EF 50.9% ,室间隔与左室后壁异向运动,室壁搏动稍减弱,主动脉运动幅度减低),右房右室内径明显增大(未标具体值),左室稍增大(LAD 39mm, LVDd 57mm),轻度三尖瓣关闭不全。

中医诊断:心水(气血两虚,痰水瘀血互阻)。**西医诊断**:扩张型心肌病,心功能不全,高血压病。此乃心肺脾气血两虚,痰水瘀血互阻。治拟益气养血、化痰利水、活血祛瘀。予自拟心衰 Ⅰ 号方加味。

处方:生炙黄芪各30g,山茱萸12g,炒苍术12g,炒白术10g,茯苓12g,麦冬15g,玉竹15g,炙桂枝9g,炒赤芍15g,炒白芍15g,失笑散10g(包煎),路路通30g,当归10g,黄连5g,海藻15g。14 剂,每日 1 剂,水煎服。

嘱继服已用西药,并注意保养,慎起居,调饮食,避免感冒。

二诊（2009 年 2 月 16 日）：无明显心慌胸闷,大便近畅,日行一次,脉细数,舌红,苔根淡黄腻。血压 110/75mmHg,心率 70 次/min,早搏 3 次/min。仍遵原意。原方加白薇15g。14 剂,水煎服。

三诊（2009 年 3 月 2 日）：大便日行一次,多汗,偶下肢疼痛,脉细弦,舌偏红,苔薄。心率 68 次/min,律齐。心脾气血两虚,痰水瘀血互阻。治守前意出入。

处方:生炙黄芪各30g,山茱萸12g,炒苍术10g,炒白术10g,生炒薏苡仁各30g,炙桂枝9g,炒赤芍15g,炒白芍15g,麦冬15g,玉竹15g,生地黄30g,路路通30g,当归10g,苏木10g,浮小麦30g。14 剂,水煎服。

四诊（2009 年 3 月 16 日）：无特殊不适,脉细弦,舌嫩红,苔黄腻。心率 72 次/min,律齐。Holter 示:窦性心律,室早 240 次,完全性右束支传导阻滞。上方改山茱萸30g,加白薇15g,海藻15g,荷叶15g。28 剂,水煎服。

五诊（2009 年 5 月 18 日）：近无特殊不适,5 月 6 日江苏省人民医院心超示:左心功能较前改善(FS 36.7%,EF 66.4%,室间隔与左室后壁异向运动,室壁搏动尚好),右房右室增大,左房左室正常(LAD 39mm,LVDd 49mm),轻度三尖瓣关闭不全。原方去山茱萸、浮小麦,加茯苓12g,继续调治以巩固疗效。

【按】扩张型心肌病多发生于年轻人。中医认为本病的发生与先天禀赋不足、外邪侵袭、过度劳倦、饮食失调等有关。本案患者为青年男性,以充血性心力衰竭为首发症状,经住院治疗症状已缓解,然心超仍提示心脏扩大,心功能不全。李师认为患者虽少症状,然根据中医对本病的病机认识,结合其形体舌脉变化,大便始硬后溏,应属中医"心水"之疾,系心肺脾气血两虚,痰水瘀血互阻。患者形体肥胖,肥人多痰、多气虚。故治予益气养血、化痰利水、活血祛瘀,以自拟心衰Ⅰ号方加苍术、白术、茯苓补肺健脾,利水消肿;当归、赤芍、白芍养血活血,通脉利水;黄连清热燥湿;玉竹滋阴养心宁神。之后或加白薇退虚热,或加浮小麦敛虚汗,或合苏木、荷叶、薏苡仁以加强祛瘀渗湿化痰利水之力,缓缓图治,前后3月,江苏省人民医院心超复查左心功能较前明显改善,右房右室内径较前缩小,左房左室内径恢复正常,患者已正常上班工作,并继续服药调治。

随着现代医学和现代科技发展,中医四诊已得到了延伸。在传统意义上无症可辨情况下,如何发挥中医特色优势处方用药,更好地为病人解除病痛,本案堪称辨证与辨病相结合的典范。

4. 胸痹(扩张型心肌病)

冯某,男,55岁,已婚,编辑,江苏南京人。

复诊(2009年5月18日):胸闷心悸8年。

患者自2001年起胸闷心悸,心率快,频发室早,住某三甲西医院,诊为"病毒性心肌炎",后又住某中医院,迭经西药、中药治疗,病情反复,迁延不已,至2004年再次住院诊为"扩张型心肌病"。2004年9月及2006年12月心超均提示左室增大(58mm),左室收缩功能减退(EF 45%,FS 23%)。2005年起在李七一教授处服中药治疗。至2008年12月21日心超复查:左室56mm,左室收缩功能正常(EF 62%,FS 34%)。刻诊:肠鸣便溏,大便日行2~3次,天阴时心悸胸闷,口干,夜寐欠安,目胀目干,舌淡暗稍胖,苔薄黄腻,脉弦滑。血压110/60mmHg,心率84次/min,律齐,腹软,无压痛,下肢不肿。

中医诊断:胸痹(气阴两虚,痰瘀互结)。西医诊断:扩张型心肌病。此乃气阴两虚,脾虚湿阻,痰瘀互结。治拟益气滋阴,活血化痰,健脾燥湿,宁心安神。方以心衰1号方出入。

处方:生炙黄芪各30g,炙黄精30g,山茱萸18g,玉竹12g,麦冬12g,炙桂枝6g,炒赤芍12g,炒白芍12g,炒苍术12g,炒白术12g,石菖蒲10g,夜交藤30g,葛根30g,苏木10g,炒黄连5g。每日1剂,水煎服。

继服科素亚(氯沙坦)50mg,每日1次,倍他乐克晨25mg,晚12.5mg。

复诊(2009年6月29日):守上方服用28剂,大便成形,日行1~2次,仍胸闷口干,夜寐欠安。原方去夜交藤,加合欢皮30g,藿香12g,佩兰12g,海藻12g。每日1剂,水煎服。

守上方随症加减出入,至2010年3月8日心超复查:主动脉窦部稍宽,左室52mm,左室收缩功能正常(EF 63%,FS 35%)。偶有心慌,大便日行一次,天阴时仍有胸闷,目干,寐时差,精神可,能上班工作,仍继续服药调治。

【按】本案患者以胸闷心慌为主症,属中医"胸痹"范畴。病始于2001年胸闷心悸,住某院诊为"病毒性心肌炎",2004年再次住院诊为"扩张型心肌病"。2005年起在李师处服中药治疗。2008年12月21日心超复查已有改善,2009年5月18日跟李师学习见患者时,旧病历已因故不在身边,以往所服中药亦以心衰Ⅰ号方为基础。刻诊以心悸、胸闷、便溏为主苦,舌淡暗稍胖,苔薄黄腻,脉弦滑。李师谓此患病始于感受风热邪毒,致气阴两伤,脾虚湿阻,痰瘀互结,成虚实夹杂之候,当益气滋阴,活血化痰,健脾燥湿,宁心安神。故取心衰Ⅰ号方之生炙黄芪、山茱萸、麦冬、桂枝合黄精、玉竹、赤芍、白芍、苏木益气滋阴,通脉祛瘀,加炒苍术、炒白术、葛根、炒黄连健脾益气、清肠化湿;石菖蒲、夜交藤化痰开窍,宁心安神。1月后大便成形,仍胸闷、口干、寐欠安,原方去夜交藤,加合欢皮、藿香、佩兰、海藻以芳香化湿,醒脾安神。守方调治至2010年3月8日心超复查基本正常,自觉症状亦明显减轻,精神可,能上班工作。

扩张型心肌病病变以心肌变性、萎缩和纤维化为主,心室明显扩大,以无明显原因的充血性心力衰竭、心律失常、猝死等为主要临床特征,迄今病因未明。一旦出现心衰,病情进展较快,可使患者丧失劳动力,病死率较高,以往认为出现心衰后5年生存率在40%左右,近年来由于ACEI、β受体阻滞剂及中医中药等应用,生存率已有显著提高。李七一教授在治疗扩张型心肌病方面积累了丰富的临床经验,许多患者病情明显改善甚至得以缓解,能胜任日常工作,生活质量亦有明显提高。

5.胸痹(冠心病、心律失常、高脂血症)

毛某,男,56岁,已婚,退休,江苏南京人。

初诊(2009年5月18日):心慌胸闷10年,加重2月。

患者近10年来反复发作胸闷心慌,时轻时重,无明显诱因,持续3～4分钟,口服复方丹参滴丸或休息后能缓解。查血脂总胆固醇(TC)、TG均升高,曾服立普妥TC降低、TG升高,改服非诺贝特TG降低、TC又升高。血压波动于140～150/90～100mmHg,2008年2月25日江苏省人民医院查Holter示多源性室早、偶发房早、S－T压低伴间歇性T波倒置,未规范治疗。近2月胸闷心慌加重,每于受凉或情绪激动时发作,动辄尤甚,有压榨感,休息、服复方丹参滴丸不能缓解,遂至本院门诊诊治。现服复方丹参滴丸、通心络胶囊、拜阿司匹林、非诺贝特等。10天前南京某院查TC 6.44mmol/L,TG 0.87mmol/L,低密度脂蛋白－胆固醇(LDL－C)4.6mmol/L。刻诊:面色晦滞,胸闷心慌,呼吸气短,神疲乏力,舌边尖红,苔中后薄白腻,脉细弦。血压130/80mmHg,心率70次/min,律齐,未闻及明显病理性杂音。心电图示:左室高电压。

中医诊断:胸痹(气阴两虚、痰瘀痹阻)。西医诊断:冠心病(不稳定型心绞痛),心律失常(多源性室早、偶发房早),高脂血症。《素问·阴阳应象大论》云:"年四十而阴气自半也。"此患者年逾半百,气阴两虚,脏腑功能失调,脾运不健,心血瘀滞,又素嗜烟酒已三四十年,损伤脾胃,痰浊内生。痰瘀痹阻,胸阳失旷,故胸闷心慌;血行瘀滞,故面色晦滞;气阴两虚,故乏力气短。舌边尖红,苔中后薄白腻,脉细弦,亦气阴两虚、痰瘀痹阻之候。治宜益气养阴,化痰祛瘀。《金匮要略》枳实薤白桂枝汤合自拟方冠心平出入。

处方:制黄精30g,玉竹12g,山茱萸15g,麦冬12g,炙桂枝9g,赤芍12g,白芍12g,郁金10g,石菖蒲10g,薤白9g,瓜蒌皮12g,炒枳壳10g,失笑散10g(包煎),甘松9g。7剂,每日1剂,水煎服。

嘱戒烟酒。阿托伐他汀20mg,隔日1次,非诺贝特缓释胶囊0.2g,隔日1次,交替服。

二诊(2009年5月25日):1周来有2日上午左前胸不舒,不耐活动,腹胀不适,便溏,脉细弦,舌红,苔薄腻。血压140/80mmHg,心率90次/min,律齐,腹平软,无压痛。气阴两虚、痰瘀互结,湿热中阻、脾运不健。上方伍入健脾清肠之品。原方去瓜蒌皮,加炒苍术12g,炒白术12g,黄连5g。7剂,水煎服。

三诊(2009年6月1日):心慌胸闷较前好转,便溏,日行2～3次,脉细弦,舌红,苔薄腻。血压130/60mmHg,心率56次/min,律齐。上方去枳壳,加地锦草15g。7剂,水煎服。再嘱戒烟。并嘱入院做冠状动脉造影以明确诊断。

四诊(2009年6月16日):查房。

患者于6月8日入院,6月12日冠状动脉造影见左前降支近中段80%偏心狭窄,置入支架一枚,复查未见残余狭窄。之后胸闷心慌未作,面色较前红润。舌红,苔黄腻,脉弦细。证属气阴两亏,血行不畅,痰阻气滞。再进益气养阴、活血化瘀、理气化痰之品。《金匮要略》瓜蒌薤白白酒汤合自拟方冠心平出入。

处方:制黄精30g,玉竹10g,山茱萸12g,麦冬10g,石菖蒲10g,薤白9g,瓜蒌皮12g,降香9g,当归10g,丹参30g,失笑散10g(包煎)。每日1剂,水煎服。

五诊(2009年7月20日):胸闷心慌未作,面色红润,精神颇佳,舌红,苔黄腻,脉弦细。7月16日复查肝肾功能、血脂均正常。测血压130/80mmHg,心率72次/min,律齐。继予冠心平口服以巩固疗效。

【按】冠心病心绞痛是冠状动脉狭窄或痉挛导致血流障碍,心肌暂时缺血缺氧引起的以发作性胸痛为主要表现的一组临床症候,属中医"胸痹""心痛""厥心痛"等范畴。《金匮要略·胸痹心痛短气病脉证治》指出,其病机总属"阳微阴弦",在治疗方面,当根据病情轻重、病势缓急、病人体质、病邪兼夹,依证立法,证变治变。如胸阳不振,寒痰闭阻而见喘息咳唾、胸背痛、短气、寸口脉沉而迟,关上小紧数之胸痹主症,瓜蒌薤白白酒汤主之以涤痰宽胸,通阳宣痹;胸阳不振,痰浊壅盛之胸痹重症,证见喘息咳唾不得平卧,心痛彻背者,瓜蒌薤白半夏汤主之以通阳散结,豁痰下气;胸痹兼胸胁气机阻滞,心中痞、胸满、胁下逆抢心,若为寒痰气滞病机偏实,枳实薤白桂枝汤主之以通阳散寒,化痰理气,若为中阳虚衰寒凝气滞,则用人参汤温中散寒,益气健脾;饮阻气滞之胸痹轻证,以胸中气塞、短气为主症,若偏于饮阻而咳嗽多痰小便不利,予茯苓杏仁甘草汤宣肺化饮,偏于气滞而心下痞满、呕吐食少者,则以橘枳姜汤行气散结;阴寒凝聚、胸阳衰微之胸痹急证,胸背痛剧、四肢厥冷、筋脉拘急,薏苡附子散主之以温阳通痹,缓急止痛。

李七一教授在长期临床实践中积累了丰富的诊治冠心病心绞痛的经验。他认为本病多与年老体衰、七情内伤、膏粱厚味、外邪侵袭、劳逸失度、脏腑病变等因素有关,其病理性质为本虚标实,本虚是心脾肝肾亏虚,功能失调,标实则为血瘀、痰阻、气滞、寒凝、痹遏胸阳,阻滞心脉,基本病机为气阴两虚,痰瘀互阻,治以益气养阴、活血化瘀、化痰通络、通阳止痛为大法。在总结前人经验和临床实践基础上,李师研制出冠心平中药复方制剂治疗冠心病心绞痛疗效满意,可降低血黏度,降低血小板聚集性,调节脂质代谢,明显扩张冠状动脉,改善临床症状和缺血性心电图表现。方中以黄精为君,补中益气,养阴润肺,滋肾填精;当归、三七为臣,养血活血祛瘀;佐以瓜蒌皮宽胸化痰,开痹散结;甘松理气止痛以为使。全方合用,攻补兼施,标本兼顾,补而不滞,攻而不损,药性平和,甚合冠心病病机之要害。

本案患者嗜好烟酒三四十年,脾胃受损,运纳失司,痰浊内生,又年逾半百,气阴两虚,脏腑功能失调,脾运不健,心血瘀滞。痰瘀痹阻,胸阳失旷,故胸闷心慌,面色晦滞,乏力气短,舌边尖红,苔中后薄白腻,脉细弦。李师抓住气阴两虚、痰瘀痹阻之病机,治以益气养阴,化痰祛瘀为法。方选《金匮要略》枳实薤白桂枝汤合冠心平出入,药后胸闷心慌减轻,然腹胀便溏,遂去瓜蒌皮,先后加入炒苍术、炒白术、地锦草健脾清肠,症状日见减轻,然李师并不以症状缓解为满足,为求明确诊断、更好治疗,嘱患者住院做冠状动脉造影,结果证实左前降支近中段80%偏心狭窄,植入支架后胸闷心慌未再发作,面色由晦滞转为红润。然支架植入并非一劳永逸,术后再狭窄也时有报道,故再以冠心平口服以巩固疗效。

李七一教授始终强调中西医各有特点,各有特长,应和谐相处,共同发展,取长补短,尝谓:"我们的先人认识外界环境的能力很有限,只能采取取类比象的方法,但他们也吸纳了当时的自然科学。今天社会发展了,我们更应该好好利用自然科学、现代科技来发展中医。"从本案中我们也可看到李教授博采众长、中西兼容、实事求是、严谨求实、一切以病人利益为出发点的诊疗思想和科学态度。

6. 眩晕(高血压病)

程某,女,62岁,已婚,退休,江苏南京人。

初诊(2009年6月1日):眩晕间作1年,加重3天。

患者1年来眩晕间作,1月前测血压高,查血脂血糖正常,已服缬沙坦(80mg,每日1次)降压。近3天眩晕加重,心慌,舌偏红,苔薄,脉细小弦。刻下血压150/70mmHg,心率80次/min,律齐。

中医诊断:眩晕(肝阳上亢)。**西医诊断**:高血压病。此乃肾阴不足,肝阳上亢,肝风内动。治拟益肾平肝,清热息风。仿《杂病证治新义》天麻钩藤饮、《医学衷中参西录》镇肝息风汤意。

处方:天麻10g,钩藤12g(后下),潼蒺藜12g,刺蒺藜12g,炙全蝎5g,炒僵蚕10g,代赭石30g(先煎),怀牛膝12g,赤芍12g,白芍12g,鸡血藤30g,葛根30g,枸杞子12g,女贞子12g,墨旱莲12g。7剂,每日1剂,水煎服。

继服已用西药。

二诊(2009年6月8日):眩晕稍轻,颈欠适,心慌,便溏,日行一次,舌偏红,苔薄,脉细弦。血压140/60mmHg,心率70次/min,律齐。原方去代赭石、牛膝,加炒苍术 12g,炒白术 12g,罗布麻叶 12g。7 剂,水煎服。

三诊(2009 年 6 月 15 日):眩晕减轻,便溏,日行 2 次,伴轻度腹痛,舌淡红,苔根薄腻,脉细弦。血压 140/70mmHg,心率 68 次/min,律齐,腹平软,无压痛。此乃木旺克土,治拟平肝潜阳、健脾燥湿、行气止痛。

处方:天麻10g,钩藤12g(后下),潼蒺藜12g,刺蒺藜12g,炒僵蚕10g,葛根30g,炒苍术12g,炒白术12g,罗布麻叶12g,蝉蜕9g,生炒薏苡仁各30g,茯苓12g,延胡索12g,煨木香9g。7 剂,水煎服。

四诊(2009 年 6 月 22 日):眩晕、腹痛均减,便溏,日行 2 次,舌淡红,苔根薄腻,脉细弦。血压 140/70mmHg,心率 63 次/min,律齐,腹平软,无压痛。超声检查示:胆囊壁增厚,子宫直肠陷窝积液。中药上方去延胡索、煨木香,加徐长卿10g。7 剂,水煎服。

五诊(2009 年 6 月 29 日):眩晕、腹痛症除,大便日行一次,基本成形,舌淡红,苔薄腻,脉弦滑。血压 130/70mmHg。中药守方再进 7 剂以巩固疗效。

【按】《素问·至真要大论》云:"诸风掉眩,皆属于肝。"华岫云认为眩晕乃"肝胆之风阳上冒",其证有夹痰、夹火、中虚、下虚之别,"下虚者必从肝治,补肾滋肝,育阴潜阳,镇摄之治是也"(《临证指南医案·眩晕》)。本案患者年逾花甲,肾阴亏虚,水不涵木,肝阳上亢,故眩晕间作,血压升高,舌红脉来弦细。阳扰心神则心慌。李师以益肾平肝、清热息风为法。方中以天麻、钩藤、刺蒺藜、全蝎、僵蚕、代赭石平肝潜阳、清热息风;怀牛膝、白芍、枸杞子、女贞子、墨旱莲补益肝肾;赤芍、葛根、鸡血藤活血通络,改善心脑血供。现代药理研究证实上述诸药大多具有降压之功。二诊眩晕稍轻,但便溏,故去润肠下行之代赭石、牛膝,加入健脾止泻之炒苍白术,清热平肝、利水消肿之罗布麻叶。三诊眩晕显减,然便溏未见好转,伴腹痛,舌转淡红,苔根薄腻,此乃木旺克土,脾虚湿阻,气机郁滞,转以平肝潜阳、健脾燥湿、行气止痛为法,去前方性寒润肠之品,增入健脾渗湿止泻、行气活血止痛之生炒薏苡仁、茯苓、延胡索、煨木香,祛风止痉之蝉蜕。四诊更加辛温止痛、活血消肿之徐长卿,诸恙渐除。综观治疗全过程,前后不过近月,法随症变,药随法易,用药丝丝入扣,终获良效。

另外,在整个治疗过程中,李师始终嘱患者继服已用西药控制血压。因为循证医学和临床实践均证明,在现阶段西药降压疗效确切。维持理想血压可降低心脑血管突发事件,降低致残率和病死率,提高患者生活质量。作为医务工作者,当把患者利益始终放在首位。李师在强调中医师应尽最大可能发挥中医药特色和优势时,也认为"不管西医还是中医,不管西药还是中药,只要对病人有利,我们就可采用,一切以病人的病情需求为出发点",这也是我们应有的实事求是的科学态度和为医准则。

7. 心悸、汗证(高血压病、高血压性心脏病)

沙某,女,70 岁,已婚,退休,江苏南京人。

初诊(2009 年 9 月 7 日):心慌胸闷间作 18 年伴自汗盗汗。

患者有高血压病史 40 年,常服降压药控制,自 1991 年起心慌间作,伴胸闷,持续近 1 分钟自行缓解,自汗、盗汗量大,恶热,寐差,脉细小弦,舌体瘦小,舌色暗红,苔薄少。查血压 150/80mmHg,心率 64 次/min,律齐。胸片示心影增大,心电图正常。

中医诊断:心悸(心血瘀阻),汗证(气阴两虚)。西医诊断:高血压病,高血压性心脏病。此乃气阴两虚,火扰血瘀。治宜益气滋阴清热,凉血化瘀通络。方选当归六黄汤加味。

处方:生熟地各15g,生炙黄芪各30g,黄连 5g,黄芩 10g,炒黄柏 10g,当归 10g,水牛角 30g(先煎),赤芍 15g,白芍 15g,白薇 15g,地骨皮 15g,合欢皮 30g,莲子心 3g,夜交藤 30g。7 剂,每日 1 剂,水煎服。

继服已用西药。

二诊(2009 年 9 月 21 日):自汗、盗汗,经当归六黄汤出入治疗汗去七八,近心慌胸闷未作,仍恶热,寐差,脉细小弦,舌体瘦小,舌色暗红,苔少根薄黄腻,血压波动于 130～135/70～80mmHg,心率 72 次/min,律齐。守方改生炙黄芪各15g,去合欢皮、夜交藤,加柏子仁 15g,酸枣仁 15g,五味子 9g。7 剂,水煎服。

【按】患者年已古稀,久患高血压,气阴两虚,血行瘀滞。心神不宁、心脉不畅则心慌胸闷,阴虚火扰营阴不能内守、气虚卫表不固津液外泄,自汗盗汗由是而作。李七一教授予当归六黄汤加味治疗而获佳效。

当归六黄汤出自东垣《兰室秘藏》,为"治盗汗之圣药也"。方中当归、生熟地养血增液以育其阴,使营阴内守,亦壮水以制阳光为主药;黄柏、黄连、黄芩泻心降火,清热坚阴,热清则火不内扰,阴坚则汗不外泄,为辅药;黄芪益气实卫以固表止汗为佐使;合而用之,共奏滋阴清热、固表止汗之功。李师常谓"经云:年四十而阴气自半也,心血管病者多气阴两虚",故大剂生炙黄芪同用以加强益气健脾,补肺固表之力,加白芍生津敛汗,水牛角、赤芍凉血散瘀,地骨皮、白薇滋阴清热,合欢皮、莲子心、夜交藤养心安神。二诊汗去七八,心慌胸闷未作,仍恶热、寐差,遂以柏子仁、酸枣仁、五味子易合欢皮、夜交藤以期加强宁心安神之力。

当归六黄汤被历代医家所推崇,《丹溪心法》称其为"治盗汗之神剂",当今更被广泛应用于临床,有认为该方对实证、虚证、虚实夹杂证之盗汗均有效,也被用于自汗、糖尿病、慢性咽炎、淋证、痢疾、肿瘤等。

五、邵长荣医案

🔲导师简介🔲

邵长荣,男,上海中医药大学教授,上海中医药大学附属龙华医院主任医师,上海市名中医,全国第二批老中医药专家学术经验继承工作指导老师。1943～1951年就读于国立同济大学医学院医疗系。1956年参加卫生部委托的上海中医学院首届西学中研究班脱产系统学习3年,毕业后留校执教,并进行中医和中西医结合临床和科研工作。曾任上海中医药大学专家委员会副秘书长,附属龙华医院肺内科主任、专家委员会副主任委员。中国中西医结合呼吸病专业委员会委员、顾问,上海市中西医结合学会呼吸病专业委员会主任委员、上海市防痨协会理事、《上海中医药杂志》编委等。被中国中西医结合学会、上海市卫生局分别授予"坚持中西医结合工作三十年""中西医结合贡献奖"。2001年龙华医院成立"邵长荣工作室",2010年11月,工作室入选首批全国名老中医药专家传承工作室。

50多年来对肺部常见病,如肺结核、支气管哮喘、支气管炎、支气管扩张、肺气肿以及矽肺等进行了临床验证和实验研究,创制了系列中药复方,其中"芩部丹"获全国科技成果奖,"川芎平喘合剂防治支气管哮喘临床及实验研究"获上海市卫生局中医科技进步奖,"邵长荣治疗耐药肺结核的临床和实验研究"获上海市医学科技三等奖。撰写并发表论文120篇,主编和参编专著15部。

1. 哮证(支气管哮喘)

陈某,男,48岁,已婚,职员,上海人。

初诊(2010年6月28日):反复咳喘15年。

平素易感冒,有过敏性哮喘史、鼻炎史15年,常因感冒引发。近咳嗽痰多色白,气急胸闷,喷嚏频作,怕冷,脉小滑,舌质暗红,苔白腻,高血压控制中。听诊两肺有哮鸣音。

中医诊断:哮证(寒饮伏肺)。**西医诊断**:支气管哮喘。此乃寒饮伏肺,营卫失和。拟温肺化饮,和营宽胸。邵氏经验方川芎平喘合剂出入。

处方:荆芥9g,防风9g,桂枝6g,白芍12g,嫩射干9g,细辛4.5g,胡颓叶

9g,川芎9g,石菖蒲9g,炙款冬9g,五味子4.5g,姜半夏9g,青皮9g,陈皮9g。14剂,每日1剂,水煎服。

二诊(2010年7月12日):药后病情好转,轻咳痰少,纳可,嗜睡,脉小滑,舌质红,苔薄白,听诊两肺呼吸音清,未及啰音。守方出入。

处方:黄荆子9g,桂枝6g,白芍12g,嫩射干9g,全瓜蒌9g,薤白头9g,胡颓叶9g,炙款冬9g,五味子4.5g,蝉蜕4.5g,炙紫菀9g,车前草12g,石菖蒲9g。14剂,水煎服。

三诊(2010年7月26日):午夜前胸闷,气促,舌质红,苔薄白,听诊两肺有少许哮鸣音,咳嗽痰少色黄。前方出入。

处方:黄荆子9g,桑叶9g,桑白皮9g,川芎9g,石菖蒲9g,嫩射干9g,胡颓叶9g,炙紫菀9g,炙款冬9g,辛夷花6g,黄芩12g,路路通9g,苍耳子9g,蝉蜕4.5g,玉蝴蝶3g。14剂,水煎服。

四诊(2010年8月9日):咳喘未控制,胸闷气促频发,晨起多黄白痰,听诊两肺呼吸音粗,有散在干啰音。舌淡红,苔薄白,脉滑。上方去苍耳子、玉蝴蝶,加青皮9g,陈皮9g,姜半夏9g,佛耳草12g,江剪刀草12g。14剂,水煎服。

五诊(2010年9月6日):咳喘好转,晨起咯白痰少许,胸不闷,纳可,脉小滑,听诊呼吸音正常。守方去辛夷花、黄芩、路路通、蝉蜕、佛耳草、江剪刀草,加桂枝6g,赤芍12g,白芍12g,茅根12g,芦根12g,车前草12g。14剂,水煎服。

六诊(2010年10月11日):服药后情况好,晨起怕冷,不咳不喘,眠安,脉小滑,舌淡红,苔薄白。拟补肺益肾,巩固疗效。

处方:黄芪15g,防风9g,白术12g,桂枝6g,赤芍12g,白芍12g,嫩射干9g,胡颓叶12g,川芎9g,石菖蒲9g,炙款冬9g,补骨脂12g,仙灵脾9g,姜竹茹9g,干姜3片,黄荆子9g。14剂,水煎服。

【按】患者自幼易于感冒,有过敏性哮喘史、鼻炎史15年,反复发作。近咳嗽气急,两肺有哮鸣音,当属中医"哮证"范畴。

《症因脉治》指出:"哮病之因,痰饮留伏,结成窠臼,潜伏于内,偶有七情之犯,饮食之伤,或外有时令之风寒束其肌表,则哮喘之症作矣。"邵老认为,哮病多因先天禀赋异常,或后天因病体质虚弱,因而"肺不能布散津液,脾不能运输精微,肾不能蒸化水液,以致津液凝聚成痰,伏藏于肺,成为发病的风根"。如遇气候突变,饮食失当,情志失调、劳累等,引触宿痰,痰随气升,阻塞气道,肺气宣降失常,因而发病。治疗则发作期分寒哮、热哮,缓解期有肺虚、脾虚、肾虚之别。邵老创川芎平喘合剂,方由川芎、石菖蒲、赤芍、白芍、当归、丹参、黄荆子、胡颓叶、细辛、辛夷、生甘草组成,活血化瘀以改善微循环,改善炎性病灶,随症配伍,可缓解发作期症状。

本案患者初诊时咳嗽痰多色白,气急胸闷,喷嚏频作,怕冷,脉小滑,舌质暗红,苔白腻。此乃寒饮伏肺,营卫失和,拟温肺化饮、和营宽胸为法。方用荆芥、防风、桂枝解表散寒,桂枝配白芍调和营卫,射干、胡颓叶、炙款冬、川芎、石菖蒲止咳平喘,川芎、桂枝又可行气活血化瘀,姜半夏、青皮、陈皮、细辛温化寒饮,五味子收敛肺气。二诊更加黄荆子祛痰下气,全瓜蒌、薤白头、车前草化痰宽胸,蝉蜕祛风利咽。三诊咯痰黄白相兼、舌质转红,有化热之势,加用桑叶皮、玉蝴蝶、黄芩疏风清热,利咽润肺,黄芩合辛夷花、路路通为邵老之通窍汤,以之祛风清热,通络宣窍,肺鼻同治,适用于咳喘伴有鼻疾者。四诊加用佛耳草、江剪刀草以加强祛痰止咳平喘之力。药后咳喘显减,痰白量少,舌质转淡,听诊呼吸音正常,再以化痰止咳、平喘和营为治。六诊咳喘均缓解,眠安,拟补肺益肾,巩固疗效,方以玉屏风散益肺固表,桂枝、芍药调和营卫,射干、胡颓叶、川芎、石菖蒲、炙款冬、姜竹茹、干姜、黄荆子温肺化饮,活血下气,补骨脂、仙灵脾温肾纳气,以求巩固疗效,增强体质,减少复发。

综观诊疗全过程,开阖有度,变化灵活。全程均以川芎平喘合剂为基础,但不拘泥于川芎平喘合剂。而邵老厚实之西医功底,使其虽以中药疗疾,然始终辨证与辨病相结合,中药性味功效与现代药理相结合,如肺鼻同治之观点;以黄荆子代麻黄,既有麻黄止咳平喘之功,又无麻黄升高血压之弊;川芎对呼吸中枢有兴奋作用;石菖蒲可缓解支气管平滑肌痉挛;蝉蜕、玉蝴蝶有抗过敏作用;补骨脂可增加心肌血流量,舒张支气管平滑肌等,以此选方用药,自能提高疗效。

2. 咳嗽(肺癌术后)

傅某,男,61岁,已婚,退休,浙江绍兴人。

初诊(2010年8月30日):肺癌术后5年,咳嗽10余天。

5年前因肺癌手术,术后服中药至今。近10余天咽痒咳嗽,痰白兼黄,无恶寒发热。1周前上海中山医院胸部CT示:肺癌术后,左肺气肿,肝多发性囊肿。血常规、血沉、肿瘤标志物、肝功能均正常。舌红,苔黄厚腻而干,脉小滑。

中医诊断:咳嗽(痰热蕴肺)。西医诊断:肺癌术后。此乃痰热蕴肺。拟清肺化痰、健脾化湿并进。予邵氏经验方平咳化痰汤加味。

处方:黄芩12g,连翘12g,茅根12g,芦根12g,青皮9g,陈皮9g,姜半夏9g,佛耳草12g,川厚朴6g,蚤休9g,苍术9g,嫩射干9g,炙紫菀9g,炙款冬

9g,车前草12g,桔梗4.5g,炙甘草9g。14剂,每日1剂,水煎服。

二诊(2010年9月13日):咳嗽好转,痰少,足底痛,脉小滑,苔薄黄腻,听诊两肺呼吸音粗。上方加制狗脊9g,牛膝9g,去佛耳草。14剂,水煎服。

三诊(2010年10月11日):咳嗽已愈,纳可,足底痛,脉小滑,舌质红,苔薄白。痰热已化,转方益气固表,补肾壮骨。予玉屏风散加味。

处方:黄芪9g,防风9g,白术9g,太子参12g,黄精12g,青皮9g,陈皮9g,姜半夏9g,川续断12g,姜竹茹9g,补骨脂12g,仙灵脾12g,生薏苡仁9g,茯苓12g,女贞子12g,杜仲9g。14剂,水煎服。

四诊(10月25日):服药后情况良好,足底痛减,脉小滑,舌淡红,苔薄白。前方加桑寄生9g。14剂,水煎服。

【按】本患者肺癌术后已5年,坚持服中药治疗,病情稳定。近10余天咽痒咳嗽,咯痰黄白相兼,舌红,苔黄厚腻而干,脉小滑。邵老认为,此为痰热蕴肺之咳嗽,宜肺脾同治,以平咳化痰汤加味治之。前人云:"脾为生痰之源,肺为贮痰之器。"平咳化痰汤乃邵老经验方,由厚朴、苍术、陈皮、半夏、炙甘草组成,功擅健脾燥湿化痰以治生痰之源。加黄芩、连翘、茅根、芦根、佛耳草、蚤休、射干、车前草以清肺热,化痰浊;炙紫菀、炙款冬润肺下气,化痰止咳;桔梗开宣肺气。二诊咳减痰少,腻苔渐化,足底痛,患者又为花甲之翁、肺癌术后,此乃肾虚之候也,故加狗脊、牛膝以补肾。三诊咳嗽已止,遂以玉屏风散加太子参、黄精益气固表,青皮、陈皮、姜半夏、姜竹茹、薏苡仁、茯苓健脾化痰,亦培土生金之意;川续断、补骨脂、仙灵脾、女贞子、杜仲补肾壮骨,且补子以养母。全方合用,健脾补肺,益肾壮骨,以图扶正固本。综观处方用药全过程,充分体现了邵老治病注重整体观,善于利用脏腑之间相互联系、相互制约之关系合理用药,善于处理攻与补之关系。本案初以祛邪为主,兼顾扶正,肺脾同治,继加补肾之品,末以扶正为主,兼顾祛邪,健脾补肺益肾以善后。

观邵老治咳,时思及《素问·咳论》:"五脏六腑皆令人咳,非独肺也。"邵老认为,咳嗽既是一个独立病证,又是肺系多种疾病的一个常见症状,是多种病因导致肺失宣肃所致,故治咳不离治肺,如宣肺、肃肺、清肺、温肺、益肺、润肺等。但人体是一个统一的整体,脏腑之间生理上相互联系,病理上相互影响,咳嗽虽由肺失宣肃所致,然究其原因却与五脏六腑均有关,因此治咳不能局限于治肺,必审症求因,处理好局部与整体、扶正与祛邪之关系,才能充分发挥药物的作用,收到最佳疗效。

六、申春悌医案

导师简介

申春悌,女,毕业于南京中医学院,主任中医师。江苏省常州市中医院原副院长、常州市中医药研究所副所长、孟河医派研究所副所长,江苏省名中医,江苏省有突出贡献的优秀中青年专家。南京中医药大学博士生导师,第五批全国老中医药专家学术经验继承工作指导老师,全国中医药传承博士后合作导师。中国中医科学院特聘研究员,世界中医药学会联合会临床疗效评价专业委员会常务理事,中国中西医结合学会循证医学专业委员会委员,江苏省中医药学会中医内科学会副主任委员,江苏省中西医结合研究会常务理事、呼吸病专业委员会副主任委员。国家中医药管理局科技评审委员会委员,国家自然科学基金委员会科技评审委员,国家食品药品监督局新药审评委员会委员。

擅长中医肺病及妇科病的临床和研究工作,主持国家、部、省、市级科研项目20项,获部、省、市成果奖14项次,获新药证书1项、新药临床批件1项,专利3项。在医学期刊发表学术论文62篇,编写专著5本。

1. 咳嗽(支气管扩张)

冯某,女,74岁,已婚,农民,江苏常州人。

初诊(2010年6月1日):反复咳嗽咯痰20年,加重3天。

患者有慢性咳嗽史20年,每于冬季发作,4月前咳嗽加重,咯脓痰夹血,住武进医院,诊为"支气管扩张伴感染",经治症情减轻,近3天咳嗽又加剧。刻诊:咳嗽,痰脓黏色黄,夹血,口干欲饮,咳引胸闷胸痛。舌淡红,苔黄厚腻而干,脉滑数。

中医诊断:咳嗽(痰热蕴肺)。**西医诊断**:支气管扩张。此乃痰热内蕴,脉络受损。治拟清肺化痰,凉血和络。予经验方痰热蕴肺方出入。

处方:桑白皮15g,瓜蒌皮15g,杏仁10g,炒子芩10g,炙紫菀10g,款冬花10g,白前20g,前胡20g,姜半夏10g,广陈皮10g,仙鹤草30g,大蓟30g,小蓟30g,紫珠草30g,白茅根30g,枇杷叶30g,川贝母5g,浙贝母15g,生甘草3g。7剂,每日1剂,水煎服。

嘱慎起居,适寒温,忌海腥发物。

二诊(2010年6月10日):咯血已止,痰仍黄黏,咯吐欠畅,胸闷已松,纳可。舌红,苔黄厚腻,脉细小滑。上方去仙鹤草、大蓟、小蓟、紫草、白茅根,加西麻黄6g,姜竹茹10g,蒲公英15g,鱼腥草15g,金荞麦15g,改款冬花20g,白前30g,前胡30g,炙紫菀20g。7剂,水煎服。

三诊(2010年6月16日):患者药后症情好转未痊愈,咯痰量减少,色转白仍黏,咳嗽未除,咳剧时胸胁隐痛,口干欲饮。舌红,苔黄腻,脉弦滑。治从前法出入巩固疗效。上方去竹茹、半夏,加炙百部15g,荆芥10g,蝉蜕10g,玄参20g。14剂,水煎服。

四诊(2010年6月30日):药后症情稳定,基本不咳,仍喉痒不适,痰白,舌红,苔黄厚腻,脉滑数。再从前法出入。上方去麻黄、蒲公英,加南沙参30g,北沙参30g,威灵仙10g,姜半夏10g,姜竹茹10g。14剂,水煎服。

【按】咳嗽一证,有外感、内伤之别。此患者反复咳嗽咯痰20年,时咯脓痰夹血,属内伤咳嗽范畴,乃痰热蕴肺、肺失宣肃所致。痰热化火,灼伤肺络,故痰中带血;痰热壅盛,气机不利,故咳引胸痛;热盛伤津则口干而苦;苔黄厚腻而干、脉滑数亦痰热内盛之象。申春悌教授以经验方痰热蕴肺方出入清肺化痰,凉血和络。方中桑白皮、瓜蒌皮、炒子芩、川贝母、浙贝母清肺化痰;杏仁、炙紫菀、款冬花、白前、前胡、姜半夏、陈皮、枇杷叶清热化痰止咳;仙鹤草、大蓟、小蓟、紫珠草、白茅根清热凉血,和络止血;生甘草既可泻火解毒、润肺止咳,又能调和诸药。二诊咯血止,胸闷松,遂去止血之品,加西麻黄、姜竹茹、蒲公英、鱼腥草、金荞麦,加重款冬花、白前、前胡、炙紫菀之用量,以加强清热化痰、宣肺止咳之力。三诊病情好转,痰量减少,色白仍黏,咳剧时胸胁隐痛,口干欲饮,去竹茹、半夏恐其温燥伤津,加炙百部、荆芥、蝉蜕、玄参祛风宣肺,润肺止咳,清热生津。四诊咳止,仍喉痒痰白,舌红,苔黄厚腻,脉滑数,再加南沙参、北沙参、威灵仙、姜半夏、姜竹茹养阴润肺、祛风化痰。患者因系农民,病情基本稳定后因经济因素停药。

申师指出,支气管扩张之咳嗽经常反复发作,顽缠难愈,且易咯血,病情缓解后亦当坚持治疗,清利余邪,扶正固本,同时慎起居,适寒温,调饮食,适当锻炼,增强体质,始有可能控制发作,提高生活质量。

2. 咳嗽(变应性咳嗽)

朱某,女,44岁,已婚,农民,江苏江阴人。

初诊(2010年6月2日):干咳4年,加剧1月。

患者4年前因受凉而咳嗽,闻异味加重,迁延反复,近1月加重,自用镇咳药不能控制。刻诊:干咳无痰,喷嚏,闻异味咳剧,大便干结。舌红苔少,脉细小滑。听诊两肺未闻及干湿性啰音。

中医诊断:咳嗽(风邪恋肺)。西医诊断:变应性咳嗽。风邪久恋,肺失清润。治拟疏风润肺,镇咳利咽。予经验方风燥伤肺方治之。

处方:西麻黄6g,桑叶10g,炙桑白皮15g,杏仁10g,炒子芩10g,生紫菀20g,款冬花20g,白前30g,前胡30g,苦参10g,姜半夏10g,川贝母5g,浙贝母15g,川厚朴10g,玄参20g,广陈皮10g,玉桔梗6g,生甘草3g。7剂,每日1剂,水煎服。

二诊(2010年6月16日):咳嗽好转,时有咯痰,闻异味加重。舌红,苔薄黄微腻,脉滑小数。上方去桑叶、苦参、桔梗,加瓜蒌皮10g,青皮10g,枳实10g,枳壳10g,丹参10g,改紫菀、款冬花、白前、前胡均为10g。7剂,水煎服。

【按】肺主气,为五脏之华盖,开窍于鼻,外合皮毛,司呼吸,为人体气机出入升降之道,易受邪袭,又为娇脏,不耐邪侵。患者病起于4年前,风寒犯肺,肺失宣肃,导致咳嗽,治不及时,治未除根,风邪留恋,致病情迁延不愈,每遇秽浊异味从口鼻入侵于肺,则病情加重。久则肺津耗伤,肺失清润,干咳无痰,舌红苔少。肺与大肠相表里,肺津不能下滋大肠,致大便干结。申师以经验方风燥伤肺方出入疏风润肺,镇咳利咽。方中麻黄、桑叶、桑白皮、白前、前胡、苦参、桔梗疏风宣肺、降气化痰;杏仁、炒子芩、姜半夏、川贝母、浙贝母、川厚朴、陈皮清热化痰止咳,玄参养阴清热、润肠通便;紫菀、款冬花润肺下气止咳,紫菀生用亦具润肠通便之功;生甘草清热润肺,调和诸药。药仅7剂,咳嗽显减,守方出入续服7剂以巩固疗效。

风燥伤肺方为申春悌教授在长期临床实践中总结的治疗风燥伤肺之经验方,药由西麻黄、桑叶、桑白皮、杏仁、炒子芩、紫菀、款冬花、白前、前胡、沙参、川贝母、浙贝母、玄参、麦冬等组成,具疏风润肺、镇咳利咽之功,以治风燥伤肺或阴虚咳嗽,无论新久,均有良效。

3.咳嗽(上呼吸道感染)

陈某,女,57岁,已婚,农民,江苏常州人。

初诊(2010年7月20日):喉痒咳嗽1周。

患者有慢性咳嗽病史,反复发作。近1周来室内空调温度太低,出现咳嗽痰少,喉痒不适,时感头痛,鼻塞流涕,喷嚏,胸闷气短,舌红,苔薄黄微腻,脉滑小数。检查:咽喉红赤。

中医诊断:咳嗽(风热证)。西医诊断:上呼吸道感染。此乃素体肺肾两虚,风热外袭。宜急则治其表,先予疏风解表,宣肺镇咳。方以银翘散出入。

处方:金银花15g,连翘15g,桔梗5g,薄荷5g(后下),淡竹叶10g,柴胡5g,淡豆豉10g,荆芥10g,防风10g,菊花10g,蔓荆子10g,炒子芩10g,浙贝母10g,蝉蜕10g,杏仁10g,板蓝根10g,炙紫菀10g,炙款冬花10g,枇杷叶15g,胖大海10g。7剂,每日1剂,水煎服。

2010年8月25日因他病来诊,诉服前药后诸恙均平。

【按】《素问·咳论》云:"皮毛者,肺之合也,皮毛先受邪气,邪气以从其合也。"此患者素有咳嗽之疾,肺肾两亏,天气暑热,室内空调温度过低,致抗病力弱,风热之邪乘袭。肺主气,外合皮毛,上连喉咙,开窍于鼻,司呼吸,为气机出入升降之道。外邪由皮毛咽喉袭于肺,肺气壅遏不宣,清肃之令失常,故见鼻塞流涕、喷嚏、喉痒干咳、胸闷气短等症,风热客表,营卫失和则头痛。申师治予疏风解表,宣肺镇咳,方以《温病条辨》银翘散疏风清热,辛凉解表,加入防风、菊花、蔓荆子加强疏风解表之力,且能清利头目,柴胡之气味轻清芳香疏泄,宣畅气血,黄芩、板蓝根清泻肺热,浙贝母、杏仁、炙紫菀、炙款冬花、枇杷叶清热化痰,宣肺降气,蝉蜕、胖大海疏风利咽,合而用之表解热清,肺家宣肃之令复常,咳嗽迅即得到缓解,而综观全方,充分体现了孟河医派用药轻灵之特点。

4. 哮病(支气管哮喘)

谢某,女,65岁,已婚,农民,江苏常州人。

初诊(2010年7月27日):咳喘发作3天。

患者素有哮喘病史,反复发作,迁延不愈。3天前外感后喉痒咳嗽,胸闷气喘,喉中时有哮声,心悸不适,痰不易咯出,心电图示:S-T段改变。原有高血压病史,刻下血压130/80mmHg。舌紫暗,苔白厚腻,脉弦滑。

中医诊断:哮病(风邪引动伏痰)。西医诊断:支气管哮喘。此乃风邪引动伏痰,肺失肃降。疏风肃肺为法。以经验方风邪引动伏痰方出入。

处方:荆芥10g,金银花10g,连翘10g,苦杏仁10g,炒黄芩10g,姜半夏10g,姜竹茹10g,厚朴10g,炙紫菀10g,炙款冬花10g,白前30g,前胡30g,川贝母5g,浙贝母15g,苏子10g,莱菔子10g,茯苓10g,陈皮10g,枇杷叶30g,蒲公英10g,鱼腥草10g,甘草3g。7剂,每日1剂,水煎服。

二诊(2010年8月3日):药后症情稍有好转,上方去荆芥、金银花、连翘、蒲公英、鱼腥草,加干地龙10g,炙鸡内金10g。7剂,水煎服。

三诊(2010年8月10日)：患者药后症情基本控制,咳嗽有减,喘急已平,时感胸闷心悸,胃脘不适,舌淡,苔白微腻。上方去莱菔子、地龙,加肥玉竹30g,怀山药10g,炒白术10g,玫瑰花10g,青皮10g。7剂,水煎服。

四诊(2010年8月17日)：患者药后症情大有好转,胸闷、心悸、气短基本稳定,精神转佳,舌淡红,苔微黄腻,脉细滑。转方补益肺肾以固本。

处方：五味子10g,炒党参10g,紫石英10g,紫河车10g,仙灵脾10g,肉苁蓉10g,苏子10g,山药10g,茯苓10g,陈皮10g,姜半夏10g,生白术10g,丹参10g,炙鸡内金10g,柏子仁10g,酸枣仁10g,桃仁10g,红花10g,泽兰10g,玫瑰花10g,枳壳10g。7剂,水煎服。

【按】《证治汇补》云："哮即痰喘之久而常发者,因内有壅塞之气,外有非时之感,膈有胶固之痰,三者相合,闭拒气道,搏击有声,发为哮病。"此患者素有哮喘,迁延不愈,此次外感风邪,引动伏痰。风邪外袭,肺气失宣,则喉痒咳嗽;伏痰窃发,肺气壅遏,肃降失司,则胸闷气喘,喉中时有哮声;影响心血运行,则心悸不适;舌紫暗,苔白厚腻,脉弦滑亦痰盛气壅血滞之象。初诊申师予经验方风邪引动伏痰方治之,方中荆芥、金银花、连翘疏风清热、外散表邪,杏仁、半夏、竹茹、厚朴、贝母、白前、前胡、茯苓、陈皮、苏子、莱菔子燥湿化痰,顺气降逆,炙紫菀、炙款冬花、枇杷叶止咳化痰,下气平喘,黄芩、蒲公英、鱼腥草、甘草清肺化痰,甘草又可调和诸药,全方疏风清热,顺肺化痰,宣肺止咳,肃肺平喘,是孟河费家历代医家日渐积累治咳喘之经验良方,唯患者有高血压病史,故去麻黄,恐有升高血压之虞。三诊时喘平咳减,唯时感胸闷心悸,胃脘不适,腻苔渐化,遂去莱菔子、地龙,加玉竹养心润肺,玫瑰花、青皮、山药、白术理气解郁,健脾醒胃。四诊诸恙渐除,转以补肺益肾,活血通络,固本善后。

综观本案,疏风祛邪,顺气化痰,宣肃肺气,理气解郁,健脾醒胃,补肺益肾,活血通络,法随证变,方随法易,条理清晰,补泻有度,既合《景岳全书》"未发时以扶正为主,既发时以攻邪为主",又不拘泥于此,泻中有补,补中有泻,因而能获此佳效。

七、唐蜀华医案

≋导师简介≋

唐蜀华,男,出生于中医世家,1964 年毕业于南京中医学院,现为南京中医药大学第一附属医院暨江苏省中医院主任医师,教授、博士生导师。享受国务院政府特殊津贴,江苏省名中医,首批全国老中医药专家学术经验继承人,第四、五批全国老中医药专家学术经验继承工作指导老师,新加坡科艺中医医疗保健中心顾问医师兼中医药学院院长,曾担任江苏省中医院院长 10 年。

从事中医内科医疗、教学、科研、管理工作 50 年,治学严谨,对于中医发展和中西医结合有许多独到的见解,提出了"三长三短"论(扬长避短、取长补短、化短为长)。擅长中医内科急诊、心脑血管疾病的诊治,能博采众长,继承中医传统理论之要旨,悉心钻研现代医学知识,有丰富的临床经验和独到之处。单独或共同研制了"病窦灵""强心合剂""养心托毒颗粒""降压益肾颗粒""针箭颗粒""芦黄颗粒""舒心颗粒"等,治疗相关心脑血管疾病取得了较好的疗效。主持科研课题 4 项,先后获省科技进步三等奖 2 项。发表论文 30 余篇。副主编著作 2 部,参编著作 3 部,主审教材 2 部。

1. 心悸(室性早搏、短阵房性心动过速)

陈某,女,65 岁,已婚,教师,江苏南京人。

初诊(2011 年 4 月 7 日):反复心慌胸闷、气短乏力 2 年。

近 2 年反复心慌胸闷、气短、全身乏力,去年 11 月底 Holter 示室早 17 000 多次,服可达龙(胺碘酮)2 月,早搏基本控制,近日因甲状腺功能减退停服可达龙,早搏又增多,Holter 示:短阵房性心动过速,室性早搏。双源 CT 示:主动脉、冠状动脉粥样硬化。苔薄,舌质暗红,多裂纹,舌下青筋曲张,脉细结。查血压 150/90mmHg,心脏听诊正常。

中医诊断:心悸(心脾两虚)。西医诊断:室性早搏,短阵房性心动过速。此乃气阴两亏,心脉不畅,气血失调。治宜益气养阴,调气和血,活血通脉。予《医学启源》生脉散加味。

处方:生黄芪30g,制黄精15g,党参15g,天冬15g,麦冬10g,五味子3g,生地黄15g,全当归15g,醋柴胡10g,甘松10g,柿蒂10g,全瓜蒌15g。7 剂,每日1剂,水煎服。

二诊(2011年5月9日):心慌似饥,肢软乏力,周来睡眠不易,大便或溏,苔薄,舌质淡紫,舌中有裂纹,边多齿印,脉细缓,诊时未及结代。心脾气血不足,心神失养,治拟健脾养心,补益气血,方以《济生方》归脾汤出入。

处方:党参15g,炙黄芪15g,炒白术15g,茯苓10g,茯神10g,炒当归10g,远志肉6g,炒枣仁15g,甘松10g,丹参15g,红枣10g。7剂,水煎服。

三诊(2011年6月11日):疲劳乏力、心慌气短症状改善过半,大便趋于成形,纳佳。苔薄,舌淡紫边多浅齿印。仍从心脾气血不足论治,原方加五味子5g,上肉桂3g。7剂,水煎服。

【按】患者以心慌胸闷、气短乏力为主症,属中医"心动悸"范畴。《丹溪心法》云:"人之所主者心,心之所养者血,心血一虚,神气不守,此惊悸之所肇端也。"患者年逾花甲,长期劳心思虑,心脾气血暗耗,血不养心,心神失宁,发为是证。初诊据其苔薄、舌质暗红、多裂纹、舌下青筋曲张、脉细结,辨为气阴两亏,心脉不畅,气血失调,以《医学启源》生脉散加黄芪、黄精、生地黄、当归、醋柴胡、甘松、柿蒂、全瓜蒌益气养阴,调气和血,活血通脉,收效不显。二诊察其心慌似饥,肢软乏力,眠差便溏,舌质淡紫,边多齿印,辨为心脾气血不足,心神失养,以《济生方》归脾汤出入健脾养心,补益气血。方中四君子汤补气健脾,使脾胃功能强健,气血自生为主药;当归补血汤补气生血,使气固血充为辅药;茯神、远志肉、炒枣仁养心安神,丹参活血祛瘀,养血宁神,甘松理气和中使补而不滞,均为佐;大枣补脾胃,益气血,安心神,调营卫,和药性以为使。药服7剂,再诊时症状改善过半,便调纳佳,守方加五味子、肉桂敛阴和阳,巩固疗效。

唐蜀华教授在选方用药时,既重视辨证施治,重视药物性味归经,同时亦注重现代药理研究,如本案所用甘松,与木香同有理气和中之效,但现代药理研究木香抑制心肌收缩力,甘松具镇静、抗心律失常作用,故以之代木香,对心悸之治疗更为有利,此乃匠心独具也。

2. 心痛(冠心病、PCI术后、心功能不全、高血压病、室性早搏)

秦某,男,77岁,已婚,退休,南京六合人。

初诊(2011年5月28日):心慌胸痛加重3天。

患者原有冠心病(不稳定型心绞痛)、PCI术后,心功能Ⅲ级,高血压病,心律失常(室性早搏),住本院病情减轻,半月前出院。3天来自觉心慌加重,胸骨后阵痛,夜难入寐,夜间盗汗,醒后齐颈而还,头昏乏力。刻下血压150/70mmHg,

舌质淡红,舌下静脉粗张,苔根薄腻,脉细缓,诊时未见结代。

中医诊断:心痛(痰瘀痹阻)。西医诊断:冠心病(不稳定型心绞痛)、PCI术后,心功能Ⅲ级,高血压病,室性早搏。此乃气虚痰瘀内结,胸阳不振,心神不宁。治拟益气通阳,化痰祛瘀,宁心安神。仲景瓜蒌薤白白酒汤加味。

处方:炙黄芪15g,潞党参15g,全瓜蒌15g,炒薤白10g,炙桂枝5g,煅龙牡各15g(先煎),酸枣仁15g,石菖蒲10g,广郁金10g,紫丹参15g,川芎15g,甘松10g,夜交藤15g。14剂,每日1剂,水煎服。

二诊(2011年6月20日):胸痹心动悸从痰瘀内结,心脉不畅入治,劳力性心绞痛程度减轻,每周发作2～3次,每于上楼梯及快走时发,仍有心慌,搏动样不适感,夜寐及盗汗均见好转,然胃纳不馨,苔薄腻淡黄,舌嫩暗红,边有齿印,脉细弦缓,间有歇止,心率68次/min,早搏2次/min。气阴不足,痰瘀内结,本虚标实,标本兼顾。

处方:生黄芪15g,制黄精15g,天冬15g,麦冬10g,五味子9g,瓜蒌皮10g,广郁金10g,石菖蒲10g,茯神10g,紫丹参15g,川芎15g,红花9g,酸枣仁15g,甘松10g,苦参15g,炙甘草3g。7剂,水煎服。

【按】"心痛"最早见于《五十二病方》,《内经》则有多处论述,如《灵枢·厥病》云:"真心痛,手足青至节,心痛甚,旦发夕死,夕发旦死。"至汉张仲景《金匮要略》以专篇对本病诊治有比较详细之论述,将病机归纳为"阳微阴弦",制定了治疗本病之系列方剂,如瓜蒌薤白白酒汤、瓜蒌薤白半夏汤、薏苡附子散等,至今仍被临床广泛使用。

此患者年逾古稀,久患心痛,出院半月,病情又见加重,唐师认为此乃高年气虚,痰瘀内结,胸阳不振,心神不宁,予仲景瓜蒌薤白白酒汤加味益气通阳、化痰祛瘀,宁心安神。方中炙黄芪、潞党参益气;全瓜蒌、炒薤白、桂枝、石菖蒲、广郁金、紫丹参、川芎、甘松化痰祛瘀、宣痹通阳;煅龙牡重镇安神;酸枣仁、夜交藤养心安神。2周后病情明显好转,唯胃纳不馨,苔薄腻淡黄,舌嫩暗红,边有齿印,脉细弦缓,间有歇止。唐师认为此乃气阴不足,痰瘀内结,本虚标实,上方去温燥之炒薤白、桂枝,增入制黄精、天冬、麦冬、五味子益气滋阴,以标本兼顾,而以培本固元为主。

《素问·阴阳应象大论》有"年四十而阴气自半"之论。唐师指出,高年患者往往正虚邪实,虚实夹杂,故治当刻刻顾及正气,又当辨其阴阳气血,方能丝丝入扣。

八、周仲瑛医案

导师简介

周仲瑛,男,南京中医药大学教授,主任医师、博士生导师,首届国医大师,全国著名中医学家,国务院首批政府特殊津贴获得者,首批全国老中医药专家学术经验继承工作指导老师,首批国家级非物质文化遗产传统医药项目"中医诊法"代表性传承人,中国中医科学院学术委员,江苏省名中医,省级中医内科(急难症)重点学科带头人。出生于中医世家,早年随父周筱斋教授学医,后又就学于上海中国医学院中医师进修班、江苏省中医进修学校。先后任南京中医学院附属医院(江苏省中医院)内科教研室主任、副院长,南京中医学院院长(曾兼中医系主任),第七届全国人大代表,国务院学位委员会学科评议组(中医)成员,江苏省教委学位委员会委员,国家教委、科技委医药卫生学科组组员,中华全国中医学会第二届常务理事、终身理事,卫生部药品审评委员会委员,国家中药品种保护审评委员会委员,国家自然科学基金评审委员会委员,《中医杂志》编委及特约编审,《江苏中医》编委会常委,江苏省中医学会副会长、名誉会长(暨中医急症专业委员会主任),江苏省药品审评委员会副主任委员,江苏省教委高评委员,江苏省科技进步奖评审委员会委员,江苏省第一届中医药科学技术委员会副主任委员,天津中医学院、新加坡中医学院、美国普士顿大学客座教授。

长期从事中医内科医疗、教学、科研工作。先后主持国家级、部级、省级以上课题37项,已取得研究成果24项,获科技进步奖22项(包括国家中医药管理局科技进步一等奖、三等奖,国家教委科技进步三等奖),多项成果在国内外处于领先地位。创制科研用药多种。编写教材、专著28部,主编、副主编18部,发表学术论文近300篇,教学参考丛书《中医内科学》获国家教委优秀教材特等奖。

周老医术精湛,勤于思考,善于创新,在中医临床、教学、科研方面均取得了令人瞩目的成就,尤其在中医内科急难症的研究方面取得了丰硕的研究成果,形成了独特的临床经验、学术思想、临证思辨特点。

1. 肝积(原发性肝癌术后、慢性乙型肝炎、肝硬化、胆囊炎)

吴某,男,53岁,已婚,职员,江苏南京人。

初诊(2009年4月29日):肝癌术后2月余。

素有乙肝病史20多年,今年2月10日体检发现肝占位,2月19日在江苏省人民医院手术,CT、彩超示肝多发性占位,继用金克、贺普丁治疗。近彩超复查:

肝细胞癌手术后，肝硬化，胆囊壁粗糙，胆囊附壁小结石，HBV – DNA 4 × 10^3 LPS/ml。目前手术切口稍有疼痛，肌肤灼热喜凉，尿黄，大便不实，睡眠欠安，舌苔黄腻，舌质红偏暗，脉细滑。

中医诊断：肝积（肝脾两伤，湿热瘀毒互结）。西医诊断：原发性肝癌术后，慢性乙型肝炎，肝硬化，胆囊炎。湿热瘀毒互结，肝脾两伤。治拟疏泄清化湿热瘀毒，调养肝脾为法。鳖甲煎丸、犀角地黄汤、四君子汤、二至丸合方加减。

处方：醋柴胡6g，炙鳖甲15g(先煎)，水牛角片15g(先煎)，赤芍12g，牡丹皮10g，大生地15g，白花蛇舌草20g，半枝莲20g，龙葵20g，石见穿20g，漏芦15g，太子参12g，焦白术10g，茯苓10g，炙甘草3g，熟女贞10g，旱莲草10g，仙鹤草15g，大麦冬10g，炙鸡金10g。每日1剂，水煎服。

二诊（2009年5月27日）：上方加减服用28剂，超声复查：肝癌术后，肝硬化，肝右叶见8mm×5mm略强回声结节（性质待定），胆囊壁粗糙，胆囊息肉，胆囊胆固醇结晶，脾肿大。肝功能：ALT（谷丙转氨酶）115.2U/L，AST（谷草转氨酶）61.7U/L，A/G（白蛋白/球蛋白）1.45，HBV – DNA 3.6 × 10^3 LPS/ml，AFP（甲胎蛋白）4.2μg/ml。手术部位时有隐痛，皮肤皮疹瘙痒，食纳良好，大便欠实，肌肤仍有灼热感，舌苔黄腻，舌质红中裂，脉细。上方加莪术9g，地骨皮15g，地肤子15g，白薇15g，苍耳草15g，茵陈12g，改水牛角片20g(先煎)。每日1剂，水煎服。

三诊（2009年6月24日）：6月19日复查彩超：肝癌术后，肝硬化，肝右叶见9mm×7mm强回声斑片（建议继续随访），胆囊炎，胆囊息肉，胆囊胆固醇结晶。CT示：肝癌术后，增强后动脉期肝右前叶上段局部密度稍不均。肝功能损害情况有减轻，ALT 55U/L，AST 33U/L，A/G 1.62，肌肤灼热已不明显，皮疹消退，手术切口稍有增生隆起。脉小滑，舌苔黄薄腻，舌尖边红中裂。4月29日方加地骨皮15g，白薇15g，茵陈15g，生蒲黄10g，垂盆草20g，水红花子15g，改水牛角片20g(先煎)。每日1剂，水煎服。另予三七粉2.5g，每日2次吞服，鳖甲软肝片3粒，每日3次吞服。

之后上方或加鸡血藤、楮实子活血通络，防治手术疤痕隆起；或加桑寄生、片姜黄以补肝肾、通经络治手臂麻木；或加地枯萝、大腹皮、焦山楂、焦神曲行气消积治腹胀；或加地肤子止痒，夜交藤安神，瘪桃干敛汗，酢浆草、叶下珠清热利湿、凉血散瘀、解毒护肝。至2010年1月13日复诊，彩超复查示：肝癌术后，肝硬化，胆囊结石，胆囊息肉。肝功能：ALT 24.6U/L，AST 21.5U/L，A/G 1.7，AFP 2.5μg/ml。肝区偶有隐痛，腹胀缓解，大便有时欠实，夜晚心胸盗汗1周，夜寐早醒,疲劳不著,口干,苔中黄腻,舌质暗红中裂,脉细滑。2009年4月29日方加茵陈20g,老鹳草15g,酢浆草15g,鸡骨草15g,叶下珠25g,夜交藤25g,瘪桃干15g,丹参12g,生薏苡仁15g。每日1剂,水煎服。三七粉2.5g,每日2次吞服。

【按】我国是肝癌高发国家,且肝癌仍是各种实体肿瘤中预后最差的恶性肿瘤之一,进展快,易复发,生存率低。乙肝病毒是导致肝癌的主要危险因素之一。中医无肝癌之病名,根据其临床表现当属"积聚""癥瘕""肝积""黄疸""鼓胀""胁痛"等范畴,古又有"肥气""痞气""积气"之称。如《灵枢·邪气脏腑病形》:"肝脉微急为肥气,在胁下,若覆杯。"《诸病源候论》:"诊得肝积,脉弦而细,两胁下痛,邪走心下。"至其发病原因,《证治汇补》云:"积之始生,因起居不时,忧患过度,饮食失节,脾胃亏损,邪正相搏,结于腹中,或因内伤外感气郁误补而致。"《医宗必读·积聚》云:"积之成也,正气不足,而后邪气居之。"周仲瑛教授认为,本病多由情志抑郁、六淫外袭、饮食不节,或病后体虚,或黄疸、疟疾等经久不愈,使脏腑功能失调,气机不畅,湿浊热毒久蕴,凝阻脉络,胶着肝体,发生癌变,并累及肝之疏泄,脾之健运,形成虚实夹杂之候,"湿热瘀毒互结"贯穿于整个病程始终,故疏泄清化湿热瘀毒,调养肝脾为肝癌治疗大法。

本案患者发现慢性乙肝已20多年,且素嗜烟酒,肝失疏泄,脾失健运,湿热内蕴,久则化浊酿毒,气滞血瘀,渐成癥积。虽经手术治疗,邪毒未净,正气复伤。周老始终抓住"湿热瘀毒互结,肝脾两伤"这一病机关键,治以疏泄清化湿热瘀毒,调养肝脾为法。方选鳖甲煎丸疏肝健脾、活血消积,犀角地黄汤清热解毒、凉血散瘀,四君子汤益气健脾养胃,二至丸滋肝肾、养阴血,并先后选用白花蛇舌草、半枝莲、龙葵、石见穿、漏芦、茵陈、仙鹤草、蒲黄、水红花子、楮实子、垂盆草、白薇、酢浆草、叶下珠、姜黄、鸡骨草、三七粉、鳖甲软肝片等活血化瘀、清热解毒、健脾利水、散结消肿,现代药理研究证实上述诸药大多具有护肝抗癌作用。在治疗肝癌同时,尚冀控制肝硬化使其不再进展,甚至有所逆转。周老认为,楮实子、三七粉、鸡血藤对防治手术疤痕隆起也有一定疗效。在药物选择方面,周老既遵循传统中医对药物性味功用之认识,又融合现代药理研究知识,且多一药多用,如鳖甲既可滋养肝体,又可软坚散结;水红花子既可活血消积,清热解毒,又可健脾利湿;垂盆草既可清热利水,解毒消肿,又可护肝降酶。守法守方,稍做调整,前后调治8月余,目前病情稳定,复查彩超、肝功能均有好转,AFP始终在正常范围,患者仍在坚持工作。

2. 癥瘕(卵巢癌、子宫内膜癌术后)

赵某,女,40岁,已婚,个体工商户,江苏南京人。

初诊(2008年12月11日):右卵巢黏液性囊性癌、子宫内膜癌手术化疗后5月。

患者因右卵巢黏液性囊性癌、子宫内膜癌手术至今5月,化疗6个疗程,口腔溃疡反复发作,恶心欲吐,食入难运,骨髓抑制,11月22日查血白细胞(WBC)3.9×10^9/L,彩超:左下腹囊性包块。刻诊:口腔溃疡仍难消退,手足麻木,足趾尤甚,咽喉多痰,汗多手抖,偶有尿痛。苔黄薄腻,质暗,脉细。

中医诊断:癥瘕(肝肾阴伤,湿毒浊瘀互结)。西医诊断:卵巢癌、子宫内膜癌术后。此乃肝肾阴伤,湿毒浊瘀互结。治宜滋补肝肾,化湿泄浊,祛瘀消癥,解毒抗癌。

处方:炙鳖甲15g(先煎),南沙参12g,北沙参12g,天冬10g,麦冬10g,太子参12g,肿节风15g,冬凌草15g,山慈姑12g,猫爪草20g,泽漆15g,僵蚕10g,仙鹤草15g,鸡血藤15g,土茯苓20g,白毛夏枯草10g,马勃5g,白花蛇舌草20g,半枝莲20g,龙葵20g。每日1剂,水煎服。

二诊(2009年1月21日):上方加减服用28剂,复查血常规WBC低下,多在3.3×10^9/L左右,CA125正常,食入欠运,肠鸣矢气多,大便日1次,两手多个小关节痛,腰痛瘥差,舌苔黄薄腻,质暗红,脉细滑。肝肾亏虚,脾弱不运,气阴两伤,湿热浊瘀互结。治宜健脾助运,滋补肝肾,清热化湿,活血祛瘀,解毒抗癌。方以四君子汤、沙参麦冬汤、二至丸加减。

处方:党参10g,焦白术10g,茯苓10g,炙甘草3g,太子参10g,大麦冬10g,北沙参10g,女贞子10g,旱莲草10g,鸡血藤15g,仙鹤草15g,炙僵蚕10g,肿节风20g,泽漆15g,露蜂房10g,白花蛇舌草20g,半枝莲20g,砂仁3g(后下),炒六曲10g。每日1剂,水煎服。

三诊(2009年2月18日):妇科彩超复查:左附件区见大小24mm×28mm×23mm无回声区。肝功能:ALT 48U/L,AST 31U/L,CA125 13.97U/ml。血常规:WBC偏低。自觉症状平稳,左耳疼痛,夜半早醒口干,餐后左肋下有痛感,舌质暗红,脉细滑。守法观察。上方加夏枯草12g,蒲公英20g,玄参10g。每日1剂,水煎服。

复诊(2009年6月3日):上方或加白残花、马勃清热解毒疗疮,或加功劳叶、地骨皮、白薇、鬼箭羽治潮热,或入制南星、昆布、竹茹清热化痰,或入藿香、苏叶、制香附、路路通、川黄连、竹茹、陈皮、乌贼骨、谷芽、麦芽清热化湿、顺气和中、制酸止呕,或加夜交藤养心安神,前后服用3月余,前日彩超复查盆腔未见明显包块积液,CA125 8.04U/ml,肝功能基本正常,多次血常规 WBC

$(4.46\sim4.63)\times10^9$/L。口腔仍常有溃疡散发于颊黏膜上腭上下唇，夜寐右手臂肘以下疼痛，腿膝僵硬，舌苔黄薄腻，质暗隐紫，脉细兼滑。肝肾阴伤，湿热浊瘀互结，再进滋补肝肾，健脾和中，化湿泄浊，解毒抗癌之剂。

处方：炙鳖甲15g(先煎)，十大功劳叶15g，北沙参12g，大麦冬10g，太子参12g，肿节风15g，马勃5g，白残花5g，片姜黄10g，地骨皮12g，藿香10g，苏叶10g，黄连3g，制香附10g，夏枯草10g，鬼箭羽15g，芦根15g，泽漆15g，白花蛇舌草20g，半枝莲20g，玄参10g，乌贼骨15g，砂仁3g(后下)，炒六曲10g。每日1剂，水煎服。

复诊(2009年8月12日)：上方加减服用42剂，病情曾一度好转，近举家迁往广州，停药10余天，劳累过度，感冒、腹泻，致病情反复。脘宇右腹胀痛不舒，餐后不运，大便稀软不实，皮肤瘙痒，疲劳乏力，头目眩晕，复查血WBC 3.97×10^9/L，舌苔黄薄腻，质暗紫有瘀条，脉细滑。脾虚胃弱，肝肾阴伤，湿热浊瘀互结，治先燥湿运脾、理气和中为主，佐以清热解毒泄浊，平胃散、香苏散、左金丸、半夏泻心汤合方出入。

处方：藿香10g，苏叶10g，炒苍术10g，厚朴5g，青皮5g，陈皮5g，黄连3g，吴茱萸3g，法半夏10g，制香附10g，炒黄芩10g，蒲公英15g，土茯苓25g，肿节风20g，泽漆15g，地肤子20g，炒六曲10g。21剂，水煎服。

复诊(2009年9月2日)：复查血WBC 4.1×10^9/L，CA125 8.59U/ml，肝肾功能、血电解质正常。近来脘宇胀痛减轻，大便欠畅，泛酸，有烧灼感，口腔溃疡基本消退。舌苔淡黄中腻，边尖红，脉细滑。上方加乌药10g，夏枯草10g，生薏苡仁15g，煅瓦楞子20g，炒枳壳10g。21剂，水煎服。

【按】卵巢癌、子宫内膜癌在妇科生殖道恶性肿瘤中分别约占22%和20%～30%，两者合并存在并不多见。西医认为其发病多与营养不良、肥胖、高血压、糖尿病、不孕不育、绝经、排卵异常、性激素刺激、遗传因素、免疫功能不全等有关。周仲瑛教授认为，本病属中医"癥瘕"范畴，乃机体正气不足，外邪入侵，或七情、房室、饮食内伤，致脏腑功能失调，气血不和，湿毒浊瘀互结，日久不散，停聚小腹而成，正如《景岳全书·妇人规》所云："瘀血留滞作癥，唯妇人有之，其证则或由经期，或由产后，凡内伤生冷，或外受风寒，或恚怒伤肝，气逆而血留，或忧思伤脾，气虚而血滞，或积劳积弱，气弱而不行，总由血动之时，余血未净，而一有所逆，则留滞日积，而渐以成癥矣。"本病本虚标实，虚实夹杂，当用复法组方缓缓图治。

复法组方是周仲瑛教授在长期临床实践中摸索出来的以两种以上治法联合

应用,以治疗证候兼夹、病机错杂一类疾病的主要方法,以适应疾病的复杂性,而对于单一性质的病变,也有助于提高疗效。在具体应用上,有升降结合、补泻兼施、寒热并用、敛散相伍、阴阳互求、表里相合、气血互调、多脏兼顾等,在中医辨证论治原则指导下,视病人具体病情,多种治法有序组合,主次分明。周老强调辨证要知常达变,论治既须对应,更应从理论上多途径扩大思路,寻求治法。而在药物选择方面,既要遵循传统中医对药物性味功用的认识,又可把现代研究知识纳入传统的辨证范畴,以实践经验为依据,有机地结合运用。要尽可能一药多用,尽量选用价廉效优之品,不得已才能使用贵重药品,以减轻病人经济负担。

　　本案患者外婆、母亲均有子宫内膜癌,先天禀赋不足,后天又失于调养,工作繁忙,诸事操心,生活没有规律,脏腑功能失调,气血运行逆乱,痰浊内生,形体肥胖,日久正虚邪实,脾虚胃弱,肝肾两伤,湿毒浊瘀互结,酿成癥瘕,虽经手术化疗,邪毒未净,正气复伤,治予复法组方攻补兼施。初诊以滋补肝肾、化湿泄浊、祛瘀消癥、解毒抗癌为法,方以炙鳖甲、南沙参、北沙参、天冬、麦冬滋补肝肾,鳖甲又可软坚散结;太子参益气养阴健脾;肿节风、冬凌草、山慈姑、猫爪草、泽漆、僵蚕、土茯苓、夏枯草、白花蛇舌草、半枝莲、龙葵化湿泄浊,祛瘀散结,解毒抗癌;马勃清热解毒疗疮;仙鹤草、鸡血藤养血活血。全方以攻邪为主,扶正为辅。二诊时复查白细胞仍低,食入欠运,两手多个小关节痛,腰痛麻差,转以四君子汤、沙参麦冬汤、二至丸加减健脾助运、滋补肝肾以益化源,扶正培本,兼以祛邪。2月中旬彩超复查左附件区见大小 24mm×28mm×23mm 无回声区,白细胞仍偏低,自觉症状平稳,守方加减续进,至 6 月 1 日彩超复查盆腔未见明显包块积液,多次血白细胞正常,口腔仍常有溃疡散发,化源渐复,肝肾阴伤,湿热浊瘀互结,再进滋补肝肾、健脾和中、化湿泄浊、解毒抗癌之剂,病情曾一度好转,后因举家迁往广州,停药复劳累,感冒腹泻,脘宇胀痛,餐后不运,大便稀软,白细胞减少,遂予平胃散、香苏散、左金丸、半夏泻心汤合方出入燥湿运脾、理气和中为主,佐以解毒泄浊,终使病情好转,复查血常规肝肾功能、CA125 均正常,目前仍在继续调治中。综观 9 个月治疗,曾用滋补肝肾、健脾助运、益气养阴、理气和胃、化湿泄浊、活血祛瘀、软坚散结、解毒抗癌诸法,随着病情变化,灵活选用,合理组合,或扶正为主,或祛邪为主,或滋补肝肾为主,或健脾和胃为主,或燥湿泄浊为主,或解毒抗癌为主,法随症变,药随法易,有变有守,始终标本兼顾,主次分明。患者身患妇科生殖道三大恶性肿瘤中的两种,来诊时彩超示左下腹有囊性包块,经过调治,彩超复查此包块已消失,目前全身状况尚好,各项血检正常,能正常生活工作。

3. 内伤发热（胃弥漫性大 β 细胞淋巴瘤术后）

薛某,男,45 岁,已婚,职员,江苏扬州人。

初诊(2009 年 8 月 20 日):胃淋巴瘤手术化疗后发热 10 余天。

今年 4 月因上腹部不适做胃镜,查见胃弥漫性大 β 细胞淋巴瘤,化疗后手术,术后再做化疗。10 余天前再次化疗后白细胞低下,用升白西药及抗感染治疗(具体用药不详),当晚即有低热,逐渐升高。晨起体温 37℃,午后升高,至晚达 38℃。用参附注射液静脉滴注 1 周发热不退。汗出不多,口多黏涎,疲劳乏力,苔淡黄薄腻,舌质稍红有裂,脉细滑。

中医诊断:内伤发热(湿郁发热)。西医诊断:胃弥漫性大 β 细胞淋巴瘤术后。此乃湿热郁蒸,枢机不和。宜从清化湿热,和解枢机入手。以《伤寒论》小柴胡汤加减。

处方:柴胡 9g,炒黄芩 10g,青蒿 20g(后下),白薇 15g,法半夏 10g,陈皮 6g,竹茹 6g,太子参 10g,知母 10g,鸭跖草 20g,茯苓 10g,炒六曲 10g。7 剂,每日 1 剂,水煎服。

二诊(2009 年 10 月 21 日):前服中药 1 剂即热退身凉,之后体温未再升高。化疗 6 个疗程已结束。目前神倦乏力,四肢末端麻木,日前 CT 查见肺部有炎症,不咳,食纳尚好,口不干,大便时溏,矢气多,苔薄黄腻,质暗红,脉细。继予益气养阴,扶正固本。予参苓白术散、沙参麦冬汤出入。

处方:太子参 12g,焦白术 10g,茯苓 10g,炙甘草 3g,生薏苡仁 15g,怀山药 15g,仙鹤草 15g,南沙参 10g,北沙参 10g,麦冬 10g,鸡血藤 15g,潞党参 10g,炙鸡内金 10g,白花蛇舌草 20g,龙葵 20g,泽漆 15g。每日 1 剂,水煎服。

上方加减服至 2010 年 1 月 6 日复诊,自觉症状逐渐缓解,精神良好,食纳知味,大便正常,麻木减轻,查血常规正常,舌苔中后部黄薄腻,前少苔,舌质暗红,脉细弦。守法继续调治。

【按】本案患者胃弥漫性大 β 细胞淋巴瘤手术化疗用药过程中出现发热,属中医"内伤发热"范畴。《素问·调经论》云:"阳虚则外寒,阴虚则内热,阳盛则外热,阴盛则内寒。"说明内伤发热与外感发热不同,是多种因素导致脏腑功能失调所致。

患者嗜酒 20 多年,日饮白酒七八两,抽烟 10 余年,日 2 包,终致脾胃受伤,运化不健,痰湿内生,痰凝气滞血瘀,日久郁热酿毒,胃疾由是而作。手术化疗用多种药物治疗,正气耗伤,脾运复戕,湿热郁蒸,枢机不和,且湿性氤氲黏腻,致午后发热，迁延不已，汗出不多，口多黏涎，疲劳乏力，其病有类《伤寒论》少阳病往来寒热，虽住院治疗而欠效。周仲瑛教授抓住湿热郁蒸，枢机不和这一病机关键，以《伤寒论》小柴胡汤合《重订通俗伤寒论》蒿芩清胆汤加减和解枢机，清化湿热。方中柴胡疏解气机，透达少阳；青蒿、黄芩清泄郁热；半夏、陈皮、茯苓、竹茹清热化湿，和胃降痰；太子参益气调中以扶正祛邪；加知母、白薇、鸭跖草加强清热化湿之力，炒六曲消食助运。药仅 1 剂即热退身凉，之后未再发热，不能不令人惊叹疗效之神奇。患者顺利完成 6 个疗程化疗，于 10 月 21 日复诊，其时神倦乏力，肢端麻木，CT 查见肺部有炎症，不咳，大便时溏，矢气多，苔薄黄腻，质暗红，脉细。继予参苓白术散、沙参麦冬汤出入益气养阴，扶正固本，稍佐解毒抗癌之品。2010 年 1 月 6 日再诊，自觉症状逐渐缓解，精神良好，食纳知味，大便自调，查血常规正常，目前仍在继续调治中。

4.噎膈(食管癌术后)

周某，男，66 岁，已婚，退休，江苏南京人。

初诊(2008 年 8 月 20 日)：胸膈胀塞、吞咽困难半年。

患者自 2008 年春节开始进食时吞咽困难，呈渐进性加重，经查诊为食管癌，6 月 24 日在江苏省人民医院行"食管中下段鳞癌根治术"，术中见胃左淋巴结转移2/2，因血小板(PLT)仅 30×10^9/L，不能化疗。7 月 22 日 CT 复查：食管癌术后改变，左侧胸腔中等量积液伴左下肺压缩性膨胀不全，右肺中叶、左肺舌叶陈旧性结核灶，脾大，胆囊壁稍增厚。查血常规：WBC 3.47×10^9/L，血红蛋白(Hb)115g/L，PLT 42×10^9/L。形体瘦弱，面黄不华，餐后胸膈胀塞不适，大便1~2 日一行，有时烂，舌苔薄黄腻，舌质暗红有裂，脉细。

中医诊断：噎膈(脾胃虚败、痰气瘀阻)。西医诊断：食管癌术后。证属脾胃虚败，生化乏源，痰气瘀阻。治拟扶脾补虚，和胃降逆，顺气化痰，祛瘀消肿。方以香砂六君子汤加减。

处方：潞党参12g，焦白术10g，茯苓10g，炙甘草3g，仙鹤草20g，鸡血藤20g，生薏苡仁 15g，肿节风20g，生地榆12g，红景天12g，灵芝5g，法半夏12g，花生衣15g，当归10g，炒枳壳10g，广木香5g，砂仁4g(后下)，炙鸡内金12g，地枯蒌15g，公丁香3g。14 剂，每日 1 剂，水煎服。

二诊(2008 年 9 月 3 日)：2008 年 8 月 20 日复查血 CA125 155.57U/ml，AFP 2.0ng/ml，癌胚抗原(CEA) 1.05ng/ml，CA153 6.8U/ml，CA199 3.06U/ml。日来可食面条，然胸膈阻塞不下，1~2 小时方可通，大便时干时烂，舌苔黄薄腻，舌质

暗红,脉小滑。上方去地枯蒌,加旋覆花 6g(包煎),代赭石 25g(先煎),急性子 10g,炒莱菔子 12g,八月札 12g。14 剂,水煎服。

三诊(2008 年 9 月 17 日):饮食吞咽梗塞感减轻,腹胀好转,食纳知味,无嗳气,无泛酸,大便基本正常,仅见腹泻 1 次。舌苔黄薄腻,舌质暗红隐紫,脉小滑。8 月 20 日方去地枯蒌,加石打穿 20g,炙刺猬皮 15g,煅瓦楞子 20g,旋覆花 6g(包煎),代赭石 25g(先煎),急性子 10g,炒莱菔子 12g,八月札 12g,南沙参 10g。14 剂,水煎服。

四诊(2008 年 10 月 15 日):食道通畅,餐后胃胀、嗳气不多,大便多烂或干,苔中薄黄,质暗红有裂,脉弦滑。8 月 20 日方加石打穿 20g,炙刺猬皮 15g,煅瓦楞子 20g,南沙参 12g,怀山药 12g,炒六曲 10g。14 剂,水煎服。

五诊(2008 年 10 月 29 日):复查血 CA125 53.53U/ml,AFP 2.4ng/ml,CEA 1.02 ng/ml,CA153 4.32U/ml,CA199 2.71U/ml,铁蛋白 90.60ng/ml,肝功能正常,空腹血糖 6.41mmol/L。胸腹部 CT:食管癌术后,左侧胸腔积液,右肺中叶及左下肺纤维灶,脾略大。血常规:WBC 3.53×10^9/L,Hb 120g/L,PLT 60×10^9/L。饮食吞咽顺畅,餐后胃中隐有痛胀,无胸闷咳嗽,稍有嗳气,大便正常,舌暗红,苔薄白,脉弦滑。8 月 20 日方加泽漆 15g,冬瓜子 10g,冬瓜皮 15g,石打穿 20g,炙刺猬皮 15g,煅瓦楞子 20g,南沙参 12g,怀山药 12g,炒六曲 10g,炙桑白皮 15g。每日 1 剂,水煎服。

以后上方或加黄芪健脾益气,或加北沙参、大麦冬滋阴润燥,或加旋覆花、代赭石顺气降逆,或加冬凌草、老鹳草、白花蛇舌草解毒抗癌。服至 2009 年 3 月 18 日复查血常规:WBC 3.83×10^9/L,Hb 141g/L,PLT 64×10^9/L,肝功能正常,空腹血糖 7.75mmol/L。血查肿瘤标志物:CA125 39.42U/ml,AFP、CEA、CA153、CA199、铁蛋白均正常,可以进食稀饭、烂面条,食干饭胸膈有梗塞感,嗳气,大便 1～2 天一次。至 4 月 15 日复诊,饮食可进干饭一小碗,餐后气滞不舒,吞咽顺畅,嗳气,二便尚调。至 6 月 10 日饮食吞咽尚顺,无梗塞感,两肩臂痛,影响活动,加片姜黄、炮山甲通络止痛。7 月 15 日、7 月 29 日复诊两次,复查空腹血糖 6.27mmol/L,肝肾功能正常,肿瘤标志物均(－)。目前患者能吃干饭,口不干,饮食顺利,无梗塞感,精神状态亦可,仍在继续调治中。

【按】我国是食管癌高发国家,早期食管癌术后 5 年生存率已达 90% 以上,而Ⅲ期患者术后 5 年生存率仅 10%。本案患者手术时原发肿瘤具体情况不详,但有区域淋巴结转移,术后 1 月 CT 复查见左侧胸腔中等量积液,无其他原因可解释,有可能为胸膜转移所致,因此病当属中晚期,预后不良,又因血小板极低,不能化疗。在吾师周仲瑛教授处服用中药前后1年,病情得到有效控制,肿瘤标志物均转(-)。患者能吃干饭,饮食顺畅,无梗塞感,精神状态可,生活质量明显提高,实属非常不易。

中医无食管癌之病名,根据其饮食吞咽困难,咽下有梗阻感等临床表现,属"噎膈"范畴,乃内伤饮食、忧思郁怒、脏腑功能失调,三者相互影响,互为因果,导致气滞、痰阻、血瘀,从而发为本病,日久可兼津亏、阴伤、气虚等。《素问·通评虚实论》云:"隔塞闭绝,上下不通,则暴忧之病也。"《医宗必读·反胃噎塞》云:"大抵气血亏损,复因悲思忧恚,则脾胃受伤,血液渐耗,郁气而生痰,痰则塞而不通,气则上而不下,妨碍道路,饮食难进,噎塞所以成也。"本患者手术后血小板低,不能化疗,左侧胸腔中等量积液伴左下肺压缩性膨胀不全,形瘦面黄,餐后胸膈胀塞不适,大便1~2日一行,时烂,舌苔薄黄腻,舌质暗红有裂,脉细。初诊周老从脾胃虚败,生化乏源入手,盖脾胃为后天之本,气血生化之源,食管癌病位又主在胃,脾胃一虚,诸症由起。故主以四君子汤合生薏苡仁健脾益气和胃以补后天之本,加半夏、木香、砂仁和胃降逆、行气化痰,合参术苓草为香砂六君之意;炒枳壳、炙鸡内金、地枯蒌、公丁香加强和胃降逆、理气化痰之力;仙鹤草、鸡血藤、肿节风、生地榆、红景天、灵芝、花生衣、当归养血活血止血、解毒消肿抗癌。全方合用,健脾胃、益气血、和胃降逆,顺气化痰,活血止血,消肿抗癌。之后根据病情变化,或合旋覆代赭汤、八月札、莱菔子、炒六曲降逆和胃、顺气化痰,或加石打穿、炙刺猬皮、煅瓦楞子、急性子、泽漆、冬凌草、老鹳草、白花蛇舌草解毒抗癌,或加黄芪、山药加强健脾益气之功,或合沙参麦冬汤滋阴润燥。前后1年,扶正补虚,祛邪抗癌,缓缓图治,步步为营,血小板升高,肿瘤标志物全部转阴,病情得到有效控制,患者带病延年,生活质量明显提高。周老善用复法大方辨治恶性肿瘤亦由此可见一斑。

5. 噎膈(食管黑色素瘤术后)

王某,男,59岁,已婚,职员,安徽人。

初诊(2009年7月29日):食管黑色素瘤术后3月。

今年3月自咽喉至脘宇食道、胃脘不舒,经常反流、泛酸、嘈心,至当地医院查见食管癌,4月底在南京军区总院手术,病理示食管下段黑色素瘤,化疗2次。自觉疲劳乏力,食后不运,胃胀,嗳气,经常泛吐酸水,大便或秘或溏,PLT计数低下,近查为48×10^9/L,Hb 90g/L。舌苔黄腻,质暗红,脉小弦滑。

中医诊断:噎膈(脾胃虚弱,痰瘀内结)。西医诊断:食管黑色素瘤术后。此乃脾虚胃弱,肝胃失和,湿热痰瘀互结。治宜健脾益气,疏肝和胃,清热化湿,祛痰逐瘀并进。方以《医学正传》六君子汤、《丹溪心法》左金丸加减。

处方:潞党参10g,焦白术10g,茯苓10g,黄连4g,吴茱萸3g,藿香10g,苏叶10g,煅瓦楞25g(先煎),炙刺猬皮15g,白花蛇舌草20g,半枝莲20g,山慈姑12g,泽漆15g,炙乌贼骨20g,生薏苡仁20g,仙鹤草15g,鸡血藤15g,肿节风20g,法半夏10g,丹参15g,南沙参10g,北沙参10g,陈皮6g,竹茹6g。14剂,每日1剂,水煎服。

忌酸辣煎炸,海腥发物。

二诊(2009年8月12日):泛吐酸水仍多,有时咳嗽,咯痰较多,食管有火辣感,嗳气减,大便偏烂。舌苔淡黄腻,舌质暗,脉细滑数。上方加制香附10g,砂仁3g(后下),白蔻仁3g(后下),煨益智10g,改炙乌贼骨25g。28剂,水煎服。

三诊(2009年9月9日):近查血常规WBC 4.22 × 10⁹/L,RBC 4.13 × 10¹²/L,Hb 125g/L,PLT 175 × 10⁹/L,较前上升。自觉体力有所改善,泛酸好转,食道气逆不顺,嗳气较多,食纳知味,舌苔黄薄腻,舌质暗红,脉细。7月29日方改炙乌贼骨25g,加八月札10g,炒枳壳6g,旋覆花5g(包煎),砂仁4g(后下),白蔻仁4g(后下),煨益智12g,代赭石20g(先煎),公丁香3g,石打穿20g。28剂,水煎服。

四诊(2009年10月14日):体力续有恢复改善,食纳知味,餐后脘宇有不适感,时有泛酸,嘈心,寐差,只能睡4~5小时。左大腿外侧有麻凉感,出汗,两手指麻已多年,舌苔中后部淡黄腻,舌质暗紫,脉细弦。上方去八月札、煨益智、石打穿,加夜交藤25g,桑寄生15g。28剂,水煎服。

五诊(2009年11月18日):食管黑色素瘤术后,曾化疗2个疗程,因血小板低下而停止。近查血常规正常,WBC 5.8 × 10⁹/L,RBC 5.09 × 10¹²/L,Hb 148g/L,PLT 205 × 10⁹/L,体力逐渐康复好转,泛酸显减,餐后饱胀感、嗳气均减,口不干,纳可,二便正常。咽喉痰黏不舒,下肢麻凉减轻。舌苔淡黄薄腻,舌质暗紫,脉细弦滑。上方加玉蝴蝶5g,锦灯笼5g。56剂,水煎服。

六诊(2010年1月13日):近来咽喉常有黏痰味咸,咯痰带血不多,当地人民医院上月17日心超、昨日血常规均正常,CT示:食管下段术后,两下肺散在数枚粟粒灶,右肺上叶及左肺下叶少许炎性病变,部分纤维灶。舌苔中后部淡黄腻,舌质暗紫,脉细滑兼数。2009年7月29日方加地锦草15g,旱莲草12g,景天三七20g,紫珠草15g,大麦冬10g,冬凌草15g。28剂,水煎服。

七诊(2010年2月10日):近查血常规、生化指标均正常,食纳吞咽正常,偶有胃胀，不咳，早晨咽喉多痰，咸味减轻，偶见痰中夹有血丝。舌苔淡黄腻，舌质暗隐紫，中裂，脉细滑。上方去景天三七，加炙僵蚕10g。56剂，水煎服。

八诊（2010年4月7日）：日来咽喉多痰，色白质黏，偶带血丝，纳可，有时餐后胃胀，大便不实，尿黄，下肢受凉抽筋，易汗，舌苔黄中部腻，舌质暗隐紫，脉细滑。2009年7月29日方加旋覆花5g（包煎），代赭石20g（先煎），石打穿15g，茜草根10g，公丁香3g，大麦冬10g，砂仁3g（后下），白蔻仁3g（后下）。28剂，水煎服。

【按】黑色素瘤是以组织内含有黑色素为特征的高度恶性肿瘤，多发于皮肤及近皮肤之黏膜、四肢大肌腱等处，原发于食管之恶性黑色素瘤非常罕见，占食管恶性肿瘤之0.1%～0.5%，早期即可发生血液或淋巴转移，预后差，大多在诊断后1年内死亡。西医治疗以手术广泛切除肿瘤及消化道重建为首选，术后辅以放、化疗，但目前无充分证据说明放化疗疗效，术后平均生存9个月。

本案患者食管恶性黑色素瘤手术后化疗2次，因血小板低下而停止化疗，慕名前来请周老中药调治。来院时疲劳乏力，食后不运，胃胀嗳气，泛吐酸水，大便或秘或溏，血小板计数低下，轻度贫血，舌苔黄腻，质暗红，脉小弦滑。周老认为，此乃脾虚胃弱，肝胃失和，湿热痰瘀互结，治宜健脾益气、疏肝和胃、清热化湿、祛痰逐瘀并进，方以六君子汤合藿香、苏叶、生薏苡仁、南沙参、北沙参补中益气、健脾养胃、行气化滞、燥湿除痰；左金丸合竹茹泻肝和胃、降逆止呕；煅瓦楞、炙刺猬皮、炙乌贼骨长于收敛止酸，化瘀止痛；白花蛇舌草、山慈姑、泽漆、生薏苡仁、肿节风、半枝莲化湿泄浊、祛瘀消痰、软坚散结、解毒抗癌；仙鹤草、鸡血藤、丹参养血活血。之后以本方为基础，守法守方，随证加减。如二诊泛酸仍多，遂加重炙乌贼骨之用量，并加制香附、砂仁、白蔻仁、煨益智理气醒脾、温中固摄；三诊体力改善，泛酸好转，食道气逆不顺，嗳气较多，加重顺气降逆之力；四诊因眠差、肢麻加桑寄生、夜交藤补益肝肾，舒筋通络，宁心安神；五诊诸恙均减，唯咽喉痰黏不舒，加玉蝴蝶、锦灯笼清肺利咽、化痰和胃；六诊痰中带血，加入地锦草、旱莲草、景天三七、紫珠草、大麦冬、冬凌草养阴清热、散瘀止血。

患者初起食道、胃脘部位不舒，经常反流、泛酸、嘈心，经检查并手术病理证实为食管恶性黑色素瘤，当仍可归于中医"噎膈"范畴。正如《灵枢·邪气脏腑病形》所云："脾脉……微急为膈中，食饮入而还出，后沃沫。"病久且手术化疗脾胃受戕，气阴两虚，从而虚实兼夹。周老运用复法大方扶正祛邪，尤注重调理脾胃，使水谷精微化为气血精液，而绝痰湿生化之源，正乃治病求本之法也，故以六君子汤为主方，配合化痰祛瘀、解毒抗癌，终使病情基本稳定，患者得以带病延年。目前手术已1年多,近来均独自自皖至宁求诊,一般情况尚好,步态稳健,语声响亮,复查血常规正常,CT示食管下段术后,未见明显复发或转移倾向。

6.癥积(小肠腺癌术后)

李某,女,35岁,已婚,职员,江苏南京人。

初诊(2008年10月29日):小肠腺癌术后2月。

患者2月前因小肠腺癌在江苏省人民医院手术,术后化疗2个疗程,化疗期曾有腹泻,目前大便基本成条,日行2~3次,食纳尚可,口干寐差,舌苔黄薄腻,质红,脉细。

中医诊断:癥积(气阴两虚,湿浊内蕴)。西医诊断:小肠腺癌术后。此乃脾虚不健,湿浊内蕴,气阴两伤。治宜健脾泄浊,益气养阴并进。方以参苓白术散合沙参麦冬汤出入。

处方:党参12g,太子参10g,焦白术10g,茯苓10g,生薏苡仁15g,山药12g,北沙参10g,仙鹤草15g,鸡血藤15g,炙刺猬皮15g,土茯苓10g,诃子肉10g,大麦冬10g,夜交藤20g,冬瓜子15g,泽漆12g,山慈菇10g。14剂,每日1剂,水煎服。

复诊(2008年11月12日):化疗3个疗程,口腔溃疡严重,糜烂破溃,右下腹手术部位疼痛,弯腰痛势较显,大便减为日行一次。舌质暗紫,瘀斑明显,苔淡黄薄腻,脉细。守方加马勃5g,肿节风20g,生蒲黄10g(包煎),白残花5g。每日1剂,水煎服。

复诊(2009年5月27日):化疗6个疗程至今年2月结束,上月复查CT无异常,肿瘤标志物均正常。中药守上方出入调治至今,腹不胀,矢气较多,口腔溃疡基本控制。近半月咳嗽,曾有脓痰,最近痰多不黄,咽部气道发痒,食纳欠馨,舌苔黄薄腻,质稍暗有齿印,脉细。脾胃虚弱,虚体受感,先从标治。

处方:太子参10g,焦白术10g,茯苓10g,炙甘草3g,桔梗5g,南沙参10g,北沙参10g,大麦冬10g,肿节风20g,泽漆15g,法半夏10g,炙僵蚕10g,佛耳草15g,鱼腥草15g,白残花5g,玄参10g,诃子肉9g。14剂,水煎服。

复诊(2009年6月10日):咳嗽已平,咯痰减少,咽喉不痒,口稍干,苔黄薄腻,边尖暗红,脉细。守方加浙贝母10g,锦灯笼5g,川百合12g,知母6g,夜交藤20g。每日1剂,水煎服。

复诊(2009年11月4日):上方或加制香附、佩兰理气醒脾,或加瘪桃干敛汗,出入调治至今,10月22日PET/CT示两肾上极小囊肿,子宫右后方2枚小淋巴结,彩超子宫附件未见异常,肿瘤标志物全部正常。右下腹手术部偶有隐痛,大便偏软,稍有咳嗽,有痰,舌苔淡黄腻,舌质暗红,脉细滑。脾虚不健,湿浊内蕴,气阴两伤,再进健脾益气养阴,解毒化湿泄浊。5月27日方去桔梗、半夏、佛耳草、白残花、玄参,加党参10g,生薏苡仁15g,仙鹤草15g,鸡血藤15g,桑寄生15g。每日1剂,水煎服。

复诊(2010年3月24日):小肠癌术后1年半,春节前开始左肋下痛,脐左腹部有痛感,大便正常,腹胀矢气后舒,口干,舌苔中部薄黄稍腻,舌红,脉细滑,复查肿瘤标志物正常,CT示:两肾小囊肿,脾大,子宫体积稍增大。守上方加红藤20g,乌药10g,败酱草15g,桃仁10g,冬瓜子15g,夜交藤20g,红景天12g。28剂,水煎服。

【按】本案患者系小肠癌术后,当属中医"癥积"范畴。来诊时已化疗2个疗程,大便基本成条,便次多,口干寐差,舌苔黄薄腻,质红,脉细。周师认为此乃脾虚不健,湿浊内蕴,气阴两伤,治宜健脾泄浊、益气养阴、解毒抗癌并进。方以参苓白术散合沙参麦冬汤健脾益气养阴;仙鹤草、鸡血藤养血活血;炙刺猬皮、土茯苓、诃子肉、冬瓜子、泽漆、山慈姑化湿泄浊,祛瘀散结,解毒抗癌,刺猬皮、诃子肉又可收敛涩肠,善治肠风下血,久泻久痢;夜交藤宁心安神。二诊因再次化疗后口腔溃疡严重,加入马勃、肿节风、生蒲黄、白残花清热解毒,祛瘀疗疮。守方调治,病情稳定,顺利度过6个疗程化疗期。2009年5月下旬,因虚体受邪,咳嗽咯痰,先从标治,原意增入疏风宣肺、清热化痰之品,2周后咳平痰少,继予健脾泄浊、益气养阴、解毒抗癌之剂调治至今,一般情况良好,多次复查PET/CT、彩超、肿瘤标志物等均未见明显异常。

周师经常强调,临证治病,当分清标本缓急,病情轻重,善于抓住疾病的主要矛盾和矛盾的主要方面去辨证论治,要善于识别主证。本案患者小肠腺癌术后,脾虚不健、气阴两伤为其本,癌毒湿浊为其标,故健脾益气养阴、解毒泄浊抗癌贯彻始终,守法守方,又根据病情变化适当调整,如二诊时化疗药毒伤正,口腔溃疡严重,增入清热解毒、祛瘀疗疮之品,2009年5月下旬感受外邪,咳嗽咯痰,先从标治,但始终祛邪不忘扶正,扶正不忘祛邪,紧扣疾病的主要矛盾和矛盾的主要方面辨证论治,终获良效。

7. 眩晕(高血压病)

许某,男,15岁,学生,江苏南京人。

初诊(2010年2月24日):发现血压升高近1年。

2009年3月10日体育运动后眩晕,测血压150/100mmHg,此后测血压时有波动时高,自觉头角跳动连及后脑,急躁易怒,面有热感,口干唇红,血查血管紧张素Ⅱ140.26ng/L,CT肾上腺(-)。有高血压病家族史。苔黄,舌质红,脉细弦滑。

中医诊断:眩晕(肝阳上亢)。西医诊断:高血压病。风阳上亢,心肝火旺。治宜清火泄热、平肝潜阳。以经验方治之。

处方:天麻10g,钩藤15g,刺蒺藜10g,野菊花15g,川芎10g,夏枯草10g,玄参10g,牡丹皮10g,丹参15g,珍珠母30g(先煎),豨莶草15g,罗布麻叶20g,知母10g,大生地10g,炒黄芩10g。14剂,每日1剂,水煎服。

嘱经常保持情绪稳定,低盐清淡饮食。

二诊(2010年3月10日):近测血压降至正常,刻下血压136/70mmHg。头昏不显,偶有痛感,性情急躁减轻,偶手麻,苔黄,舌质红,脉细弦。原方加桑寄生15g,鸡血藤15g。14剂,水煎服。

三诊(2010年3月24日):最近多次监测血压基本均在正常范围,偶见140/75mmHg,间有左头角疼痛,头昏,急躁易怒减轻,口干。舌苔黄薄腻,质偏红,脉细滑。2月24日方去罗布麻叶,加夜交藤25g,桑寄生15g,苦丁茶10g。14剂,水煎服。

【按】患者为青年学生,血气方刚,急躁易怒,有高血压病家族史。此乃先天禀赋阴不足阳有余。心藏神,主血脉,其华在面,肝主疏泄,在志为怒。心肝火旺,心神被扰,火气上炎,阳亢风动,火灼津液,故眩晕,头角跳动连及后脑,急躁易怒,面有热感,口干唇红。舌红苔黄,脉细弦滑亦阴虚火旺、风阳上扰之象。本病本虚标实,而以标实为主。周师以清热泻火、平肝潜阳为主,佐以滋阴和血。方中天麻、钩藤、刺蒺藜、珍珠母、豨莶草、罗布麻叶平肝息风、潜阳降压;生地黄、玄参、知母、野菊花、夏枯草、黄芩滋阴泄热、泻火除烦;牡丹皮、丹参、川芎活血和血宁神。2周后血压降至正常,自觉症状明显减轻,偶见肢麻,守方加桑寄生、鸡血藤滋补肝肾,活血和络,三诊更加夜交藤、苦丁茶以加强平肝泄热宁神之效。

周师认为,高血压初起及中青年患者以阳亢居多,以心肝阳亢为主,但阳亢可致阴虚,而肝肾阴虚,阴不制阳,又可导致心肝阳亢,两者互为因果,且可导致化火、动风、生痰。而脏腑阴阳失调必然引起气血运行反常,正如唐容川所言:"人之一身,不外阴阳,而阴阳二字即是水火,水火二字即是气血。"故在治疗上,除泻火泄热、平肝潜阳外,首重滋养阴液。周师尚谓:"肝火仅是暂时性的标实,阴虚才是根本性的原因,故苦寒泻火之法,可暂而不可久,宜与甘寒滋阴药配合"，否则"苦从燥化，反致伤阴"。其次，注重调气和血药之运用，气调血和，以利于阴阳恢复平衡。如本例初诊并无明显血瘀征象，即已加入牡丹皮、丹参、川芎等活血和血。本案患者年少初病，家人不愿服用西药，经中药调治，血压恢复正常。另外，在高血压病治疗中，注意饮食调理和心理调适亦非常重要，可收事半功倍之效。

8. 眩晕（高血压病）

周某，女，52岁，已婚，职工，江苏南京人。

初诊（2009年10月14日）：高血压17年，眩晕头痛1月。

高血压病史17年，间断服药，血压波动较大，查有桥本甲状腺炎，心律不齐，心电图示室性早搏、房性早搏。近月来头昏头晕，左后脑头皮痛，面目上火。舌苔淡黄，舌质偏暗，脉细弦。

中医诊断：眩晕（肝阳上亢）。西医诊断：高血压病。此乃肾虚肝旺，内风暗动。治宜滋阴平肝，息风潜阳。予滋柔肝肾方出入。

处方：天麻10g，川芎10g，刺蒺藜10g，豨莶草15g，夏枯草10g，丹参15g，野菊花15g，大生地12g，玄参10g，枸杞子10g，炙女贞10g，旱莲草10g，桑寄生15g。28剂，每日1剂，水煎服。

二诊（2010年1月27日）：头昏头痛、面目上火均有减轻，血压基本控制稳定，精神好转，然胸闷心慌，食纳不馨，夜寐差，仅睡3小时，醒后难以再入寐。舌苔黄薄腻，质暗红，脉细弦。原方去枸杞子，加夜交藤20g，熟枣仁15g，百合12g，知母6g，制香附10g，鸡血藤15g。28剂，水煎服。

三诊（2010年2月10日）：测血压基本平稳，面部上火潮红减轻，性情较平和，睡眠改善，食纳好转，偶有泛酸，胃中稍有不适。舌苔黄薄腻，舌质暗红，脉细滑。2009年10月14日方去豨莶草，加制香附10g，夜交藤20g，合欢皮10g，佛手5g。28剂，水煎服。

【按】《素问·至真要大论》云："诸风掉眩，皆属于肝。"此患者高血压已17年，又年逾七七，"任脉虚，太冲脉衰少，天癸竭"，肝肾阴虚，内风暗动，风阳上扰，故头昏头晕，头皮痛，面目热赤。舌苔淡黄，舌质偏暗，脉细弦，亦阴虚火旺风动血瘀之象。周师认为本病本虚标实，治宜滋阴平肝、息风潜阳并进，周氏验方滋柔肝肾方治之。药用天麻、刺蒺藜、豨莶草、夏枯草、野菊花平肝息风、潜阳降压；生地黄、玄参、枸杞子、女贞子、旱莲草、桑寄生滋真阴补肝肾；丹参、川芎活血和血。二诊头昏头痛、面目热赤均减，血压基本控制稳定，夜寐差，胸闷心慌，去枸杞,加百合知母汤、夜交藤、熟枣仁滋阴泻火、宁心安神,制香附、鸡血藤理气和血。三诊诸恙均减,偶有泛酸,胃中稍有不适,初诊方去豨莶草,加制香附、佛手、夜交藤、合欢皮理气和中、宁心安神。

周老认为,高血压初起以阳亢居多,逐渐发展为阴虚阳亢。肾虚肝旺,每易虚火扰心,木旺克土,而至失眠、纳呆等,故二诊予百合知母汤、夜交藤、熟枣仁滋阴泻火、宁心安神,制香附、鸡血藤理气和血;三诊更以香附、佛手理气和中。周师告曰:补虚泻实,调气和血,终"以平为期",阴阳平衡,气血和调,血压才会正常,人体的各项功能才会正常运行。

9. 暴聋、中风(脑出血、脑梗死后遗症、高血压病、突发性耳聋)

王某,男,49岁,已婚,职工,江苏扬州人。

初诊(2009年10月28日):耳聋5年,右侧半身不遂1年余。

5年前突发左耳暴聋,2008年6月4日突然神志不清,查有高血压、左侧基底节区脑出血,住院20多天,内科保守治疗逐步康复,然右侧手足活动不灵,持物困难,下肢麻木,行走尚可。今年7月右侧肢体活动不利,脑CT又查见左侧脑梗死。刻诊头昏不著;左耳失聪,饮食有时作呛,构音欠清,舌苔黄,舌质红偏暗,脉细滑。

中医诊断:暴聋(肝肾亏虚,痰瘀阻窍),中风——中经络(风痰瘀血,痹阻脉络)。西医诊断:脑出血、脑梗死后遗症,高血压病,突发性耳聋。此乃风痰瘀阻,肝肾亏虚。治宜补益肝肾,祛风化痰,活血通络。以经验方治之。

处方:天麻10g,豨莶草15g,川芎10g,葛根15g,钩藤15g,炙僵蚕10g,炙全蝎5g,鸡血藤15g,广地龙10g,川石斛10g,大生地12g,制南星10g,石菖蒲10g,桑寄生15g,炮山甲5g(先煎)。21剂,每日1剂,水煎服。

二诊(2009年11月18日):中风后遗,右侧手足麻木,持物无力,二便正常。苔黄薄腻,舌质红偏暗,脉细滑。上方去葛根,加片姜黄10g,水蛭3g。30剂,水煎服。

三诊(2009年12月9日):右手臂持物无力,活动不灵,右下肢无力,右脚麻木,耳鸣,左耳失聪,口干,舌苔黄薄腻,质暗红,脉细。守法参入益气活血。上方加生黄芪25g。21剂,水煎服。

【按】该患者以左耳暴聋、半身不遂为主症,属中医"暴聋""中风——中经络"范畴。

《灵枢·决气》有"精脱者耳聋",《素问·至真要大论》有"少阴司天,客胜则……耳聋"之论,而《素问·通评虚实论》则云:"……仆击、偏枯……甘肥贵人,则膏粱之疾也。"该患者年近半百,暴聋又二度中风,血压高,半身不遂,言语謇塞,舌暗红、苔黄,脉细滑,乃肝肾两亏,风痰瘀阻,虚实夹杂。周老予补益肝肾、祛风化痰、活血通络复方治之。方用天麻、钩藤、豨莶草祛风通络;川芎、鸡血藤、炮山甲、水蛭祛瘀通络,张锡纯谓水蛭"破瘀血而不伤新血,专入血分而不伤气分",穿山甲"其走窜之性,无微不至,故能宣通脏腑,贯彻经络,透达关窍,凡血凝血聚为病,皆能开之";僵蚕、全蝎、地龙、制南星、石菖蒲化痰通络;石斛、生地黄、桑寄生补益肝肾;葛根、姜黄为周老治疗颈椎病的常用对药,葛根能起阳气,升津液,滋筋脉而舒牵引,片姜黄善行气破瘀,通经止痛。三诊加入黄芪,以益气帅血,取补阳还五汤之意。唯患者病延已久,需缓缓图治,冀其收功。方中大队动物药亦期藉其搜剔之性以除顽痰恶血。

周老认为,风、火、痰、瘀、虚是中风的基本病理因素。中风有出血性、缺血性,均可使用化瘀药。"离经之血便为瘀血",对出血性中风酌情使用祛瘀药可促进血肿吸收,此即化瘀止血,尤其对于中风后遗症,非祛瘀药不能收功。

10. 紫斑(特发性血小板减少性紫癜)

陈某,女,30岁,已婚,职员,江苏淮安人。

初诊(2009年5月20日):周身皮肤散发紫斑4月。

1998年曾患血小板减少,鼻衄齿衄,皮肤散发紫斑,经用激素及长春新碱控制。今年1月周身又见紫斑,PLT计数为$12×10^9$/L,当地予大剂量激素治疗,但病情时有反复难愈,近查PLT仅$35×10^9$/L。目前肌肤时见紫斑,偶有齿衄,经潮基本正常,疲劳乏力,夜寐多梦,下肢酸软。脉细,舌苔薄黄腻,舌质红,略暗。

中医诊断:紫斑(肝肾阴虚)。西医诊断:特发性血小板减少性紫癜。此乃肝肾阴虚,阴血不足,血失归藏。治宜补肝益肾,宁络止血。方以六味阿胶饮、茜根散、二至丸加减。

处方:大生地15g,炒白芍10g,山茱萸10g,牡丹皮10g,地锦草15g,旱莲草12g,炙女贞子10g,仙鹤草15g,制首乌10g,制黄精10g,肿节风20g,炒阿胶珠10g,花生衣20g,血余炭10g,炙甘草3g,鸡血藤15g,茜草根10g。21剂,每日1剂,水煎服。

二诊(2009年12月23日):上药连续服用2月,血小板递升,7月16日升至$107×10^9$/L,4天前复查为$134×10^9$/L。肌肤未发瘀斑,齿衄亦止,经潮正常。前查血脂甘油三酯升高,曾服力平脂(非诺贝特)治疗,近已停服。舌苔薄黄腻,舌质红,略暗,脉细。守方加生山楂15g,决明子10g,泽泻12g。21剂,水煎服。

【按】成人特发性血小板减少性紫癜95%以上为慢性型,一般认为系自身免疫性疾病,迁延难愈,目前西医治疗以糖皮质激素、切脾、免疫抑制剂等为主,虽提升血小板较快,但维持时间短,易复发。本病属中医"血证""衄血""紫斑"范畴,古又称为"发斑(阴斑)"。《灵枢·百病始生》有"阳络伤则血外溢,血外溢则衄血"之论述。本病病机以虚为本,与肝脾肾三脏密切相关。因脾主生血又主统血;肾藏精,主骨生髓,精能化血;肝主疏泄,又主藏血,乙癸同源。生血化血、摄血藏血功能失调,是引起本病之关键;而热伤血络,络破血瘀为病之标。

本案患者周身皮肤散发紫斑4月,查血小板减少。1998年有类似病史,经用激素及长春新碱控制,此次虽用大剂量激素仍难获显效,属难治性特发性血小板减少性紫癜。来诊时肌肤散发紫斑,偶有齿衄,疲劳乏力,夜寐多梦,下肢酸软,血小板计数仅 35×10^9/L。脉细,舌苔薄黄腻,舌质红,略暗。周仲瑛教授从肝肾阴虚,阴血不足,血失归藏入手,以《类证治裁》六味阿胶饮、《景岳全书》茜根散、《简便方》二至丸加减补肝益肾,宁络止血。方中生地黄、白芍、山茱萸、旱莲草、炙女贞子、制首乌、制黄精、炒阿胶珠补益肝肾,填精益髓,滋阴养血,生地黄、旱莲草又具凉血止血之功;牡丹皮、地锦草、茜草根既可凉血止血,又可活血散瘀;花生衣、血余炭止血化瘀,肿节风祛风活血,清热解毒;鸡血藤去瘀血、生新血、流利经脉,仙鹤草养血活血止血,均为周师所喜用;炙甘草益气补中,调和诸药。综观全方,以补益肝肾,促进髓海生血为主,兼以散瘀、宁络、止血,且多一药多用,又结合了现代研究肿节风、花生衣等有调节免疫功能、治疗血小板减少之作用。辨证立法正确,组方严谨,用药丝丝入扣,标本兼治,以治本为主,故能收桴鼓之效。

周师强调:"药物的选用与疗效密切相关。临床用药必须把医理与药理相结合。遵循辨证用药、按法用药的基本原则,结合辨病用药补充中药新的用途,参以对症用药缓解主要痛苦,将个人用药的独特经验上升为理性认识","要尽可能一药多用"。本案也充分体现了周师的这些选药思路。

(注:此病案以"周仲瑛治疗特发性血小板减少性紫癜验案赏析"发表于《浙江中医杂志》2010年第12期。)

九、朱良春医案

导师简介

朱良春,男,主任医师,教授,博士生导师,首届国医大师,全国著名中医学家,首批全国老中医药专家学术经验继承工作指导老师,享受国务院政府特殊津贴。早年拜孟河御医世家马惠卿先生为师,继学于苏州国医专科学校,并于1938年毕业于上海中国医学院,师从章次公先生,深得其传。历任南通市中医院首任院长,江苏省政协常委暨南通市政协副主席,中国中医药学会第一、二届理事暨江苏省分会副会长,南通市科协副主席等。现任南通市中医院首席技术顾问,中国癌症研究基金会鲜药研制学术委员会终身名誉主任,南京中医药大学终身教授,上海同济大学特聘教授,广州中医药大学第二临床医学院及长春中医学院客座教授,中国中医科学院学术委员会委员暨首席名誉研究员,中国中医药学会终身理事,中医教材顾问委员会委员,国家中医药管理局"全国优秀中医临床人才研修项目"考试委员会专家,"中西医结合治疗SARS临床研究特别专项"专家顾问,江苏省中医学会终身名誉会长,新加坡中华医学会专家咨询委员,美国中医针灸医师联合会高级顾问等职。1987年国务院批准为"杰出高级专家"。先后获卫生部"全国卫生文明建设先进工作者"、江苏省人民政府"中医药系统先进工作者"、中华中医药学会"中医药抗击非典特殊贡献奖""中医药传承特别贡献奖""终身成就奖"、国家中医药管理局"无偿捐献秘方、支持中医药事业""全国老中医药专家学术经验继承工作优秀指导老师"等称号及奖项。

朱老从医70余载,治学严谨,医术精湛,师古不泥,锐意创新,颇多建树,善用虫类药,擅治疑难杂症,先后研制了"益肾蠲痹丸""复肝丸""痛风冲剂"等中药新药,获部、省级科技进步奖。主编专著10余部,发表学术论文190余篇。患者遍及包括港澳台在内的全国各地及美、欧、日、东南亚等地。曾应邀赴全国各地及日本、新加坡、法国、马来西亚等国讲学。

1. 顽痹(类风湿关节炎)

郑某,女,40岁,已婚,职员,河南人。

初诊(2010年5月17日):四肢关节疼痛4月余。

患者双手指、足趾、肩关节疼痛4月余,怯冷,手指肿胀、晨僵,握拳不固,查类风湿因子200.3IU/ml,血沉70mm/h,当地西药治疗欠效。舌淡红,苔厚腻,脉细弦。

中医诊断:顽痹(肾督亏虚,络脉痹阻)。西医诊断:类风湿关节炎。此乃肾

第
一
章

跟
师
医
案

59

督亏虚,寒湿入络,络脉痹阻。治宜补肾壮督,蠲痹通络。

处方:穿山龙50g,全当归10g,青风藤30g,蜂房10g,地鳖虫10g,乌梢蛇10g,泽兰30g,泽泻30g,土茯苓40g,豨莶草30g,甘草6g。14剂,每日1剂,水煎服。

另:益肾蠲痹丸8g,每日3次,新癀片3粒,每日3次。嘱防寒保暖,适当锻炼,慎食海鲜,生活规律。

二诊(2010年5月30日):药后手足肿胀已消退,足痛亦瘥,唯手指、肩、膝部晨僵疼痛,月经届期未行。舌苔薄腻,脉细弦。守方加鸡血藤30g,川芎12g。14剂,水煎服。继服益肾蠲痹丸、新癀片。

三诊(2010年6月21日):关节疼痛减轻,唯手指弯曲欠利,纳谷不馨,月经已行,舌苔黄腻,脉细弦。5月17日方加川石斛15g,制南星30g,沉香曲15g。20剂,水煎服。

四诊(2010年7月12日):类风湿性关节炎经治症情明显缓解,疼痛减轻,肿胀消失,舌苔薄黄腻,脉细弦。前法继进之。

处方:穿山龙50g,全当归10g,川石斛15g,鸡血藤30g,蜂房10g,地鳖虫10g,乌梢蛇10g,制南星30g,青风藤30g,沉香曲15g,甘草6g。14剂,水煎服。

另:益肾蠲痹丸8g,每日3次,新癀片3粒,每日3次。

五诊(2010年7月26日):关节肿痛基本消失,晨僵存在,舌苔薄黄腻,脉细弦。上方去川石斛、沉香曲,加土茯苓30g,豨莶草30g。20剂,水煎服。继服益肾蠲痹丸、新癀片。

守方出入服至9月初复诊,诸恙缓解,唯肩部有酸感,目前仍在服药调理中。

【按】朱良春教授以善治痹证著称。朱老认为,西医类风湿关节炎因其病程较长,症情顽缠,久治难愈,属中医"顽痹"范畴,"患者往往先有阳气亏虚的因素,病邪遂乘虚袭踞经隧,气血为邪所阻,壅滞经脉,留滞于内,深入骨骱,胶着不去,痰瘀交阻,凝涩不通,邪正混淆,如油入面,肿痛以作",具有"久痛多瘀、久痛入络、久痛多虚、久必及肾"之特点。肾主骨,顽痹病变在骨,督脉能督司一身之脉。故在治疗上当"益肾壮督治其本,蠲痹通络治其标"。

本案患者病延4月,双指、趾、肩关节疼痛,怯冷,手指肿胀、晨僵,握拳不固,查类风湿因子、血沉异常,当地治疗欠效,慕名前来求诊。朱老予大剂穿山龙补肾壮督、祛风除湿、活血通络,认为该品"刚性纯厚,力专功捷,是一味吸收了大自然灵气和精华的祛风湿良药,在体内有类似甾体激素样的作用,但无激素的副作用";当归养血活血;青风藤祛风除湿、活血消痈,善于通行经络、疏利关节、舒挛缓痛;蜂房益肾温阳、祛风止痛、攻毒消肿、缓解僵挛;泽泻、泽兰、土茯苓祛湿泄浊,配合地鳖虫、乌梢蛇消瘀剔邪,共治肿胀;豨莶草祛风化痰、除湿解毒、通络止痛;甘草益气补中、缓急止痛、调和诸药。同时口服益肾蠲痹丸、新癀片。诸药共奏补肾壮督、祛风除湿、蠲痹通络之功。二诊手足肿胀消退,足痛亦瘥,唯手指、肩、膝部晨僵疼痛,月经届期未行,加入鸡血藤、川芎养血通经,舒挛缓痛。三诊月经已行,纳谷不馨,加川石斛补虚除痹,沉香曲理气消胀、醒脾开胃,制南星以加强祛风燥湿化痰、消肿散结止痛之力。病情日渐好转,至9月初诸恙缓解,唯肩部有酸感,目前仍在服药调理中。

益肾蠲痹丸系朱老数十年治痹经验之结晶,方由熟地黄、当归、仙灵脾、鹿衔草、仙茅、淡苁蓉、补骨脂、鹿角片、全蝎、蜈蚣、炙乌梢蛇(或蕲蛇)、炙蜂房等组成,具温补肾阳、益肾壮督、搜风剔邪、蠲痹通络之功,以治各种痹证均有良效。

新癀片则由九节茶、三七、牛黄、珍珠层粉等药物组成,有清热解毒、活血化瘀、消肿止痛之功,朱师常以之为治痹之辅助药。

朱师强调,类风湿关节炎,顽症痼疾也,必须坚持服药,防寒保暖,适当锻炼,慎食海鲜,始可逐步缓解,防止复发。

2. 咳血(支气管扩张)

刘某,女,72岁,已婚,退休,江苏南通人。

初诊(2010年4月5日):咳嗽、痰中带血3天。

患者原有支气管扩张史,近3天咽部不适,咳嗽咯痰,痰中带血,色鲜红或暗红。夜寐不安,易烦躁。舌质红,脉细弦。

中医诊断:咳血(阴虚火旺)。西医诊断:支气管扩张。宿疾复发,阴虚肺燥,虚火灼伤肺络,扰乱心神。治宜滋阴清热,肃肺化痰,固络宁咳。

处方:川百合30g,蒸百部15g,白及15g,煅花蕊石20g(打碎),炙紫菀15g,山茶花15g,参三七末5g(分冲),甜杏仁15g,金荞麦30g,化橘红10g,蜂房10g,甘草6g。14剂,每日1剂,水煎服。

二诊(2010年4月19日):咯血已止,痰少易咯,自觉胸闷气短,夜寐较前转实,舌质红,苔薄腻,脉弦细。上方去花蕊石、山茶花、参三七,加北沙参15g,十大功劳叶15g。14剂,水煎服。

三诊(2010年5月10日):胸闷气短减轻,口干夜甚,夜尿频多,手足欠温,舌质红,苔薄腻,脉弦细。气阴两虚,前法出入。

处方：金荞麦30g，北沙参20g，麦冬12g，川百合30g，炙紫菀12g，生黄芪20g，蜂房10g，款冬花15g，甘草6g，红枣5枚。14剂，水煎服。

四诊(2010年8月23日)：前药后诸恙均除，遂停药。近日又咳嗽痰浓，未见咯血，CT示两肺散在支气管扩张合并感染。舌质衬紫，苔薄黄腻，脉细弦。拟从痰瘀阻肺，肃降失司论治。

处方：金荞麦40g，鱼腥草30g，杏仁15g，薏苡仁15g，炙紫菀10g，化橘红8g，北沙参15g，桃仁10g，太子参15g，蜂房10g，甘草6g。14剂，水煎服。

五诊(2010年9月6日)：咳嗽减轻，上药加陈京胆15g，竹沥夏10g，续服14剂。嘱坚持继续服药，症情稳定后改为每3日服1剂，连服2月以巩固之。

【按】《金匮要略·惊悸吐衄下血胸满瘀血病脉证治》有"烦咳者，必吐血"之论，《血证论·咳血》云："肺为娇脏，无论外因内伤，但一伤其津液，则阴虚火动，肺中被刑，金失清肃下降之令，其气上逆，嗽痰咳血。"本案患者久病"支气管扩张"，反复咳嗽咯血，日久阴虚肺燥，肺失清肃致咽喉不适，咳嗽咯痰，虚火灼伤肺络，则痰中带血；阴虚火旺，心神被扰，致失眠烦躁。故初诊朱老予大剂百合滋阴润肺，清心安神；白及、煅花蕊石、山茶花、参三七末、金荞麦清肺凉血，止血散瘀；化橘红、蒸百部、炙紫菀、甜杏仁化痰下气，润肺止咳。朱老善用蜂房补肺肾、纳逆气、止咳化痰、安神止痛；甘草润肺止咳、泻火解毒、调和诸药。全方合用，滋阴清热，肃肺化痰，止咳宁络，止血不留瘀，散瘀不动血。二诊咯血已止，咯痰量少，自觉胸闷气短，夜寐较前转实，守方去止血之品，加北沙参、十大功劳叶以加强滋阴润肺之力。三诊诸恙续减，唯口干夜甚，夜尿频多，手足欠温，辨为气阴两虚，遂以益气养阴为主，固本善后，诸恙悉除。患者自行停药3月有余，病情反复，咳嗽痰浓，观其舌质衬紫，苔薄黄腻，脉细弦，证属痰瘀阻肺，肃降失司，遂予清热化痰、活血祛瘀、润肺止咳为治，病情得以控制。前后五诊，法随症变，药随法易，用药丝丝入扣，故收桴鼓之效。患者初诊寐差烦躁，除百合外，全程未刻意使用宁心安神之品，集中药力以治肺，然阴虚复，虚火退，心神自得安宁，此乃治病求本，"纲举目张"也。此类患者需长期坚持服药，以巩固疗效，否则易于反复，朱师常告诫患者，不可症缓即过早停药，此亦经验之谈也。

3. 淋证(先天性尿道狭窄)

葛某，女，50岁，已婚，个体户，江苏南通海安人。

初诊(2010年8月2日)：发热10余天伴尿频急痛。

患者原有先天性尿道狭窄病史，10余天来持续发热，恶寒无汗，下肢怯冷，尿频急痛,口干口苦,纳呆乏力,当地医院查血、尿常规未见异常,使用抗生素效不显。舌苔黄腻,脉濡数。

中医诊断:淋证(热淋)。西医诊断:先天性尿道狭窄。此乃湿热兼表,阳气被郁,膀胱气化失司。治宜清热、渗湿、解表并进。麻黄连轺赤小豆汤出入。

处方:生麻黄6g,连翘15g,赤小豆30g,土茯苓40g,萆薢20g,石韦20g,白槿花15g,生槐角20g,海金沙15g(包煎),甘草6g。14剂,每日1剂,水煎服。

二诊(2010年9月6日):尿频急痛已除,发热渐平。怯冷异于常人,神疲腰酸,夜寐口干,手心烘热,大便正常,无汗,舌苔薄腻,脉细弦。年届五旬,阴阳失调,郁热内蕴。拟清泄郁热,调摄阴阳。

处方:穿山龙40g,仙灵脾15g,枸杞子15g,女贞子15g,珠儿参15g,杜仲15g,桑寄生30g,甘草6g。14剂,水煎服。

【按】《金匮要略·消渴小便利淋病脉证并治》云:"淋之为病,小便如粟状,小腹弦急,痛引脐中。"此患者原有先天性尿道狭窄病史,此次发病10余天,发热恶寒,尿频急痛,当属中医"淋证"范畴。

患者先天禀赋不足,盛夏暑湿相蒸,湿热外袭,侵入肌表,阳气被郁,气机失宣,致发热恶寒无汗。湿热下注,膀胱气化失司,水道不利,则尿频急痛,湿热中阻故纳呆,上犯少阳则口干口苦,困遏肢体肌肉则乏力神疲。表里同病,朱老予麻黄连轺赤小豆汤加味治之。方中麻黄宣散,使湿热从汗而出;连翘清热解毒,既可通利小便,又具发表之功;土茯苓、萆薢、石韦、白槿花、生槐角、海金沙、赤小豆、甘草均为清热渗湿通利之品,朱老尝谓此类药物性味平和,疗效可靠,又无耗气伤阴之弊。诸药合用,清热渗湿,解表散邪。二诊热退,二便自调,然仍怯冷、神疲腰酸、夜寐口干、手心烘热。此阴阳失调,郁热内蕴,转方清泄郁热,调摄阴阳。方中穿山龙、仙灵脾、杜仲、桑寄生具温肾壮督、祛风利湿、活血通络、强筋健骨之功;甘杞子、女贞子、珠儿参滋阴补肾、清退虚热,甘草清热解毒、调和诸药。以之培本补肾,清利余邪,以求巩固疗效。

麻黄连轺赤小豆汤为仲景《伤寒论》方,以治"伤寒瘀热在里",湿热兼表之黄疸,方由麻黄、连轺(连翘根)、杏仁、赤小豆、大枣、生梓白皮、生姜、甘草组成,能宣通表里,清利湿热。本案患者虽为"淋证"而非"黄疸",然湿热兼表之病机则一。朱老以此治之而获效,乃异病同治也。盛夏酷暑而用生麻黄6g,正是抓住了"发热恶寒无汗"之关键。此亦正为朱师厚积薄发、成竹在胸、胆大心细、临证从容之大将风范也。

（注：咳血、淋证二案以"朱良春医案 2 则"发表于《江苏中医药》2011 年第 12 期。）

4. 乳岩（左乳癌保乳术后肺、胸膜转移）

缪某，女，49 岁，已婚，农民，江苏常熟人。

初诊（2010 年 5 月 21 日）：左乳癌保乳术后 3 年。

3 年前发现左乳癌行保乳手术，病理示：浸润性导管癌Ⅱ～Ⅲ级。术后化疗 6 次，放疗 30 次，继予三苯氧胺内服 2 年余，去年 12 月因咳嗽、胸水而停服，PET/CT 发现两肺及右侧胸膜结节，胸水提示转移性乳腺癌，又化疗 6 次。现胸水量少，无咳嗽，夜寐欠安，精神不振，舌质淡红，苔薄白，脉细。

中医诊断：乳岩（正气虚弱，癌毒弥漫）。西医诊断：左乳癌保乳术后肺、胸膜转移。此乃癌毒弥漫，正气虚馁。治宜扶正消癥法。

处方：仙鹤草 60g，龙葵 30g，炙蜂房 10g，炙守宫 12g，葶苈子 30g，潞党参 30g，生白术 20g，枸杞子 15g，肿节风 30g，炙黄芪 40g，生晒参 15g，鸡血藤 30g，甘草 6g。20 剂，每日 1 剂，水煎服。

另：金龙胶囊 1g，每日 3 次，扶正散 2g，每日 2 次。

饮食宜清淡，忌肥甘厚味、海腥发物。

二诊（2010 年 6 月 7 日）：药后精神较振，眠食亦可，苔薄白，脉细数。前法继进之。

处方：扶正消癥汤加生晒参 15g，潞党参 15g，枸杞子 20g，肿节风 30g，葶苈子 20g，炒酸枣仁 30g，猫爪草 30g，煅牡蛎 30g，糯稻根 30g，女贞子 20g。30 剂，水煎服。

继服金龙胶囊、扶正散。

三诊（2010 年 7 月 5 日）：彩超复查：右侧胸腔少量积液。PET/CT 示：左乳癌术后化疗后，两肺及右侧胸膜结节减少、缩小、未见 FDG（氟代脱氧葡萄糖）代谢异常增高，右侧膈脚后及腹膜后淋巴结消退，两侧甲状腺结节与前相仿，咽侧壁炎可能，双侧淋巴结炎性增生。怕风，经常口腔溃疡。舌淡红，苔薄，脉细。前法进治之。上方加玉蝴蝶 8g，甘中黄 10g，玄参 20g，山豆根 15g。30 剂，水煎服。继服金龙胶囊、扶正散。

四诊（2010 年 8 月 9 日）：4 天前当地复查 CEA 19.23ng/ml，CA724 300U/ml，CA125、CA153、CA199 及 AFP 均正常。彩超示：两侧乳腺小叶增生。药后自觉症状明显好转，纳可，舌苔薄，脉细。前法续进之。

处方:扶正消癥汤加生晒参15g,麦冬12g,蒲公英30g,女贞子20g,枸杞子20g,生牡蛎30g,合欢皮15g,十大功劳叶15g,甘中黄10g。30剂,水煎服。

继服金龙胶囊、扶正散。

五诊(2010年9月6日):乳腺癌药后症状改善,唯感腰酸,多汗,大便偏烂,脉苔如前。上方加怀山药30g,山茱萸20g,杜仲15g。30剂,水煎服。继服金龙胶囊、扶正散。

六诊(2010年10月11日):复查CEA 16.01ng/ml,CA125、CA153、CA199及AFP均正常。肝功能正常。彩超示:右侧胸腔积液(少量)。晨间手指作胀,汗出不多,腰酸减轻,舌苔薄,脉细弦。前法继进之。

处方:扶正消癥汤加生晒参15g,麦冬15g,枸杞子20g,葶苈子30g,北沙参15g,合欢皮15g,十大功劳叶15g,川百合30g。30剂,水煎服。继服金龙胶囊、扶正散。

七诊(2010年11月15日):10月20日上海复旦大学附属肿瘤医院超声检查示:双乳小叶增生,两侧腋下、肝、脾、胆囊、胰腺、腹腔、腹膜后、肾、肾上腺未见明显占位,两侧胸水未见。背部易酸胀,易疲劳,晨间手指作胀减轻,口微干,舌苔薄,脉细弦。拟扶正消癥法。上方加怀山药30g,生薏苡仁30g。30剂,水煎服。继服金龙胶囊、扶正散。扶芳藤合剂8合,1支,每日2次。

八诊(2010年12月13日):复查CEA 17.61ng/ml,CA724 300U/ml,CA125、CA153、CA199及AFP均正常。血常规WBC 3.25×10^9/L,RBC 4.65×10^{12}/L,PLT 151×10^9/L,肝功能正常,彩超示:两侧乳腺小叶增生。近1周感冒后舌边溃疡,咽痒,舌淡红,苔薄,脉细。上方去葶苈子,加甘中黄10g,玉蝴蝶8g。30剂,水煎服。继服金龙胶囊、扶正散。

【按】乳腺癌是女性最常见的恶性肿瘤之一,属中医"乳岩""乳积""石痈"等范畴。《外科正宗》曰:"乳岩由于忧思郁结,所愿不遂,肝脾气逆,以致经络阻塞,结积成核。"忧思郁怒肝脾两伤,肝失疏泄,气郁化火,脾失健运,痰浊内生,痰热搏结,经络痞塞,久则酿毒成瘀,结滞乳中,发为本病。病延日久,常耗精伤血,气血两虚,正虚邪盛,使癌瘤扩散。

本案患者3年前左乳浸润性导管癌行保乳手术,术后曾放化疗,去年12月因咳嗽发现胸水、两肺及右侧胸膜结节,胸水检查提示转移性乳腺癌,再次化疗后慕名前来求治。初诊时少量胸水,夜寐欠安,精神不振,舌质淡红,苔薄白,脉细。朱老认为,此乃癌毒弥漫,正气虚馁,治宜扶正消癥为法。方以大剂仙鹤草、龙葵、肿节风、蜂房、炙守宫清热解毒、活血祛瘀、攻坚破积,其中守宫被朱老称为"善于攻散气血之凝结,祛风定惊以镇肝,通络起废蠲痹痛,解毒医疮瘤之佳品";葶苈子泻肺利水;潞党参、生白术、炙黄芪、生晒参益气健脾;鸡血藤、枸杞子养血活血、滋阴填精;甘草益气补中、泻火解毒、调和诸药。二诊之后,更以扶正消癥汤为基础,加生晒参或合党参大补元气,补脾益肺,正合昔《张氏医通·疮疡·乳痈乳岩》所云"乳岩属肝脾二脏久郁,气血亏损……气虚必大剂人参,专心久服,其核渐消";肿节风、猫爪草或蒲公英、十大功劳叶清热解毒、散结抗癌;葶苈子泻肺利水。并先后予麦冬、女贞子、枸杞子、山茱萸、北沙参养阴填精,酸枣仁、合欢皮养心安神,山药、薏苡仁健脾止泻,煅牡蛎、糯稻根收敛止汗,玉蝴蝶、甘中黄、玄参、山豆根清热利咽疗疮,杜仲补肾壮腰,药随症变,患者病情得到有效控制,精神明显好转,胸水已消,纳眠具安,沪复旦大学附属肿瘤医院超声复查示双乳小叶增生,两侧腋下、肝、脾、胆囊、胰腺、腹腔、腹膜后、肾、肾上腺均未见明显占位,两侧胸水未见。唯肿瘤标志物未能恢复正常,目前尚在继续调治中。

金龙胶囊由鲜守宫、鲜金钱白花蛇、鲜蕲蛇组方,经低温冷冻现代生化分离提取技术制备而成,能扶助正气、调节机体免疫功能,抑制肿瘤生长,清除术后和放化疗后体内残存癌细胞,最终达到治疗肿瘤、预防肿瘤复发转移之目的,为朱老治癌所常用。

扶正消癥汤、扶正散为朱老几十年抗癌治癌经验之结晶,亦能扶助正气、调节机体免疫功能,祛瘀解毒,攻坚散结,以此为基础结合辨证辨病治疗各种肿瘤均有明显疗效,很多晚期重症患者经朱老综合治疗病情得到控制,能够带病延年,甚至能正常生活和工作。朱老指出:"癌症之治疗,应扶正与消癥并进,视病情之变化,而有所侧重而已。"

5. 积证(胰腺囊肿、囊腺瘤)

张某,女,35 岁,已婚,职员,江苏南通人。

初诊(1997 年 2 月 15 日):发现胰腺囊肿近 2 月。

患者经常脘腹疼痛,去年 12 月 24 日在南通大学附院做彩超发现胰头液性囊肿 1.6cm×2.8cm。多食即感脘胀,便难,苔薄白,质衬紫,脉细弦。

中医诊断:积证(湿热瘀滞)。西医诊断:胰腺囊肿、囊腺瘤。此湿热挟瘀滞蕴积中焦之咎。治宜化湿热,消瘀滞。

处方:柴胡 10g,广郁金 20g,焦山栀 10g,蒲公英 30g,鱼腥草 30g,桃仁

10g，红花10g，莪术8g，生薏苡仁30g，白花蛇舌草30g，鸡内金15g，甘草4g。7剂，每日1剂，水煎服。

另：通便胶囊1袋，每次3~4粒，每日1次。

二诊(1997年2月22日)：药后症情同上，大便干结，苔薄白，质红，脉细小弦。上方加生大黄8g(后下)，泽兰20g，泽泻20g。14剂，水煎服。

三诊(1997年3月15日)：药后大便仍欠畅，苔薄白，脉细小弦。2月15日方加生大黄15g(后下)，芒硝6g(分冲)。7剂，水煎服。

四诊(1997年5月10日)：彩超复查胰头囊肿已消，唯胰体仍大，胆囊炎，口干。苔薄白，质淡紫，脉细小弦。续当原法出入。

处方：柴胡10g，广郁金10g，蒲公英30g，败酱草30g，甘草4g，生薏苡仁30g，桃仁10g，红花10g，全瓜蒌20g，决明子15g。14剂，水煎服。

五诊(1997年7月12日)：胰头囊肿服药已消失，唯胃脘不适，饥嘈，便难，苔薄，脉细弦。前法继进之。

处方：决明子15g，蒲公英30g，生熟薏苡仁各15g，陈皮8g，全瓜蒌30g，藿梗8g，广郁金15g，徐长卿15g，甘草6g。14剂，水煎服。

六诊(2010年11月15日)：胰头囊肿经治消失10余年，今年1月起脘腹阵发胀痛，引及腰背，查血、尿淀粉酶正常，曾先后用西咪替丁、654-2(山莨菪碱)、左克(左氧氟沙星)、怡开(胰激肽原酶肠溶片)、达喜(铝碳酸镁)、护肝片等治疗。近来腰背胁腹酸痛，本月初上腹部CT及MR提示胰颈部囊性占位伴胰体尾部萎缩、胰管不规则扩张，考虑胰颈部囊腺瘤合并胰体尾部慢性炎症可能大、肝右叶血管瘤、右肾小囊肿。查肿瘤标志物均阴性。舌红苔薄，脉细弦。前法治之。

处方：柴胡10g，赤芍15g，白芍15g，广郁金20g，蒲公英30g，败酱草30g，生薏苡仁40g，泽兰30g，泽泻30g，肿节风30g，桃仁10g，红花10g，甘草6g。14剂，水煎服。

并嘱劳逸结合，避免受凉，饮食有节。

七诊(2010年11月29日)：胁腹酸痛已瘥。大便不畅，每间日服通便胶囊5粒始解。舌苔薄，脉细弦。上方加生大黄10g(后下)，芒硝6g(分冲)。14剂，水煎服。

八诊(2010年12月13日)：药后大便已畅，腰背疼痛减轻，经事正常，舌偏红，苔薄，脉细弦。上方加川续断10g，金钱草30g。14剂，水煎服。

【按】胰腺囊肿有真性囊肿、假性囊肿之分。真性囊肿有先天性囊肿、潴留性囊肿、寄生虫性囊肿、增生性囊肿等,约占胰腺囊肿总数之15%。假性囊肿多有上腹外伤史或急性胰腺炎病史,约占胰腺囊肿之85%。胰腺囊肿可有上腹隐痛,饱胀,恶心呕吐,纳呆、便秘、消瘦、低热等。

胰腺囊腺瘤是一少见的胰腺外分泌肿瘤,是因胰管或腺泡组织上皮细胞增生,导致分泌物潴留而发生肿瘤性囊性病变。自 Beeourt 报道首例后,1911 年 Kaufman 在德国再次报道,证实胰腺囊腺瘤可发生恶变。到目前可查到的文献38 篇共 349 例,其中 167 例是恶性。故西医外科主张本病一经诊断应力争做完整的肿瘤切除。其理由是:囊腺瘤有潜在恶性倾向。

本案患者为中年女性,发病前无明显胰腺炎及外伤史,囊肿不大。初诊时脘腹疼痛,多食即胀,便难,苔薄白,脉细弦。朱老认为,此乃湿热挟瘀滞蕴积中焦之咎,治宜化湿热,消瘀滞。方以柴胡疏肝解郁,《神农本草经》谓其主治"心腹肠胃中结气,饮食积聚,寒热邪气,推陈致新";广郁金疏肝利胆,行气解郁,活血散瘀;焦山栀、蒲公英、鱼腥草、白花蛇舌草、生薏苡仁、甘草清热利湿,解毒消痈;桃仁、红花、莪术、鸡内金功擅破血行瘀,消癥散结,桃仁又可配合通便胶囊润肠通便。二诊、三诊加入生大黄、芒硝、泽兰、泽泻以加强通腑泄热、化瘀利湿、推陈致新之力。四诊彩超复查胰头囊肿已消,继以前法出入调理善后。之后长达 10 余年中几乎每年体检超声复查,均未见胰腺囊肿,亦无明显脘腹症状出现。直至今年 1 月脘腹阵发胀痛,引及腰背,多种西药治疗欠效,近 MR 检查考虑胰颈部囊腺瘤合并胰体尾部慢性炎症可能大,各项肿瘤标志物均阴性,再求朱老为其诊治。继予前法加入肿节风清热解毒防止恶变。服药 1 月,临床症状已明显减轻,大便亦畅,现仍在服药调治中。

朱老谓,"六腑以通为用,疏肝通腑、清利湿热乃治疗胰腺囊肿之关键",患者亦须饮食有节,起居有常,寒温调适,方能收到预期之效。

第二章　自诊医案

一、心系病证

1. 不寐（失眠症）

何某,女,45 岁,已婚,职员,江苏太仓人。

初诊(2009 年 5 月 15 日):失眠 10 余年,加重 4 天。

患者有失眠史 10 余年,伴眩晕多思,胸闷气短,间服中药睡眠能改善,每遇精神刺激即复发。4 天前因纠纷失眠再作,入睡困难,辗转反侧,睡则易醒,醒后难再寐,虽服安眠西药仍乏效,伴烘热头晕、心慌气短、烦躁易怒。血压 120/70mmHg,心率 68 次/min,律齐,ECG(-)。舌红,苔薄腻淡黄,脉弦细。

中医诊断:不寐(肝郁化火)。西医诊断:失眠症。女子以肝为先天,肝郁气滞,郁而化火,郁火扰心,魂不守舍,心神不宁。治拟疏肝理气,清解郁热,宁心安神。方以《薛氏医案》丹栀逍遥散合《金匮要略》甘麦大枣汤加减。

处方:醋柴胡 10g,当归 10g,赤芍 10g,白芍 10g,牡丹皮 10g,茯神 10g,炒黄柏 10g,肥知母 10g,焦山栀 10g,夜交藤 30g,淮小麦 30g,炙甘草 5g,红枣 10g。7 剂,每日 1 剂,水煎,晚睡前 1 小时服头盅,次晨服二盅。

嘱家人晚饭后陪同散步、交谈,让其平静舒畅,晚 10 时准时休息。

二诊(2009 年 5 月 23 日):夜能安寐三四小时,烦躁烘热头晕均减,口唇疱疹,口腔黏膜溃疡,心慌,舌红少苔,脉弦细。血压 130/88mmHg,心率72 次/min,律齐。此乃阴虚火旺,虚火上炎。拟滋阴泻火为法,方宗《医宗金鉴》知柏地黄汤合甘麦大枣汤出入。

处方:生地黄 10g,山茱萸 10g,山药 10g,牡丹皮 10g,知母 10g,炒川柏 5g,茯苓 10g,茯神 10g,大青叶 30g,煅龙齿 20g(先煎),夜交藤 30g,淮小麦 30g,生甘草 5g,红枣 10g。7 剂,水煎服。

忌辛辣煎炸之品。

三诊（2009年5月30日）：夜能安寐，疱疹溃疡已愈，稍有头晕，余恙均除。血压110/80mmHg，舌偏红，苔薄白，脉细。守方去大青叶、生甘草，加滁菊花10g，钩藤10g，炙甘草5g。7剂，水煎服。

10月底因他病前来就诊，告知近几月睡眠均安。

【按】不寐一证，临床颇为多见，综合四诊可将其分为心脾两虚、阴虚火旺、心肾不交、肝郁血虚、肝郁化火、心虚胆怯、痰热（火）内扰、胃气不和等证型。《灵枢·大惑论》认为："卫气不得入于阴，常留于阳。留于阳则阳气满，阳气满则阳跷盛；不得入于阴则阴气虚，故目不瞑矣。"该患有不寐病史已10余年，平素多虑，易紧张烦恼，每遇心情不舒即夜不能安寐。此次因与他人纠纷致宿疾复发，乃肝气郁结，郁而化火，郁火扰心，致"卫气不得入于阴，常留于阳"，故入睡困难，辗转反侧，睡则易醒，醒后难再寐。治予《薛氏医案》丹栀逍遥散疏肝理气，清解郁热，《金匮要略》甘麦大枣汤养心安神，和中缓急。7剂后睡眠改善，烦躁、烘热、头晕均减，然口唇疱疹，口腔黏膜溃疡。历来口唇疱疹、口疮多从阳明湿火熏蒸论治，但细察本案患者，不寐、烦躁、心慌、烘热、舌红少苔、脉弦细，一派阴虚火旺之征象，乃情志郁结，肝郁化火，灼伤阴液，阴愈虚火愈旺，虚火上炎所致。肾为先天之本，肾阴为一身阴液之根本，故治予《医宗金鉴》知柏地黄汤滋肾水，泻虚火，加大青叶清热解毒，合甘麦大枣汤、煅龙齿、夜交藤养心柔肝，宁心安神，甘草生用取其清热解毒之用。药后患者夜能安寐，疱疹、溃疡均愈，稍有头晕，乃肝阴未复，肝阳上亢，故于原方去大青叶，甘草改炙用，加滁菊花、钩藤滋水涵木，平肝潜阳，终收全功。

《金匮要略》甘麦大枣汤由甘草、小麦、大枣组成，以治"妇人脏躁，喜悲伤欲哭，象如神灵所作，数欠伸"。先师胡建华、师公程门雪教授均喜用甘麦大枣汤治疗情志疾病，认为"甘麦大枣汤是一张治心病，养心气，泻虚火的好方子，也是肝苦急，急食甘以缓之、损其肝者缓其中的好方子"，只要配伍得当，虚证实证用之均有佳效。该患因肝郁化火，扰乱心神而致不寐，用之亦正合拍。

2. 不寐、痛经（失眠症、慢性盆腔炎、围绝经期综合征、甲状腺功能亢进症）

刘某，女，43岁，已婚，农民，江苏太仓人。

初诊（2009年7月3日）：失眠6年，加重4天。

患者近6年眠差，间服中西药欠效，4天来加重，夜寐仅两三小时，心悸多汗，烦躁易怒，3年来经期前后不定，少腹痛，经前1周尤甚，带下不多。彩超：盆腔少量积液，妇科诊为"慢性盆腔炎"，在妇科治疗已久。有"甲状腺功能亢进"病史，正在服丙基硫氧嘧啶，近复查甲状腺功能正常。测血压 120/90mmHg，形体偏胖，面色萎黄。舌淡有紫气，苔薄白，脉细。

中医诊断：不寐（心脾两虚），痛经（气血两虚、气滞血瘀）。西医诊断：失眠症，慢性盆腔炎，围绝经期综合征，甲状腺功能亢进症。

患者年逾不惑，肾气初衰，冲任失调，天癸将竭，经期紊乱，前后不定。平素操劳多思，劳则伤脾，思虑伤心，心脾气血两亏，心神失养而不宁，故寐差、心悸、烦躁；气虚卫表不固，津液外泄则多汗；肝气郁结，血行不畅则少腹疼痛；面色萎黄，舌淡有紫气，苔薄白，脉细亦心脾两虚、肝郁血瘀之象。治拟健脾益气、养心安神、疏肝活血并进。方以归脾汤合甘麦大枣汤加减。

处方：炙黄芪10g，党参30g，丹参30g，炒白术10g，茯神10g，全当归10g，炒远志5g，磁石30g（先煎），木香10g，酸枣仁10g，制香附10g，合欢皮10g，炙甘草5g，淮小麦30g，红枣10g。7剂，每日1剂，水煎服。

嘱劳逸结合，适度放松。

二诊（2009年7月23日）：夜寐4小时，心悸烦躁渐平。7月13日经潮，6天净。腹胀痛坠、腰酸已3年，经前1周及经期尤甚，经行伴有血块，经期迁延10日方净，妇科诊为盆腔炎。此次经行血块减少，腹无所苦，腰酸亦减，经期缩短，经净腰酸即除，患者甚感欣慰。舌质较前红润，苔薄少，脉细。上方去磁石，加炒知母、炒黄柏各10g。7剂，水煎服。

三诊（2009年7月31日）：近来晚10点半入睡，至凌晨5点方醒，能熟睡6小时半，心情舒畅平静，汗出减少，精神渐振，唯矢气多，大便日行2次，成形量少，舌淡红，苔薄白，脉细。上方去黄柏。7剂，水煎服。

【按】《素问·上古天真论》云："女子……五七，阳明脉衰，面始焦，发始堕；六七，三阳脉衰于上，面皆焦，发始白；七七任脉虚，太冲脉衰少，天癸竭，地道不通，故形坏而无子也。"患者年逾六七，肾气初衰，冲任失调，天癸将竭，故经期紊乱，前后不定。《素问·举痛论》云："劳则气耗，思则气结。"该患平素思虑操劳过度，心脾气血暗耗，心神失养而不宁，肝气郁结而不舒，气虚推动无力，气郁不能帅血，导致血行不畅，故寐差心悸，烦躁易怒，少腹疼痛，经行夹有血块，淋漓不净，面色萎黄，舌淡有紫气，苔薄白，脉细；气虚卫表不固，津液外泄则多汗。总观病机，虽肾气已亏，冲任失调，但目前主要矛盾为心脾两虚，肝郁血瘀，初诊但求解除失眠之苦，妇科之疾不愿多谈，明确告知，"盆腔炎在妇科治疗，甲亢在内分泌科治疗，你只需为我治疗失眠"。故拟法健脾益气，养心安神，疏肝解郁，稍佐活血化瘀。方以归脾汤补益心脾,宁心安神,甘麦大枣汤养心安神,调畅情志,加制香附配合木香疏肝理气,丹参助当归养血活血,磁石、合欢皮加强宁心安神之功。服7剂后适值经行,并家中有事,未及时复诊,不料夜寐好转,心悸烦躁渐平,且经行血块减少,腹胀痛坠未作,腰酸亦减,经期缩短,经净腰酸即除,患者甚感欣慰,言"并没想到你会看妇科病。3年来吃了多少中药、西药,挂了多少液都没看好的病,想不到几付中草药给解决了"。二诊时舌质较前红润,苔薄少,恐纯用偏温补益之品耗伤肾阴,故加知母、黄柏清热护阴,并去磁石之重镇。三诊时夜能安寐6小时半,心情平静,精神甚佳,唯矢气多,大便日行2次,尚成形,恐苦寒伤中,又去黄柏,以顾护中焦脾胃。

本案诊治体会有三。其一:患者原有甲状腺功能亢进,甲状腺功能亢进患者失眠、多汗、心悸、烦躁,常规多辨为阴虚阳亢,然本案结合四诊所得,辨为心脾气血两虚,肝郁气滞血瘀,未被"甲状腺功能亢进"之西医诊断所束缚,终以健脾益气、养心安神、疏肝活血而收功。其二:烦躁易怒,一般均以肝郁化火论治。笔者综合四诊,考虑此患烦躁易怒,系心脾两虚,心神不宁,长期失眠,情绪失控所致,而非肝郁化火之征象,故重在养心宁心以安神,失眠心悸改善,烦躁易怒亦平。其三:少腹疼痛、经行腹痛,除"不通则痛"外,尚有"不荣则痛"。《素问·举痛论》有"脉泣则血虚,血虚则痛"。《诸病源候论》认为:"妇人月水来腹痛者,由劳伤气血,以致体虚,受风冷之气客于胞络,损伤冲任之脉。"而《景岳全书·妇人规·经期腹痛》云:"经行腹痛……实痛者,多痛于未行之前,经通而痛自减;虚痛者,痛于既行之后,血去而痛未止,或血去而痛益甚。"证之该患,也未必然。患者少腹疼痛,经前1周及经行加重,经后1周内能减轻,此次初诊以益气养血、宁心安神为主,理气活血药仅数味,原意以治失眠为主,未料经行腹痛未作,余恙亦减,故患者大喜过望。思3年中屡服中药不效,可能医被"实者多痛于未行之前,虚者都痛于既行之后"所约束,或因西医诊为"慢性盆腔炎"而误用清热解毒法。此亦再证中医治病,当以整体观念、辨证论治为灵魂,灵活变通,切不可犯虚虚实实之戒。

3. 不寐(高血压病、2型糖尿病)

龚某,女,68岁,已婚,退休,江苏太仓人。

初诊(2010年1月23日):失眠心悸1月余。

原有高血压病、糖尿病史,在外院服美托洛尔25mg,每日2次降压,降糖药不详,血压、血糖控制在正常范围。近月余心悸,失眠多梦,口腻纳呆,神倦乏力,已服用中药六君子汤加味及西药黛力新、艾司唑仑欠效。刻下血压150/90mmHg,心率72次/min,律齐,未闻及明显病理性杂音。面色萎黄,形体偏胖,舌质暗红,苔薄白,脉细。心电图示Ⅰ度房室传导阻滞,尿常规正常。

中医诊断:不寐(痰热内扰)。西医诊断:高血压病,糖尿病(2型)。此乃心脾两虚,心脉瘀滞,心神失养。治拟健脾养心为法。以《济生方》归脾汤合《金匮要略》甘麦大枣汤加减。

处方:炙黄芪10g,党参10g,丹参10g,炒白术10g,茯苓10g,全当归10g,炒远志5g,煅龙牡各30g(先煎),广木香10g,酸枣仁10g,炙甘草5g,淮小麦30g,红枣10g,焦山楂10g,焦神曲10g。5剂,每日1剂,水煎服。

改美托洛尔12.5mg,每日2次,加依那普利5mg,每日1次。继服降糖药、艾司唑仑,停黛力新。

二诊(2010年1月29日):心悸、乏力显减,然仍眠差多梦,口苦纳呆,舌暗红,苔薄腻淡黄,脉弦细。血压130/80mmHg,心率72次/min,律齐。此乃痰热扰心,心神不宁,心脉不畅。转方清热化痰、宁心安神、活血通脉,以《医学入门》十味温胆汤合《金匮要略》甘麦大枣汤出入。

处方:姜半夏10g,橘红5g,茯神10g,陈胆星10g(包煎),炙远志5g,酸枣仁10g,川芎10g,赤芍10g,川黄连3g,夜交藤30g,焦麦芽10g,红枣10g,炙甘草5g,焦山楂10g,焦神曲10g。7剂,水煎服。

改美托洛尔12.5mg,每日1次。

三诊(2010年2月6日):心悸、口苦均除,夜能安眠,已停艾司唑仑2天,仍能酣睡。纳谷已馨,舌偏红,苔中淡黄腻,边化薄白,脉细。血压136/80mmHg。守方去焦山楂、焦神曲。续服5剂。

随访半年余,病情稳定,复查心电图正常。

【按】不寐一证,病因多端。《景岳全书》有"痰火扰乱,心神不宁,思虑过伤,火炽痰郁而致不眠者多矣"之论,证之今日临床,因饮食不节,思虑过度,脾运不健,痰浊内生,肝胆气滞,痰郁化热,痰热(火)扰心,心神不宁,因而失眠心悸者颇为常见。至其治法,早在《灵枢·邪客》就云,治其目不瞑,当"补其不足,泻其有余,调其虚实,以通其道而去其邪;饮以半夏汤一剂,阴阳已通,其卧立至"。

本案患者原有高血压病、糖尿病史,在外院治疗血压血糖控制在正常范围。近月余心悸,失眠多梦,口腻纳呆,神倦乏力,已服用中西药欠效。初诊观其面色萎黄,舌质暗红,苔薄白,脉细。辨为心脾两虚,心脉瘀滞,心神失养,治以归脾汤合甘麦大枣汤加减健脾养心安神,心悸乏力显减,然仍眠差多梦,察其口苦纳呆,形体偏胖,舌暗红,苔薄腻淡黄,脉弦细,知此非单纯虚证,乃痰浊偏盛、痰热扰心,改予十味温胆汤合甘麦大枣汤出入清热化痰,宁心安神、活血通脉,药服3剂睡眠即安,再2剂自停西药安眠药仍能酣睡,余恙亦除,纳谷已馨,腻苔已化大半,守方去焦山楂、焦神曲续服5剂以巩固疗效,随访半年余病情无反复。

《临证指南医案》指出:"医道在乎识证、立法、用方,此为三大关键……然三者之中,识证尤为紧要。"导师周仲瑛教授临证非常强调这一点,认为要想应用中医药手段取得理想疗效,必须有科学的合乎逻辑的辨证分析,首先确立正确的证候结论。要知常达变,掌握证的特异性、可变性、交叉性、夹杂性、非典型性,从而提高认证的精确度、加强辨证的预见性。在正确辨证的基础上,才能有效立法,进而指导处方用药。本案初诊辨为心脾两虚,以归脾汤合甘麦大枣汤加减健脾养心安神,心悸乏力虽减,眠差多梦依然。再诊细察病机,乃为痰热扰心所致,转以十味温胆汤合甘麦大枣汤出入清热化痰、宁心安神、活血通脉,7剂未完,诸恙即除,充分证明正确辨证的重要性。

4. 不寐(失眠症)

陈某,男,38岁,已婚,管理人员,江苏太仓人。

初诊(2010年4月3日):彻夜不寐3月。

患者近1年来因单位业务操心思虑,夜寐不安,近3月彻夜不寐,渐至头晕乏力,神色疲惫,面色晦滞,心慌气短,烦躁易怒,大便干结,三四日一行,口干不欲多饮。舌红少苔,脉弦细。

中医诊断:不寐(阴虚火旺)。西医诊断:失眠症。此乃思虑劳倦暗耗真阴,肾阴不足不能上济于心,心火独旺。治宜滋肾水,泻心火,宁心安神。仲景黄连阿胶汤合百合地黄汤、百合知母汤、甘麦大枣汤治之。

处方:黄连6g,黄芩10g,白芍10g,阿胶10g,知母10g,百合10g,生地黄10g,淮小麦30g,炙甘草6g,红枣10g,鸡子黄1枚。3剂,每日1剂。上药先煎9味,煎取药汁200ml左右,加入阿胶烊尽,纳鸡子黄,搅令相和,晚睡前1小时顿服,次日晨以药渣加水再次煎服。

每日定时作息,精神放松,适度活动。

二诊(2010年4月8日):前药后睡眠改善明显,夜能安寐5小时以上,精神渐振,面色稍润,大便已调,余恙渐除。守方改黄连3g,去阿胶、鸡子黄。续服5剂。

【按】本案患者病起于遭遇不顺,思虑操心,真阴暗耗,肾水不足不能上济于心,心火独亢,不寐作矣,真如《景岳全书·杂证谟》所云:"真阴精血之不足,阴阳不交,而神有不安其室耳。"其心慌气短,烦躁易怒,大便干结,口干不欲多饮,舌红少苔、脉弦细亦阴虚火旺之象也。故治拟滋肾水,泻心火,宁心安神。以仲景黄连阿胶汤合百合地黄汤、百合知母汤、甘麦大枣汤治之。

黄连阿胶汤出自《伤寒论》:"少阴病,得之二三日以上,心中烦,不得卧,黄连阿胶汤主之。"方由黄连、黄芩、芍药、鸡子黄、阿胶组成,具滋阴泻火、交通心肾之功。百合地黄汤、百合知母汤均出自《金匮要略·百合狐惑阴阳毒病脉证治》:"百合病,发汗后者,百合知母汤主之。""百合病不经吐、下、发汗,病形如初者,百合地黄汤主之。"二方具有清热养阴、润燥除烦、宁心安神之力。甘麦大枣汤亦出自《金匮要略》,以治"妇人脏躁,喜悲伤欲哭,象如神灵所作,数欠伸",能补益心脾,安神宁心。该患者虽为壮年男子,体格魁梧,初诊时情绪低落,又易激惹,由其母亲陪同前来,故以上述诸方合方用之以求速速收效。又嘱家人陪同散步、活动,尽力让其精神放松,每日按时休息起床,以求建立正常生活节律。二诊仍由其母亲陪同,但因睡眠改善,情绪稳定,精神状态明显好转,遂守方改黄连3g,去阿胶、鸡子黄,续服5剂以巩固疗效。

先师胡建华教授善用甘麦大枣汤、百合地黄汤、百合知母汤治疗精神情志性疾病,屡收奇效,笔者临床亦常用此诸方疗疾,今再读仲景书后加入黄连阿胶汤合用,竟效若桴鼓,颇为欣慰。

现代社会生活节奏快,各种竞争激烈,诱惑多多,喜怒忧思悲恐,情志过极,均可耗损五脏精气,导致脏腑功能失调,进而影响睡眠质量。故治疗不寐,除施予药物外,精神调摄、生活调理非常重要。除医者的关心解释辅导外,家人朋友当助患者消除紧张、焦虑、恐惧、兴奋、抑郁等不良情绪,使其心情放松,保持良好心态,并适当活动锻炼,增强体质,保持居处环境安静,睡前忌烟、酒、浓茶、咖啡,按时作息,以建立良好的生活规律。

5. 不寐(高血压病)

丁某,男,50岁,已婚,农民,江苏太仓人。

初诊(2011年5月26日):失眠2月。

近2月口苦烦躁,卧不成寐,夜眠仅两三小时,久坐足底麻木。发现高血压3年,未治疗。刻下血压160/100mmHg,心率60次/min,律齐。查肝肾功能、血脂、血糖、尿常规、腹部超声均正常。舌红,苔黄腻,脉弦。

中医诊断:不寐(痰火内扰)。西医诊断:高血压病(2级)。此乃痰火内盛,扰乱心神。治宜清热化痰，宁心安神为先。《太平惠民和剂局方》二陈汤合《金匮要略》酸枣仁汤、甘麦大枣汤出入。

处方：姜半夏10g，云茯苓10g，化橘红5g，陈胆星10g(包煎)，肥知母10g，粉川芎10g，夜交藤30g，酸枣仁10g，怀牛膝20g，干地龙10g，淮小麦30g，炙甘草5g，红枣10g。7剂，每日1剂，水煎服。

另：依那普利5mg，每日1次。

二诊(2011年6月3日)：夜能安眠五六小时，口苦心烦除，足底麻木稍减，血压130/80mmHg，腻苔已化。患者不喜服中药，嘱服步长脑心通3片，每日3次，继服依普利5mg，每日1次。

1月后复诊，已无所苦，血压130/80mmHg，嘱继服依那普利，定期门诊随访。

【按】景岳曾谓"火炽痰郁而致不眠者多矣"。本案患者发现高血压已3年，未治疗。察其舌红，苔黄腻，脉弦，乃痰火内郁肝胆之征象。痰火上攻则口苦，扰乱心神则烦躁失眠，足底麻木乃痰热流注痹阻经络所致。至其治疗，当清热化痰，宁心安神，《血证论》曾云："肝经有痰，扰其魂而不得寐者，温胆汤加枣仁治之。"

本案方选《太平惠民和剂局方》二陈汤合《金匮要略》酸枣仁汤、甘麦大枣汤出入。方用二陈汤加陈胆星清热化痰；酸枣仁汤、甘麦大枣汤加夜交藤清热除烦，和中缓急，养心安神；怀牛膝、干地龙补肝肾、活血祛瘀、化痰通络。另予依那普利降压，1周后血压正常，夜能安寐，唯足底仍有麻木，因不喜中药，嘱服脑心通益气活血、化瘀通络，1月后诸恙悉除。

根据现代药理学研究，甘草有促进钠水潴留作用，长期应用可致水肿及血压升高，故被西医列入高血压禁用之列。但《内经》早有"有故无殒，亦无殒也"之论，其实就像中药降压作用并不强一样，甘草的钠水潴留作用也很弱，短期小量应用并未见钠水潴留血压升高之副作用，在用炙甘草汤治疗高血压合并心律失常时，曾用60g甘草，因为单次服用，监测血压未见升高，亦无水肿发生。故用药关键当为辨证正确，中病即止，不能就此一棍子将甘草打死。

甘麦大枣汤是治疗情志疾病的良药。在高血压合并失眠、焦虑、忧郁、烦躁等精神情志异常时，在辨证论治基础上加用甘麦大枣汤常能收到意想不到的疗效。失眠、紧张、焦虑、忧郁、烦躁能使高血压患者的血压升高，使降压药药效降低，使用甘麦大枣汤使患者情绪改善，睡眠好转后，反能有利于降压药药效的发挥，有利于血压的控制与稳定。

6. 不寐(失眠症)

吴某,女,25岁,已婚,职员,江苏太仓人。

初诊(2011年5月26日):失眠半年。

近半年卧不成寐,始于产后3月。神倦乏力,食欲不振,形体消瘦,面色萎黄,经行量多则头昏。舌质暗红,苔布薄白,脉细。

中医诊断:不寐(心脾两虚)。西医诊断:失眠症。此乃产后心脾两虚,血行不畅。拟健脾养心,和血安神。《济生方》归脾汤合仲景甘麦大枣汤出入。

处方:党参10g,丹参10g,炙黄芪10g,茯神10g,炒白术10g,当归10g,酸枣仁10g,川芎10g,木香10g,夜交藤30g,淮小麦30g,炙甘草5g,红枣10g。7剂,每日1剂,水煎服。

二诊(2011年6月10日):夜已能安眠8小时,头昏未作,舌偏红,苔薄白,脉浮细。昨起耳鼻痒,流涕,平素易感冒。守方去党参、丹参、木香,加薄荷10g(后下),钩藤10g(后下),防风10g,苍耳草10g。7剂,水煎服。

【按】心藏神而主血,脾主思而统血,又为气血生化之源,心脾气血两虚,则心神失养易致不寐、心悸等。

本案患者以卧不成寐为主苦,此乃产后气血两亏,哺育乳婴,劳累操心,再伤心脾,心神失养而致,正如《景岳全书·不寐》所云:"无邪而不寐者,必营血之不足也。营主血,血虚则无以养心,心虚则神不守舍。"脾运不健故食欲不振;气血两虚,故神倦乏力,形体消瘦,面色萎黄;经行血下,气血更虚,清窍失养故头昏。舌质暗红为血行不畅之象。治予《济生方》归脾汤合仲景甘麦大枣汤出入。方中以党参、黄芪、白术、甘草甘温补脾益气以生血,使气旺而血生;当归、丹参、川芎和血补血养心;茯神、酸枣仁、夜交藤宁心安神;木香辛香而散,理气醒脾,与益气健脾药配伍,复中焦运化之功,又能防大量益气补血药滋腻碍胃,使补而不滞;甘麦大枣汤养心安神。全方共奏益气补血、健脾养心、活血和血、宁心安神之功。服药7剂,夜能安寐,后因新感外邪,耳鼻痒、流涕复诊,于原方去党参、丹参、木香,加薄荷、钩藤、防风、苍耳草疏风散邪通窍,又蕴玉屏风散之意益气固表,以求邪去正安,巩固疗效。

7. 心悸(室性早搏、窦性心动过速)

张某,男,27岁,已婚,职员,江苏海门人。

初诊(2008年5月26日):心悸2周。

近2周心悸胸闷,手颤,某院查甲状腺功能正常,心肌酶谱、血电解质、B组柯萨奇病毒抗体均正常,心电图示窦性心动过速、频发室性早搏,予麝香保心丸口服不效。8年前某二甲医院曾诊为"心肌炎"。刻下血压100/76mmHg,心率108次/min,早搏频。形体肥胖,舌红,苔薄腻淡黄,脉弦细数,节律不整。

中医诊断:心悸(痰热扰心)。西医诊断:心律失常(室性早搏、窦性心动过速)。患者平素因工作需要多应酬,此乃饮食失调,起居无常,痰浊内生,郁而化热,痰热内蕴,扰乱心神。治拟清热化痰、宁心安神。《济生方》导痰汤合仲景栀子豉汤、甘麦大枣汤出入。

处方:姜半夏10g,茯苓10g,茯神10g,橘红5g,陈胆星10g(包煎),赤芍10g,磁石30g(先煎),焦山栀10g,淡豆豉10g,知母10g,淮小麦30g,炙甘草5g,红枣10g。5剂,每日1剂,水煎服。

另:倍他乐克6.25mg,每日2次。嘱戒酒,忌肥甘厚味、辛辣煎炸,晚间注意休息,尽量不熬夜。

二诊(2008年5月31日):心悸胸闷均缓解,自感无不适,已停倍他乐克。心率84次/min,早搏5次/min,舌偏红,苔薄白腻,脉弦细结。上方去山栀、豆豉,加苦参10g,川芎10g。7剂,水煎服。

三诊(2008年6月7日):平素无不适,天气或情绪变化时胸闷,心率84次/min,仍有早搏,舌暗红苔少,脉弦结。痰浊已化,气阴两伤,血行不畅。拟益气养阴,活血通脉,《医学启源》生脉散合甘麦大枣汤加味。

处方:太子参10g,麦冬10g,炙五味5g,赤芍10g,苦参20g,牡丹皮10g,当归10g,川芎10g,煅龙牡各30g(先煎),淮小麦30g,炙甘草5g,红枣10g。7剂,水煎服。

四诊(2008年6月14日):胸闷心悸未作,心率80次/min,早搏2次/min,舌暗红,苔少,脉弦细结。上方去牡丹皮,加枸杞10g,酸枣仁10g。10剂,水煎服。

五诊(2008年7月12日):心悸未作,自感无不适,心率72次/min,律齐,舌暗红,苔薄白,脉弦细。守方续服7剂。

六诊(2011年8月27日):2008年服药后心悸胸闷缓解,3年余未复发,然近5日工作过度忙碌应酬增多,又感心悸胸闷气短。刻下血压130/80mmHg,心率80次/min,早搏16次/min,心电图示频发室早。舌淡红,苔薄腻,脉细结。痰浊扰心,拟燥湿化痰、宁心安神为法,再予导痰汤合甘麦大枣汤出入。

处方:姜半夏10g,茯苓10g,茯神10g,橘红5g,陈胆星10g(包煎),枳实

10g,苦参 10g,川芎 10g,当归 10g,丹参 30g,淮小麦 30g,炙甘草 5g,红枣 10g。3 剂,水煎服。

嘱预约心超。生活规律,起居有节,戒酒。

8 月 29 日其家人来院述心悸胸闷气短均明显减轻,患者因工作繁忙无暇来院,预约心超要求延后,并要求转方续服。予上方 5 剂,嘱注意休息,门诊随访。

七诊(2011 年 9 月 3 日):心悸胸闷渐缓解,仍有气短感,心率 80 次/min,早搏 4 次/min。舌偏红,苔薄腻,脉细带弦。守方改苦参 20g,加麦冬 20g。续服 7 剂。

【按】患者以心悸胸闷气短为主苦,属中医"心悸"范畴。

心悸又名惊悸,有虚实之分,早在宋代,严用和在《济生方·惊悸怔忡健忘门》即指出,惊悸为"心虚胆怯之所致也","或因事有所大惊,或闻虚响,或见异相,登高涉险,惊忤心神,气与涎郁,遂使惊悸。惊悸不已,变生诸证,或短气悸乏,体倦自汗,四肢浮肿,饮食无味,心虚烦闷,坐卧不安",治予温胆汤、远志丸。至元《丹溪心法·惊悸怔忡》更明确提出:"时作时止者,痰因火动,瘦人多因是血少,肥人属痰,寻常者都是痰。"

本案患者工作忙碌,多饮酒应酬,生活无规律,脾胃运纳失常,水谷不化精微聚为痰浊,故形体肥胖,痰郁化热,痰热扰心,心神不宁,心脉不畅,因而心悸胸闷气短。治拟清热化痰、宁心安神。方选导痰汤合仲景栀子豉汤、甘麦大枣汤出入。方中姜半夏、茯苓、橘红、陈胆星燥湿化痰,焦山栀、淡豆豉、知母清热除烦,磁石重镇安神,赤芍活血通脉,茯神、淮小麦、炙甘草、红枣养心安神。另服倍他乐克减慢心率,降低心肌耗氧量。5 剂后自觉心悸胸闷均缓解,自停倍他乐克。察其心率减慢,早搏减少,舌红稍淡,苔转薄白腻,上方去山栀、豆豉,加苦参、川芎加强活血宁心之力。三诊时仅天气或情绪变化时胸闷,舌暗红苔少,痰浊已化,气阴两伤,血行不畅。转予生脉散合甘麦大枣汤加味益气养阴,活血通脉,守方服用 20 余剂,至 2008 年 7 月心悸缓解,之后停药 3 年余未复发。

2011 年 8 月下旬患者工作过度忙碌应酬增多,又感心悸胸闷气短,出现频发室早。观其舌淡红,苔薄腻,脉细结。乃痰浊扰心,再予导痰汤合甘麦大枣汤出入燥湿化痰、宁心安神,并嘱心超检查以排除器质性病变。8 剂后症状明显减轻,守方出入续服 7 剂以巩固疗效。

由于中国国情及生活方式、习惯等因素,目前痰浊为患者越来越多,提倡健康生活方式对预防疾病特别是心脑血管疾病尤为重要。

8. 心悸、耳鸣(频发室性早搏、神经性耳鸣)

杜某,女,41岁,已婚,农民,江苏太仓人。

初诊(2011年5月7日):心悸耳鸣2年,加重2周。

近2年耳鸣头响,时感心悸,五官科检查诊为"神经性耳鸣",心电图示频发室早,服多种西药、中成药、中药汤剂欠效。近2周加重,耳鸣如蝉,心悸怔忡,大便干结,两三日一行。刻下血压130/80mmHg,心率76次/min,早搏频,胸片正常,心电图示频发室早,大多为三联律。舌嫩红少苔,脉弦细结。

中医诊断:心悸(气阴两虚)、耳鸣(肝肾阴虚)。西医诊断:频发室性早搏,神经性耳鸣。此乃气阴两虚,脑耳失养,心神不宁。拟益气养阴,宁心安神为先。仲景炙甘草汤治之。

处方:炙甘草60g,生地黄250g,党参30g,麻仁30g,麦冬40g,桂枝15g,大枣30枚,生姜45g,阿胶30g,黄酒2斤。1剂。黄酒适量浸阿胶备用,余药加入2斤黄酒、3斤清水共煮,取600ml,去渣,纳胶烊消尽,温服200ml,每日3服。

二诊(2011年5月14日):心悸减,大便调,心率72次/min,律齐,舌嫩红少苔,脉弦细。守方改麻仁40g,2剂,每周1剂。煎服法同前。

三诊(2011年6月4日):心悸减而未除,耳鸣头响,心率80次/min,早搏6次/min,舌嫩红少苔,脉弦细。上意增入滋补肝肾,益脑聪耳之品:

方1:守上方改麻仁45g,2剂,每周1剂。煎服法同前。

方2:生地黄10g,山药30g,山茱萸10g,枸杞子10g,磁石30g(先煎),川芎10g,当归10g,麦冬10g,菟丝子10g,炒僵蚕10g,干菖蒲10g,炒远志5g。10剂,水煎服。不服炙甘草汤时服用。

四诊(2011年6月18日):心悸缓解,耳鸣头响稍减,心率76次/min,律齐,复查心电图正常,舌嫩红少苔,脉弦细。效不更方:

方1:守方炙甘草汤继服3剂,每周服1剂。煎服法同前。

方2:上方2改山茱萸20g,去麦冬、菟丝子,加煅龙齿20g(先煎),制首乌10g。10剂,水煎服。

五诊(2011年7月9日):心悸未作,耳鸣头响亦减,心率80次/min,律齐,心电图正常。舌嫩红少苔,脉细。停服炙甘草汤,守方2加熟地黄10g。14剂,水煎服。

服上方后诸恙均除,遂停药,2012年秋因他病来诊,悉心悸耳鸣未复发。

【按】炙甘草汤又名复脉汤,出自仲景《伤寒论》:"伤寒,脉结代,心动悸,炙甘草汤主之。"全方由炙甘草、生姜、人参、生地黄、桂枝、阿胶、麦冬、麻仁、大枣组成,具益心气、补心血、养心阴、通心阳之功,以治外感病过程中之脉结代、心动悸。以往,有人用炙甘草汤治疗心律失常,收效欠佳,后经临床摸索,发现炙甘草汤必用仲景原方原法方奏佳效。笔者经多年临床实践,证明按仲景法用炙甘草汤治疗心律失常确有良效,对服西药抗心律失常药无效之患者同样能收效,自1989年至今,已用本方治疗各种心律失常近百例,2007年曾总结63例已用2种以上抗心律失常西药治疗无效的患者,用炙甘草汤后,仍有76.19%的总有效率和42.86%的显效率,远期疗效亦较好,且疗程较短,除消化道症状外,未见其他明显不良反应,不会产生西药抗心律失常药那样的致心律失常作用,因而安全性较高。服药后不仅改善自觉症状及心律失常,且可增强机体抗病能力,感冒明显减少。本方无论对病毒性心肌炎心律失常还是单纯性心律失常均有良好疗效,对冠心病、高血压性心脏病之心律失常亦有一定作用。"炙甘草汤在心律失常中的应用"曾获苏州市科技进步"攻关杯奖",并为当年唯一被记"三等功"之中医项目。

炙甘草汤中炙甘草甘温,益气补中,化生气血,《名医别录》云能"通经脉,利血气",李杲谓"炙之则气温,补三焦元气……缓正气,养阴血";生地黄滋阴补血,充脉养心,《本草经疏》称其为"补肾家之要药,益阴血之上品",《神农本草经》云能"逐血痹",二药重用,益气养血以复脉之本,共为君药。党参、大枣补益心脾,合炙甘草则养心复脉、补脾化血之功益著;阿胶、麦冬、麻仁甘润养血,配生地黄则滋阴养血充脉之力尤彰;桂枝合炙甘草以壮心阳,合生姜以通血脉,使血行旺盛,共为辅佐。加酒同煎,能助诸药和气血通经隧以为使。诸药合用,使心气复而心阳通,心血足而血脉充,则脉复而心悸自安。

关于药物剂量问题。根据上海中医药大学柯雪帆教授等考证,汉代1斤等于今之250g,1两等于今之15.625g(精简为15g),1升等于今之200ml。据此将仲景原方剂量转换后为今之用药剂量。但在临床实际应用时,炙甘草汤亦不是只可墨守不可更动,在仲景《伤寒论》中,亦可见许多名方如小青龙汤、真武汤等均会根据病情变化而有药味增减和剂量变动。临证根据四诊所得,适当做药量及药味调整,可提高疗效,减少或避免不良反应。

本案患者心悸耳鸣2年,加重2周。心电图示频发室早,大多为三联律,曾服多种西药、中成药、中药汤剂欠效,包括抗心律失常之美西律、心律平、参松养心胶囊、黄杨宁片等,察其舌嫩红少苔,脉弦细结,此乃气阴两虚,脑耳失养,心神不宁,治以益气养阴,宁心安神为先,始予炙甘草汤治之,3剂后心悸减,耳鸣头响为苦,在服炙甘草汤间歇期增服滋补肝肾,益脑聪耳之品,方选《重订广温热论》耳聋左慈丸加减。方中地黄、山茱萸、枸杞子滋肾养肝、填精益髓为主药。山药被景岳誉为"健脾补虚,涩精固肾",可补后天以充先天;磁石平肝潜阳、安神镇惊、聪耳明目;川芎、当归、麦冬、菟丝子滋阴补肾、养血活血共为辅。炒僵蚕、干菖蒲、炒远志镇痉化痰、通络开窍为佐使。全方合用,滋阴益肾,潜阳通窍,既为耳鸣头响而设,亦可滋肾水以济心,与炙甘草汤相辅相成,药后心悸缓解,耳鸣头响亦减,停用炙甘草汤,继予耳聋左慈丸加减以善后。

心律失常是临床常见病,抗心律失常西药副作用较多,可引起各种心律失常乃至致命性心律失常,且往往只对部分患者起暂时缓解症状之作用,停药后易复发。然患者常因心悸、胸闷、乏力等影响工作、学习和生活。炙甘草汤不失为治疗心律失常安全有效之良方。

9. 喘证(老年性瓣膜退行性改变、二尖瓣后叶脱垂、心律失常、心功能不全)

方某,男,75岁,已婚,农民,江苏太仓人。

初诊(2010年6月26日):气喘3年,加重1周。

患者近3年气喘时轻时重,持续不解,今年4月28日至5月6日曾住本院,心超示:二尖瓣后叶脱垂伴中重度反流,主动脉瓣右瓣钙化伴轻度反流。心电图示:窦性心律不齐、房早、室早,经治好转出院。近1周气喘加重,动辄尤甚,夜间端坐,心悸胸闷,下肢浮肿,精神萎靡,食欲不振。已服中药、呋塞米、螺内酯、阿司匹林等欠效。刻下血压130/65mmHg,心率72次/min,有早搏,心尖区闻及4/6收缩期杂音,双下肢浮肿。舌暗淡,苔薄白,脉弦结。

中医诊断:喘证(肾阳虚衰)。西医诊断:老年性瓣膜退行性改变(主动脉瓣右瓣钙化),二尖瓣后叶脱垂,心律失常,慢性充血性心力衰竭(心功能四级)。此乃肾阳虚衰,血瘀水停。治宜温阳活血利水。《伤寒论》真武汤加味。

处方:熟附子10g,白术10g,赤芍10g,茯苓10g,川桂枝5g,甜葶苈30g(焙),当归10g,党参30g,丹参30g,黄芪10g,瓜蒌皮10g,炒薤白10g,粉川芎10g。3剂,每日1剂,水煎服。

继服已用西药。慎起居,适寒温,节饮食。

二诊(2010年7月2日):气急渐平,心律转齐,胸闷亦减,舌淡红,苔薄淡黄,脉弦缓。守方改葶苈子10g。7剂,水煎服。

三诊(2010年8月19日):诸羔均平,已停用利尿药,病情未反复。舌淡红,苔薄白,脉缓。改予归脾丸 8 粒,每日 3 次口服以善后。

【按】本案患者以气急喘促、心悸胸闷、下肢浮肿为主症,属中医"喘证"范畴。

喘证有实喘、虚喘之别。早在《内经》中即已认识到喘证以肺为主病之脏,但亦与肾相关。《素问·脏气法时论》有"肾病者,腹大胫肿,喘咳身重,寝汗出"之论。本患者年逾古稀,又为劳倦之体,肾阳渐虚,命门火衰。肺为气之主,肾为气之根,肾阳不足摄纳无权,则喘息动则尤甚。火衰不能暖土,脾运不健,故食欲不振。脾肾两亏,水液代谢紊乱,水湿泛溢下趋,则下肢浮肿。水气凌心射肺,则喘促加重,不得平卧。血得寒则凝,得炅则行,今阳虚火衰,心血运行涩滞,故心悸胸闷,脉律不整,舌质暗淡。仲景云"血不利则为水",血行瘀滞阻塞水道,则加重水肿。综观本病,以肾阳虚衰为主,病变累及肺、脾、心三脏,阳虚血瘀水停,故治拟温阳活血利水为法,取《伤寒论》真武汤温阳化气利水;加桂枝善通经脉,助真武汤温通心阳,化气利水;黄芪、党参、白术益气健脾补肺,又可利水消肿;葶苈子善于泻肺利水,降气平喘;当归、丹参、川芎养血活血通络;瓜蒌皮、薤白宽胸理气。现代药理证实上述药物有强心利尿作用,可明显改善微循环,抗缺氧,增加冠脉血流量,改善心肌细胞能量代谢,保护受损伤、"再给氧"心肌细胞。3 剂后气急渐平,心律转齐,胸闷亦减,减葶苈子量续服 1 周以巩固疗效。因患者不喜服中药,症状缓解后嘱服归脾丸健脾养心。而要根除病根,希望能做心脏瓣膜置换手术。

10. 心衰(高血压病、高血压性心脏病、房颤、心功能不全)

陆某,男,83 岁,已婚,农民,江苏太仓人。

初诊(2011 年 6 月 2 日):心悸气喘 2 年余,加重半年。

患者于 2006 年发现高血压,2009 年元旦后时感心悸、气喘,曾住院,心电图发现短阵房速,后 Holter 示:频发房早,房早未下传,短阵房速。心超示:左房大,主动脉瓣钙化伴轻度反流,二尖瓣、三尖瓣轻中度反流,治疗情况不详。近半年休息时亦感气喘,动辄尤甚,夜间高枕而卧,心悸怔忡,眩晕乏力,现服复方卡托普利 1 片,每日 1 次。刻下面部虚浮萎黄,精神萎靡,气短息促,血压 160/90mmHg,心率 88 次/min,律不齐,心音强弱不等,下肢轻度浮肿。口唇暗红,舌暗淡有瘀点,苔薄白,脉弦结。心电图示:房颤。胸片示:心影大,主动脉结突出,肺纹增多增粗模糊。

中医诊断:心衰(阳虚水泛)。西医诊断:高血压病、高血压性心脏病、心房纤维颤动、慢性充血性心力衰竭（心功能四级）。此乃心肾阳虚，血瘀水停。拟温阳益气、活血利水。予自拟方。

处方：熟附子 10g，生黄芪 30g，党参 10g，丹参 10g，茯苓皮 30g，泽兰 30g，泽泻 30g，川桂枝 5g，路路通 10g，失笑散 10g(包煎)，川芎 10g，当归 10g，降香 5g，陈皮 5g。2 剂，每日 1 剂，水煎服。

嘱清淡饮食，注意休息。

另：复方卡托普利 1 片，每日 3 次，消心痛（硝酸异山梨酯）5mg，每日 3 次。

二诊(2011 年 6 月 4 日)：浮肿消退，心悸气急均减，眩晕依然。血压 144/80mmHg，心率 88 次/min，律不齐。舌暗淡有瘀点，苔薄白，脉弦结。守方去茯苓皮、泽兰、泽泻、降香，加钩藤 10g，白菊花 10g，杜仲 10g，枸杞子 10g。5 剂，水煎服。

三诊(2011 年 6 月 11 日)：眩晕稍减，余恙均平，心率 84 次/min，律不齐，舌脉同前，守方出入。

处方：生黄芪 40g，党参 20g，丹参 20g，茯苓 10g，桂枝 10g，炒白术 10g，川芎 10g，当归 10g，炙水蛭 5g，炒僵蚕 10g，钩藤 10g，天麻 10g，怀牛膝 10g，桑寄生 30g，片姜黄 10g。7 剂，水煎服。

四诊（2011 年 6 月 18 日）：眩晕显减，田间劳作后稍感气急，血压 140/80mmHg，心率 88 次/min，律不齐，舌暗红有瘀点，苔薄白，脉弦结。守方去水蛭加失笑散 10g，仙灵脾 10g。14 剂，水煎服。

【按】"心衰"是各种心脏疾病的最终归属，亦见于其他脏腑疾病的危重阶段，以心悸、气喘、水肿、乏力为主要临床特征，以本虚标实为主要病机特点。中医传统无"心衰"之病名，现代医学心衰之内容散见于中医喘证、水肿、心悸、痰饮、虚劳等篇中，如《素问·逆调论》有："夫不得卧，卧则喘者，是水气之客也。"《金匮要略·水气病脉证并治》有"心水者，其身重而少气，不得卧，烦而燥，其人阴肿"之论，《华佗中藏经》亦谓："心有水气则痹，气滞，身肿不得卧，烦而躁。"历代医家对相关疾病病因病机、临床特点、传变规律、辨证施治都有很多论述，至今仍对临床有着指导意义。1997 年正式将"心衰"定为国家标准中医病名，以有益于中医对这一类疾病的规范化诊断和治疗。

本案患者已为耄耋之年，脏腑形气俱衰，心超、心电图、胸片均有异常改变，心悸气喘已 2 年余，然并未规范治疗，病情轻时还在田间劳作。高年心肾阳虚，心神失养，心血瘀滞，故心悸怔忡；阳虚水泛，上凌心肺，故气喘，夜间高枕而卧；劳则气耗，故动辄气喘加重；水气泛溢肌肤，致面浮肢肿；阳虚气弱，血行瘀滞，故眩晕乏力,肌肤萎黄,精神萎靡,口唇暗红,舌暗淡有瘀点,脉弦结。总之心肾阳虚为本,水饮瘀血为标,故治拟温阳益气、活血利水为法。方中熟附子、桂枝温心肾之阳,化气利水;生黄芪、党参益中焦之气,合茯苓皮、泽泻、陈皮健脾利水;路路通行气利水;丹参、泽兰、失笑散、川芎、降香、当归活血通脉利水。黄芪、桂枝、路路通亦为老师李七一教授心衰Ⅰ号方之主要组成部分,该方经随症配伍治疗各种类型心衰均有较好疗效。前人云:"气为血之帅,气行则血行","血不利则为水",阳气复,血脉通,水气消散,则有利于水肿之消退和气喘之平复。阳气渐复,心脉通畅,心神得养,心悸怔忡自除。二诊肿退眩晕依然,故去茯苓皮、泽兰、泽泻、降香,加钩藤、白菊花、杜仲、枸杞子以补肾填精,平肝息风。三诊心衰症状悉平,肝脾肾三脏同治,在益气健脾基础上融入国医大师周仲瑛教授治疗动脉硬化之经验滋肾养肝,化痰消瘀,以求培本固源。药后眩晕显减,八十翁又能下田劳作。嘱注意休息,避免过劳,定期随访复诊,慎防病情反复。

江南水乡为我国经济比较发达之地,但广大农民较城镇居民无论在医保还是社保方面仍有很大差距。本案患者因经济因素未得到规范治疗,又因经济因素不愿住院,不愿使用稍贵重之药品,只能接受最简单最基本之治疗,病情刚缓解又下田劳作,亦时常自行减药或停药以节约费用。遇此类患者非常无奈,只能反复权衡利弊,尽力而为。

11.心衰(二尖瓣狭窄、心功能不全)

张某,女,70岁,已婚,农民,安徽籍,住上海嘉定。

初诊(2011年1月22日):阵发心悸气喘20年,加重伴咳嗽20余天。

患者阵发心悸气喘20余年,活动后加重,甚则夜不能平卧,时有面部、下肢浮肿,20天前受凉后诸恙加重,咳嗽咯痰稀白,不发热,气喘夜间倚息不得平卧。刻下咳嗽气急,喘息抬肩,面色晦滞,肢冷溲清,神疲懒言,语声断续。测血压100/64mmHg,颈部青筋暴露,心率104次/min,律不齐,心音强弱不等,心前区闻及2/6隆隆样舒张期杂音,两肺散在哮鸣音,右下肺闻及湿啰音,下肢凹陷性浮肿。两颧唇甲暗红,舌质暗淡,苔薄白腻,脉细数,节律不调。心电图示:快速房颤,平均室率120次/min。胸透示:心影增大,肺动脉段突出,肺门血管影增粗,右肋膈角变钝。以往曾拟诊为"风湿性心脏病",因经济因素未做心超检查。现服开富特(复方卡托普利)、消心痛(硝酸异山梨酯)、地高辛、螺内酯、阿司匹林等治疗。

中医诊断:心衰(阳虚水泛)。西医诊断:二尖瓣狭窄,慢性充血性心力衰竭

（心功能四级）。此乃心肾阳虚,血瘀水泛。治拟温阳利水,活血通脉。真武汤加减。

处方:熟附子10g,茯苓皮30g,生白术10g,川桂枝5g,生黄芪20g,葶苈子30g(焙),赤芍10g,丹参20g,当归10g,川芎10g,陈皮5g,焦山楂10g。3剂,每日1剂,水煎服。

嘱注意休息,清淡富营养易消化饮食,病情加重及时住院。继服已用西药。

二诊(2011年1月27日):咳嗽缓解,喘息亦减,唯活动后仍气急,心悸不明显,食欲渐振,浮肿消退,心率84次/min,律不齐,右下肺仍有湿啰音。守方继服3剂。

2011年5月28日因感冒来诊,悉前服药后症状缓解遂停服中药,坚持服用开富特、消心痛、地高辛、阿司匹林,病情尚稳定。

【按】患者系老年女性,以心悸、气喘、咳嗽、浮肿为主要临床特征,属"心衰"范畴。

患者原籍安徽,因家人在沪打工随同在沪居住,8年前心衰发作无力住院、门诊服药欠效,经人介绍前来诊治,因经济因素拒绝做心超,检查用药也需精打细算,经中西药合用得以症状缓解,之后常服开富特、地高辛、阿司匹林,间用消心痛、利尿剂、中药,每次病情加重来太求治,控制后自行购药服用,三四年前曾上呼吸道感染诱发肺部感染,咳嗽痰中有血,气喘神萎,肺部听诊闻及大量湿啰音,拒绝检查住院,后予青霉素、中药合用,病情得以控制。

《素问·逆调论》云:"夫不得卧,卧则喘者,是水气之客也。"《素问·水热穴论》云:"水病,下为胕肿大腹,上为喘呼,不得卧者,标本俱病。"患者年已古稀,又为久病劳作之体,心肾阳虚。肾阳虚则气化不行,水液代谢失常,水饮内停,上凌心肺;心阳虚则心火不能下交于肾,导致肾阳不足,气化失司,水液停聚,如此相互影响,形成恶性循环。临床可见心虚气弱之心悸乏力,肾不纳气之气短息促,肾阳不足之肢冷溲清,水气上凌心肺之喘息咳唾倚息不得卧。阳虚则寒,血得寒则凝,得热则行,心肾阳虚,血行瘀滞,故面色晦滞,颈部青筋暴露,两颧唇甲暗红。舌质暗淡,苔薄白腻,脉细数,节律不调,亦心肾阳虚,血瘀水停之明征也。故治宜温阳利水,活血通脉,仲景真武汤加减治之。方中熟附子、川桂枝温心肾,暖脾土,通胸阳;生黄芪、茯苓皮、生白术、陈皮健脾利水;肺为水之上源,今水气凌心射肺,故予葶苈子泻肺利水;血不利则为水,水不行则血瘀,故予赤芍、丹参、当归、川芎活血通脉,焦山楂活血化瘀,消食和胃。药仅3剂,诸恙显减,守方再服3剂而症平。

现代药理研究显示,附子、黄芪、葶苈子均有很好的强心作用;葶苈子、桂枝有利尿作用;赤芍、丹参、当归、川芎可增加心肌血流量,而不增加心肌耗氧量。上述诸药大多对心肌缺血有明显保护作用,用治心衰可谓标本兼顾。

患者有二尖瓣狭窄之症状体征,但病起于50岁后,无风湿活动关节痛病史,亦未做心超,故西医诊断尚不能肯定即为风湿性心脏病。

患者为重度心衰,心功能四级,理当做相关检查以明确诊断并住院治疗,但限于经济能力,拒绝检查住院。平素服用最廉价之药品,每遇病情加重即由其夫陪同来太配服中药,亦只是短暂服用,如此已维持8年之久。

12. 心衰(扩张型心肌病、高血压病、房颤、心功能不全)

陈某,女,78岁,已婚,农民,江苏昆山人。

初诊(2010年12月18日):气喘半年。

患者近半年来气喘,动辄尤甚,夜间高枕而卧,甚则端坐倚息,心悸阵作,上腹胀闷,食欲不振,眩晕乏力。以往有类似病史,3年前心电图示房颤,完全性右束支传导阻滞,左前分支传导阻滞,常服复方丹参滴丸治疗。刻下血压150/90mmHg,形体肥胖,面色虚浮无华,神疲懒言,语声断续,喘息抬肩,心率100次/min,律不齐,心音强弱不等,下肢浮肿,按之凹陷不起,唇甲暗红,舌暗淡,苔薄白,脉结。心电图示:房颤,平均心室率100次/min,完全性右束支传导阻滞,左前分支传导阻滞。胸片示:普大型心脏,主动脉结小,肺门血管影增粗模糊。拒绝住院。

中医诊断:心衰(阳虚水泛)。西医诊断:扩张型心肌病,高血压病,心房纤维颤动,慢性充血性心力衰竭(心功能四级)。此乃心肾阳虚,血瘀水泛。治拟温阳利水,活血通脉。仲景真武汤加减。

处方:熟附子10g,葶苈子30g(焙),茯苓皮30g,生黄芪20g,丹参30g,生白术10g,川桂枝5g,赤芍10g,当归10g,川芎10g,陈皮5g,泽兰30g,泽泻30g。3剂,每日1剂,水煎服。

另:开富特1/2片,每日3次;地高辛0.125mg,每日1次;消心痛5mg,每日3次;螺内酯20mg,每日3次;阿司匹林0.1g,每日1次。嘱注意休息,清淡富营养易消化饮食,病情加重及时住院。

二诊(2010年12月23日):气喘减,夜能平卧,肢肿渐退,精神稍振,上腹不适,眩晕纳果,血压140/90mmHg,心率92次/min,律不齐,心音强弱不等。舌暗淡,苔薄白,脉结。守方去泽兰、泽泻,加苏子、苏梗各10g,焦山楂、焦神曲各

10g。3 剂,水煎服。继服已用西药。

三诊(2011 年 6 月 4 日):前药后诸恙缓解,遂自行停服所有中西药。近 1 月又感眩晕,气喘,尚能平卧,腹胀纳呆,下肢浮肿。刻下血压 180/80mmHg,心率 68 次/min,律不齐,心音强弱不等,双下肢凹陷性浮肿,唇甲暗红,舌暗淡,苔白厚腻,前半剥,脉结。阳虚水泛,阴分亦伤。治先温阳利水,活血通脉为主。再予真武汤加减。

处方:熟附子 10g,葶苈子 30g(焙),茯苓皮 30g,生黄芪 10g,赤芍 10g,当归 10g,川芎 10g,麦冬 10g,丹参 30g,陈皮 5g,焦山楂 10g,苏子 10g,苏梗 10g。4 剂,水煎服。

另:开富特 1 片,每日 3 次,余西药继服。

四诊(2011 年 6 月 9 日):腹胀除,气急平,肢肿减,食欲仍不振。刻下血压 150/70mmHg,心率 72 次/min,律不齐,下肢轻度浮肿,舌淡红少苔,脉细。气阴两虚。守方去熟附子、茯苓皮、焦山楂、苏子、苏梗,加太子参 10g,炙五味子 5g,谷芽、麦芽各 30g,5 剂。嘱平素坚持服用开富特、阿司匹林,定期门诊随访。

【按】患者以气喘、心悸、浮肿为主要临床特征,属"心衰"范畴。此老年农妇,经济来源不足。初诊时气喘已半年,心功能四级,仅服用复方丹参滴丸治疗。患者年逾古稀,又为劳作之体,心肾阳虚,水气上泛,凌心射肺,故见心悸乏力,气短息促。肾阳虚不能暖土,脾阳不振,运化不健,故上腹胀闷,食欲不振。水湿上蒙清窍故眩晕。形体肥胖,面色虚浮无华,神疲懒言,语声断续,下肢浮肿,唇甲暗红,舌暗淡,苔薄白,脉结,亦阳虚水湿内盛,血行不畅之明征也。故治宜温阳利水,活血通脉,仲景真武汤加减治之。方中熟附子、川桂枝温心肾,暖脾土,通胸阳;生黄芪、茯苓皮、生白术、陈皮、泽泻健脾利水;肺为水之上源,今水气凌心射肺,故予葶苈子泻肺利水;血不利则为水,水不行则血瘀,故予赤芍、丹参、当归、川芎、泽兰活血通脉,并口服开富特、地高辛、消心痛、螺内酯、阿司匹林等西药。3 剂后气喘减,肢肿渐退,上腹仍不适,眩晕纳呆,守方去泽兰、泽泻,加苏子、苏梗、焦山楂、焦神曲理气和中,醒脾开胃,降逆下气,续服 3 剂,诸恙悉平。症状缓解后患者不舍花钱停服所有药物,4 月后病情反复,血压升高,再次来诊,仍以前法而获效。

根据患者病情及有关检查,考虑西医诊断为扩张型心肌病、高血压病、房颤、慢性充血性心力衰竭(心功能四级),因经济困难故未能做心超等检查以明确诊断。

13. 胸痹(高血压病、高脂血症)

陈某,男,46岁,已婚,职员,江苏太仓人。

初诊(2009年6月6日):左前胸痛伴心慌1周。

患者近1周阵发左前胸痛,心慌,深呼吸易作,无咳喘。今年4月在本院体检,测血压140/100mmHg,超声示脂肪肝,胆囊多发性息肉,查血脂高(TG5.79mmol/L),胸片右肺尖见一小结节影,2周前胸部CT(-),3天前复查胸片(-),尿常规(-),ECG示T波低平。服阿司匹林、消心痛、来适可(氟伐他汀)、麝香保心丸欠效。未曾服用降压药。近2日胸痛加重,每发持续1h以上,日发2~3次,气短懒言,神疲乏力。刻下血压130/100mmHg,心率80次/min,律齐,未闻及病理性杂音,两肺(-)。舌质暗红,苔黄厚腻,脉弦缓。ECG(-)。

中医诊断:胸痹(痰热痹阻)。西医诊断:高血压病,高脂血症。《素问·痹论》云:"心痹者,脉不通。"此患者素嗜肥甘厚味,多应酬饮酒,日久脾胃受损,运化失司,痰浊内生,郁而化热,痰热痹阻络脉,胸阳不展,气机不畅,心脉瘀滞,胸痹由是而作。治拟清热豁痰,祛瘀宣痹。方以《仙拈集》导痰汤加减。

处方:姜半夏10g,橘红5g,茯苓10g,陈胆星10g(包煎),焦山栀10g,川芎10g,赤芍10g,郁金10g,知母10g,瓜蒌皮10g,炙甘草5g。5剂,每日1剂,水煎服。

另服依那普利2.5mg,每日1次。

嘱饮食清淡,适量饮酒,适当运动。

二诊(2009年6月13日):胸痛未发,4天前曾有心慌,接诊医生听诊未发现异常,未做特殊治疗。刻下血压110/70mmHg,舌暗红,苔灰黄腻,脉弦。上方加枳实10g,磁石30g(先煎)。7剂,水煎服。继服依那普利2.5mg,每日1次。

三诊(2009年6月25日):服前药后已无不适,昨晚饮黄酒一瓶,夜半方寐,今晨又感左前胸不适。血压120/80mmHg,舌暗红,苔灰腻,脉弦。饮酒无度,起居无常,脾胃复伤,痰湿复甚。上方加藿香、佩兰各10g。7剂,水煎服。继服依那普利2.5mg,每日1次。嘱控制饮酒,起居有节,适当运动。

四诊(2009年7月3日):胸膺舒,心慌未作,然左侧头胀。血压120/86mmHg,舌红,苔黄腻,脉弦。痰热肝风上扰,清阳被蒙。拟清热化痰、平肝息风为法。

处方:姜半夏10g,橘红5g,茯苓10g,陈胆星10g(包煎),焦山栀10g,干菖蒲10g,川芎10g,赤芍10g,天麻10g,钩藤10g,怀牛膝20g,夏枯草15g,

生龙牡各30g(先煎),刺蒺藜10g。7剂,水煎服。

五诊(2009年7月11日):头胀已除,已无所苦,血压110/80mmHg,舌质偏红,苔中薄黄腻,边苔已化,脉弦缓。痰热未净,守方再进7剂以清利余邪,巩固疗效。之后随访2月,病情稳定。

【按】仲景在《金匮要略·胸痹心痛短气病脉证治》指出,"阳微阴弦,即胸痹而痛",该患素嗜肥甘厚味,多应酬饮酒,日久脾胃受损,运化失司,痰浊内生,痰郁化热,痰热痹阻,胸阳不展,气血瘀滞,故见胸痛;痰阻气机、困遏肢体肌肉,则神疲乏力,气短懒言。舌质暗红,苔黄厚腻,脉来弦缓,皆痰热内盛,痹阻心脉之象。故治以清热豁痰,祛瘀宣痹为法,以《仙拈集》导痰汤加减。方中姜半夏、橘红、茯苓、陈胆星、焦山栀、知母、瓜蒌皮、炙甘草清热燥湿,理气化痰,川芎、赤芍、郁金祛瘀通脉,5剂后胸痛未作,曾有心慌,苔灰黄腻,脉弦。遂加枳实、磁石加强理气化痰、镇心安神之力。药后诸恙缓解,然贪杯又眠少,致病情反复,复加藿香、佩兰芳香化浊。四诊胸膺已舒,心慌未作,然左侧头胀,舌红,苔黄腻,脉弦。此乃痰热肝风上扰,清阳被蒙,转以清化通窍为主,佐以平肝息风之剂,前意增入天麻、钩藤、怀牛膝、夏枯草、生龙牡、刺蒺藜等,服7剂后头胀缓解,诸恙悉平。随访2月,病无反复。

综观当今社会,由于生活水平日渐提高,竞争激烈,社会交往日趋重要,应酬增多,以及普通百姓缺乏日常保健知识,生活方式不健康,特别是嗜食肥甘厚味、嗜好烟酒、熬夜、缺乏运动等,导致脾胃受损,运化失司,痰浊内生,或痰郁化热,导致多种疾病发生,如眩晕、头痛、胸痹、心悸、失眠、中风等,甚则危及生命。因此,提倡健康生活方式,合理饮食,戒烟限酒,适当运动,起居有节,防患于未然,非常必要。《仙拈集》导痰汤由半夏、陈皮、茯苓、南星、枳实、桔梗、瓜蒌仁、焦山栀、黄芩、黄连、甘草、木香、辰砂等组成,主治痫、痰壅,具清热燥湿、理气化痰之功,临床随症配伍,治疗痰热、痰浊为患,每可应手取效。

14.胸痹(高血压病、心律失常)

陆某,女,63岁,已婚,退休,江苏太仓人。

初诊(2009年7月9日):胸闷心悸气短12天。

近12天胸闷心悸气短,动辄尤甚,某二甲医院ECG示房早、短阵房速,头颅CT、颈动脉彩超、尿常规正常,血生化甘油三酯2.02mmol/L,余均正常。已服心律平100mg,每日3次,通心络胶囊2粒,每日3次,昨起因气温升高胸闷心悸加重,肢软乏力,加服心可舒欠效。有高血压病史3年,服氨氯地平5mg,每日1

次,阿司匹林 0.1g,每日 1 次,曾服 ACEI 类降压,因咳嗽而停用。刻下血压 140/80mmHg,心率 80 次/min,早搏 6~8 次/min。形体肥胖,舌质淡红,苔薄白腻,脉来细结。

中医诊断:胸痹(痰浊痹阻)。西医诊断:高血压病,心律失常(房早、短阵房速)。此乃痰浊痹阻,胸阳不展,心脉瘀滞。治宜燥湿化痰,通阳宣痹。《金匮要略》瓜蒌薤白半夏汤合《太平惠民和剂局方》二陈汤出入。

处方:全瓜蒌 20g,炒薤白 10g,姜半夏 10g,云茯苓 10g,广陈皮 5g,粉川芎 10g,西赤芍 10g,佛手片 10g,藿梗 10g,苏梗 10g,淡竹叶 10g,六一散 20g(包煎)。7 剂,每日 1 剂,水煎服。

继服氨氯地平 5mg,每日 1 次,阿司匹林 0.1g,每日 1 次,心律平 100mg,每日 3 次。饮食宜清淡,忌肥甘厚腻。

二诊(2009 年 7 月 16 日):胸闷心悸减轻,仍有气短乏力。晨起咳嗽痰稠已 1 年余,咯痰方舒,虽服用中西药物未有缓时,胸片示两肺纹理增多增粗。刻下血压 130/75mmHg,心率 72 次/min,早搏 3~5 次/min。两肺呼吸音清,未闻及干湿性啰音。舌淡红,苔薄白腻,脉细结。上意增入宣肺止咳之品。

处方:全瓜蒌 10g,姜半夏 10g,云茯苓 10g,广陈皮 5g,陈胆星 10g(包煎),粉川芎 10g,炙麻黄 10g,桃仁 10g,杏仁 10g,炙紫菀 10g,炙百部 10g,炒枳实 10g,淡干姜 3g,生甘草 3g。7 剂,水煎服。

停心律平。嘱饮食清淡,忌肥甘厚腻、海腥发物、辛辣煎炸。适当活动,慎避外邪。

三诊(2009 年 7 月 23 日):胸闷心悸气短均除,咳嗽减轻,大便溏结不一。血压 130/70mmHg,心率 76 次/min,律齐。舌偏红,苔薄白,脉细。转以宣肺化痰为法,《太平惠民和剂局方》三拗汤加味。

处方:炙麻黄 10g,桃仁 10g,杏仁 10g,炙紫菀 10g,炙百部 10g,炒枳壳 5g,象贝母 10g,净蝉蜕 10g,仙鹤草 15g,玉桔梗 5g,粉前胡 10g,北细辛 3g,生甘草 3g。7 剂,水煎服。

四诊(2009 年 8 月 5 日):服完上方后,又自行转原方 7 剂,咳嗽续减,咯痰已除,时有喉痒,便溏日行 1 次,舌偏红,苔薄白腻,脉细。守方去桃仁、炒枳壳、象贝母,加藿梗、苏梗各 10g,炮姜炭 3g。7 剂,水煎服。

五诊(2009 年 8 月 13 日):晨起咳一两声,大便不爽,每矢气即夹有大便排出,胸闷心悸未作。血压 138/70mmHg,心率 72 次/min,律齐。舌淡红,苔薄白,脉细。治拟健脾补肺,固本善后。

处方：炙黄芪10g，炒白术10g，炒防风5g，炒僵蚕10g，广地龙10g，炙坎脐2条，煨诃子10g，焦薏苡仁20g，仙鹤草30g，炒陈皮5g，炙甘草5g。7剂，水煎服。

六诊(2009年9月3日)：服上方后矢气除，大便正常，咳嗽亦止，停服中药未见反复。舌淡红，苔薄白，脉细。血压130/70mmHg，心率76次/min，律齐，心电图正常。守方去煨诃子、焦薏苡仁，加赤芍10g，川芎10g，丹参10g，当归10g。7剂，水煎服。

坚持服用降压药，随访3年余病情稳定。

【按】《金匮要略·胸痹心痛短气病脉证治》云："胸痹之病，喘息咳唾，胸背痛，短气，寸口脉沉而迟，关上小紧数，瓜蒌薤白白酒汤主之。"本案患者胸闷心悸气短，咳嗽咯痰，当属"胸痹"之范畴。

患者素有高血压病史3年，慢性咳嗽咯痰史1年，形体肥胖，舌质淡红，苔薄白腻，脉来细结，此乃痰浊内盛，痹阻胸阳，心脉瘀滞，肺失宣肃。初诊以胸闷心悸气短，动辄尤甚，脉来细结为主苦，先以《金匮要略》瓜蒌薤白半夏汤合《太平惠民和剂局方》二陈汤燥湿化痰、通阳宣痹为主，加入川芎、赤芍活血通脉。适值盛夏酷暑，故合佛手、藿梗、苏梗、淡竹叶、六一散清暑理气，和中醒脾，冀其脾胃功能强健以绝生痰之源。药后胸闷心悸减轻，但诉晨起咳嗽痰稠已1年，遂于上意增入三拗、桃仁、紫菀、百部、枳实、淡干姜等宣肺化痰止咳，并配合饮食起居调理，嘱停用心律平以防生变。三诊胸闷心悸气短均除，之后亦未再作，血压正常，心律转齐，咳嗽减轻，大便溏结不一，转以三拗汤加味宣肺化痰，顺气止咳。四诊咳嗽续减，咯痰已除，然便溏，故去具润肠通便作用之桃仁、枳壳、象贝母，加藿梗、苏梗、炮姜炭理气化湿、温中止泻。五诊晨起咳一两声，大便不爽，每矢气即夹有大便，思此即《金匮要略》"气利"之意，遵仲景之训"诃梨勒散主之"。此时患者外邪渐去，肺脾两虚，故予《世医得效方》玉屏风散合仲景诃梨勒散加味健脾补肺，固本善后。药后诸恙均除，随访3年余，患者坚持服用降压药，病情稳定。

患者初诊但言服ACEI类降压药因咳嗽而停用，二诊时闻其咳嗽方知慢性咳嗽、咯痰已1年，服多种中西药欠效，已失继续治疗之信心。宗《金匮要略》法予瓜蒌薤白半夏汤合二陈汤燥湿化痰，通阳宣痹，胸闷心悸气短缓解后，转以《太平惠民和剂局方》三拗汤加味宣肺化痰止咳，咳嗽日渐减轻。三诊时大便溏结不一，就诊时日以干结为主，故仍予桃仁、杏仁、枳壳、象贝母等，意欲宣肺化痰止咳同时，略有润肠之力，此乃考虑不周润肠太过，致便溏、后又形成"气利"，最后以玉屏风散合仲景诃梨勒散加味健脾补肺,固本善后而收功。

另外,患者因心律失常胸闷心悸气短而来诊,虽已用抗心律失常西药而困效。中药治疗根据四诊合参,辨属痰浊痹阻,胸阳不展,予燥湿化痰、通阳宣痹为法,自始至终未刻意使用现代药理研究证实具抗心律失常作用之品,而心律能在短期内复常,临床症状亦得以缓解,充分说明辨证论治、治病求本之重要性。

15. 胸痹(高血压病,冠心病?)

韩某,男,44 岁,已婚,职员,江苏太仓人。

初诊(2011 年 4 月 2 日):胸闷气短 6 天。

近 6 天胸闷气短,夜寐不安,凌晨 2~3 时每因胸闷气憋而醒,醒后不能再入睡,上肢麻木,面色不华,形体肥胖。有高血压病史 1 年,服厄贝沙坦、氨氯地平治疗。刻下血压 150/96mmHg,心率 72 次/min,律齐。心电图、胸片、尿常规正常。舌暗淡边有齿印,苔薄淡黄,脉细弦。

中医诊断:胸痹(气虚血瘀)。西医诊断:高血压病,冠心病? 此乃气虚血瘀之象也。治拟益气活血为法。《博爱心鉴》保元汤合《金匮要略》甘麦大枣汤出入。

处方:炙黄芪 30g,党参 30g,丹参 30g,川桂枝 5g,川芎 10g,当归 10g,赤芍 10g,白芍 10g,酸枣仁 10g,瓜蒌皮 10g,淮小麦 30g,炙甘草 5g,红枣 10g。5 剂,每日 1 剂,水煎服。

嘱清淡饮食,适当活动,保持心情舒畅。继服厄贝沙坦、氨氯地平。

二诊(2011 年 4 月 9 日):查空腹血糖(FBG) 6.31mmol/L,TCH 5.88mmol/L,TG 7.98mmol/L,HDL-C 1.24mmol/L,LDL-C 1.42mmol/L,超声示脂肪肝。胸闷气短手麻均减,血压 130/90mmHg,心率 72 次/min,律齐,舌暗淡边有齿印,苔少,脉细。守方加炒薤白 10g,山茱萸 10g。14 剂,水煎服。

三诊(2011 年 5 月 21 日):服前药后诸恙均除,遂停服中药(不喜中药味),至今病情无反复。刻下血压 130/90mmHg,嘱继服厄贝沙坦、氨氯地平,加服血脂康 0.6g,每日 2 次,门诊随访,建议做冠脉造影以明确诊断。

【按】患者以胸闷气短为主苦,当属"胸痹"范畴。《素问·痹论》云:"心痹者,脉不通。"仲景在《金匮要略·胸痹心痛短气病脉证治》首先将"胸痹"作为病名提出,云"喘息咳唾,胸背痛,短气"为其主症,"阳微阴弦"为其主脉、主要病机变化,并创辨证施治方法及相关系列处方。

本案患者为中年男性,形体肥胖,肥人多气虚。气为血帅,气行则血行,气虚推动无力,致血行瘀滞,故胸闷气短,夜间气憋而醒,不得安寐。舌暗淡边有齿印,苔薄淡黄,脉细弦,亦气虚血瘀之象也,治拟益气活血为法,《博爱心鉴》保元汤合《金匮要略》甘麦大枣汤出入。方中黄芪、党参补心气,桂枝通心阳,丹参、川芎、当归、赤芍活心血;白芍、枣仁养心而敛心气;芍药、桂枝相配和营卫;瓜蒌皮宽胸理气;甘麦大枣汤益心气、宁心神,甘润缓急。二诊诸恙均减,再入炒薤白理气宽胸,通阳散结;山茱萸被张锡纯称为"不但酸敛,而更善开通","酸敛之中大具条畅之性,故善于治脱,尤善于开痹也",李七一师亦善于用山茱萸滋阴养心宁神,收敛耗散之心气。药后诸症悉平。唯此患者高血压、高血脂、形体肥胖,胸闷气憋,冠心病可能性非常大,故宜做冠脉造影以明确诊断,以便选择最佳治疗方案。

二、肝系病证

1. 头痛、不寐(高血压病、胆囊结石、脂肪肝)

冯某,男,58 岁,已婚,农民,江苏太仓人。

初诊(2009 年 6 月 19 日):头痛半月。

患者于半月前无明显诱因突发头痛,测血压高(具体不详),即住某院,彩超示胆囊结石、脂肪肝,心电图示左室高电压,血常规、尿常规、肾功能、血糖、血脂均正常,肝功能:ALT 72.4U/L,AST 59.6U/L,头颅 CT 未见异常。予氨氯地平5mg,每日 1 次,依那普利 5mg,每日 2 次,复方阿米洛利 1 粒,每日 1 次,尼莫同(尼莫地平)30mg,每日 2 次,血塞通 1 粒,每日 3 次口服,血压降至正常,然头痛不减,经介绍前来服中药治疗。刻诊:眩晕头痛,面部烘热,夜寐不宁,二便尚调,形体偏胖,血压 140/90mmHg,心率 84 次/min,律齐,未闻及病理性杂音。舌暗红,苔薄白,脉弦细。

中医诊断:头痛(肝阳头痛),不寐(痰热内扰)。西医诊断:高血压病,胆囊结石,脂肪肝。

《素问·至真要大论》云:"诸风掉眩,皆属于肝。"患者年近花甲,肝体不足,肝用有余,风阳循经上扰清空,故眩晕头痛,面部烘热;形体偏胖乃痰盛之体,痰郁化热,痰热扰心,故夜寐不宁;舌暗红,脉弦细,亦肝阳上亢,瘀血阻滞之象。急则先治标,拟平肝潜阳为先。方以天麻钩藤饮加减。

处方:天麻10g,钩藤10g,赤芍10g,白芍10g,川芎10g,生石决20g(先煎),杜仲10g,黄芩10g,桑寄生30g,怀牛膝20g,夜交藤30g,茯神10g,夏枯草15g。7剂,每日1剂,水煎服。

二诊(2009年6月26日):头痛缓解,睡眠好转,晨起前额仍有昏窒感,面部烘热,神倦乏力,上楼梯时心悸。血压140/90mmHg。舌暗红,苔薄白腻,脉弦细。上方去白芍,加佩兰10g,牡丹皮10g,葛根10g。7剂,水煎服。

三诊(2009年7月3日):头部已舒,烘热亦减,患者已出院。唯失眠已5月,甚则彻夜不寐,近日亦只睡3小时许。舌暗红,苔薄淡黄,脉弦细。血压130/82mmHg。痰热扰心,拟化痰清热、养心安神为法,方宗《太平惠民和剂局方》二陈汤合《金匮要略》甘麦大枣汤出入。

处方:姜半夏10g,茯苓10g,茯神10g,化橘红5g,陈胆星10g(包煎),知母10g,粉川芎10g,磁石30g(先煎),夜交藤30g,炒远志5g,炙甘草5g,淮小麦30g,红枣10g。7剂,水煎服。

另,停服复方阿米洛利、尼莫同,继服氨氯地平、依那普利。

四诊(2009年7月11日):夜寐已安,能睡五六小时,自感无不适,复查肝功能正常,血压130/80mmHg,因要外出,故停服中药,继服西药控制血压,嘱定期随访。

【按】本患者突发头痛,测血压升高,正住某院,经西药降压等治疗,血压降至正常,然头痛不减,由经治医师介绍前来服中药。初诊时眩晕头痛甚苦,面部烘热,夜寐不宁,根据《内经》"诸风掉眩,皆属于肝"之理论,辨为风阳上扰清空,予天麻钩藤饮加减平肝潜阳息风为主,方中有夜交藤、茯神宁心安神。二诊头痛缓解,睡眠好转,然晨起前额有昏窒感,考虑时值盛夏,暑湿上蒙,故去白芍之酸敛,加佩兰芳香化湿。前额为阳明经循行部位,故以葛根入阳明升清散邪,现代研究证实葛根可改善脑部血供,有降压之力,再加牡丹皮清热凉血、活血散瘀,《名医别录》云其可"除时气头痛"。三诊时头部舒,烘热减,患者已出院回家。唯失眠已5月余,近日亦只睡3小时许,据其舌脉考虑为痰热扰心,心神不宁,根据先师上海中医药大学附属龙华医院胡建华教授经验,以二陈汤合甘麦大枣汤出入化痰清热、养心安神,同时因血压已降至130/82mmHg,停用副作用相对较大之利尿剂。1周后诸恙悉平,夜能安寐,血压稳定在130/80mmHg。

自1982年工作起,前辈们就告诉我,西医瞧不起中医,也不相信中医。但是这些年来,在我的病人中,有不少是太仓人民医院各科西医们介绍来的,病人中也包括了他们的家人、亲戚等。窃以为,要想得到别人的尊重、信任,首先必须自强,疗效是硬道理,只要真有效,真能解决问题,同行会信任你,西医也同样会尊重、信任你。先师胡建华教授曾说:"中西医是两个不同的体系,各有所长,各有所短,应该互相学习、互相尊重,互补互用,取长补短,共同提高。"还记得与太仓人民医院一位西医副院长首次相识时,她告诉我曾陪同病人到我处服中药治疗妇科病;2002年当选为太仓医学会理事、中医学组组长后第一次参加理事会,来自太仓人民医院的另一位西医领导曾单独给我敬酒,并说了这么一句话:"感谢你,为我们走出了另外一条路。"这些均使我激动不已,这些年来一直激励我不断努力学习、实践、探索、提高。

2. 头痛(偏头痛)

孙某,女,49岁,已婚,农民,江苏太仓人。

初诊(2011年6月10日):头痛20余年,加重3月。

近20余年头痛,始1~3月发作1次,服芬必得缓解,近3月发作频繁,疼痛难忍,伴呕吐清水,服芬必得2日方缓解,然隔2~3日必再发。今年3月本院头颅CT未见异常。近日曾住某院,各项检查均正常,治疗欠效,具体情况不详。刻下血压120/80mmHg,舌淡,苔薄白腻,脉细。

中医诊断:头痛(痰浊头痛)。西医诊断:偏头痛。此乃痰浊上蒙清窍。拟化痰通窍为法。《济生方》导痰汤合甘麦大枣汤出入。

处方:姜半夏10g,茯苓10g,橘红5g,炒僵蚕10g,炙蜈蚣2条,钩藤10g,白芷10g,川芎10g,怀牛膝10g,生南星10g,淮小麦30g,炙甘草5g,红枣10g。7剂,每日1剂,水煎服。

二诊(2011年6月16日):头痛缓解,舌红有裂,苔少,脉细。痰浊渐化,阴分已亏,拟育阴平肝为法。

处方:生地黄10g,玄参10g,赤芍10g,白芍10g,川芎10g,钩藤10g,天麻10g,陈胆星10g(包煎),炒僵蚕10g,炙蜈蚣2条,怀牛膝10g,淮小麦30g,炙甘草5g,红枣10g。7剂,水煎服。

三诊(2011年6月24日):昨头痛发作,入晚即缓解。舌暗红少苔,脉细。守方去陈胆星、怀牛膝,加桃仁10g,红花10g,百合20g,蔓荆子10g。7剂,水煎服。

四诊(2011年6月30日):头痛未作,偶有头晕,原上肢麻木,现已缓解。舌嫩红苔少,脉细带弦。守方改白芍20g。14剂,水煎服。

五诊(2011年7月15日):头痛未发,左耳时有堵塞感,舌嫩红苔少,脉细。守方出入。

> 处方:生地黄10g,山茱萸10g,山药20g,枸杞子10g,杜仲10g,赤芍10g,白芍10g,川芎10g,钩藤10g,潼蒺藜10g,刺蒺藜10g,怀牛膝10g,桑寄生30g。7剂,水煎服。

六诊(2011年7月28日):近月余头痛未作,刻下无不适。舌嫩红,边有齿痕,苔中淡黄,脉细。守方去刺蒺藜,加生黄芪10g,炒知母、炒黄柏各10g。14剂,水煎服。

【按】本案患者头痛20余年,反复发作,近3月加重,伴呕吐清水,初诊舌淡,苔薄白腻,脉细,当属"痰浊头痛"范畴。《诸病源候论·膈痰风厥头痛候》云:"膈痰者,谓痰水在于胸膈之上……结聚不散,而阴气逆上,上与风痰相结,上冲于头,即令头痛。或数岁不已,久连脑痛。"《丹溪心法·头痛》云:"头痛多主于痰。"至其治法,《兰室秘藏·头痛门》云:"太阴头痛,必有痰……治以苍术、半夏、南星为主。"其以半夏白术天麻汤治痰厥头痛,亦为我们临床所常用。

先师胡建华教授善治头痛,谓内伤头痛主要与肝脾肾三脏有关,责之于风、痰、瘀三邪,搜风、化痰、通络为治疗之大法。胡老善用虫类药全蝎、蜈蚣、僵蚕、地龙搜风剔络,天麻、钩藤平肝息风,白芷、蔓荆子祛风止痛,生南星化痰镇痛,川芎、丹参活血祛瘀,配合甘麦大枣汤宁心安神,缓急止痛,临证灵活配伍,往往效若桴鼓。自跟师学习后20余年,笔者以胡老经验治愈头痛无数,深感胡老学验俱丰、德艺双馨,提携后学,竭尽全心全力,病重期间仍不忘让儿媳将新作邮寄与我。如今虽然恩师驾鹤西去多年,音容笑貌犹在眼前,谆谆教诲助我前行。

当年跟师学习曾疑生南星有毒,胡老告曰:南星生用对皮肤黏膜有毒,但煎煮之后毒性尽消,动物实验及长期临床实践大量病例应用均未见明显毒副反应,唯其性燥,阴虚火旺当慎用。如今20多年过去,吾用生南星亦无数,临床实践确实证明用之得法安全而有良效。

本案患者初诊时痰浊之征明显,故拟化痰通窍为先,遵胡建华老师之法以导痰汤合甘麦大枣汤出入。方中姜半夏、茯苓、橘红、生南星燥湿化痰以为君;炒僵蚕、炙蜈蚣搜风剔络,钩藤平肝息风,白芷祛风止痛共为臣;川芎、怀牛膝活血通络,甘麦大枣汤宁心安神,缓急止痛为佐使。7剂后头痛未作,舌红有裂苔少,脉细,痰浊渐化,阴分已亏,转方育阴平肝为法,上方去燥湿化痰之姜半夏、茯苓、橘红,以性凉清热化痰之陈胆星易辛温之生南星,加生地黄、玄参、赤芍、白芍、天麻育阴平肝潜阳。三诊头痛小发,去胆南星、怀牛膝,加桃仁、红花加重活血通络之力,入百合取百合地黄汤之意养阴清热,调节情绪,蔓荆子祛风止痛,守方出入又服40余剂,随访2月余头痛未再发作。

3. 头痛(高血压病)

杨某,女,49岁,已婚,职员,江苏太仓人。

初诊(2011年8月5日):头痛10余年,下肢浮肿1周。

患者头部胀痛10余年,眠差后易发。2008年煤气中毒后头痛发作频繁,夜寐易醒,未诊治。1周前发现下肢浮肿,测血压高,仍未服药。父母均有高血压病。刻下血压168/110mmHg,心率72次/min,律齐,双下肢凹陷性浮肿。肝肾功能、血脂、血糖、尿常规、心电图、超声检查均正常。舌红苔少,脉弦。

中医诊断:头痛(肝阳头痛)。西医诊断:高血压病(3级)。此乃阴虚阳亢。拟育阴平肝为法。自拟育阴平肝汤合仲景百合知母汤治之。

处方:钩藤10g,天麻10g,玄参10g,赤芍10g,白芍10g,夏枯草15g,刺蒺藜10g,山茱萸10g,生龙牡各30g(先煎),枸杞子10g,合欢皮10g,夜交藤30g,知母10g,百合10g。7剂,每日1剂,水煎服。

另:依那普利5mg,每日1次。嘱低盐清淡饮食,忌辛辣煎炸、肥甘厚腻,保持心情舒畅。

二诊(2011年8月15日):头痛缓解,肢肿渐退,夜寐易醒,血压140/90mmHg,舌转淡红,苔薄白,脉细。阴分渐复,肝阳渐平,气血不足,心神失养。转方益气养血,宁心安神。《济生方》归脾汤合仲景甘麦大枣汤出入。

处方:生黄芪20g,党参10g,丹参10g,炒白术10g,茯神10g,当归10g,炒远志5g,酸枣仁10g,煅龙牡各30g(先煎),广木香10g,淮小麦30g,炙甘草5g,红枣10g。10剂,水煎服。

三诊(2011年8月27日):浮肿消退,夜寐渐安,血压138/90mmHg,舌淡红,苔薄白,脉细。改予丸药缓图以善后:归脾丸8粒,每日3次,依那普利5mg,每日1次。嘱每月复诊1次,病情变化及时就诊。

【按】患者久患头痛眠差,又不慎发生煤气中毒致头痛加重,因种种原因未能及时治疗致病情迁延10余年之久,只缘出现下肢浮肿,民间有"头肿3年、脚肿眼前"之谚方来诊。

《素问·五脏生成》云:"头痛巅疾,下虚上实,过在足少阴、巨阳,甚则入肾。"女子五七之后,"阳明脉衰",心肝肾之阴亦易亏,阴虚则阳亢,心阴不足,心神失养则眠差,肝肾阴虚,风阳上扰清窍故头痛,煤气中毒更伤肾脏精气,致病情加重。阴液不足,血液黏稠,运行不畅,血不利则为水,因而发生下肢浮肿。治先育阴平肝为法,自拟育阴平肝汤合仲景百合知母汤治之。方中钩藤、天麻、生龙牡、夏枯草、刺蒺藜平肝潜阳息风,玄参、白芍、山茱萸、枸杞子滋水涵木,赤芍活血通脉,百合知母汤合合欢皮、夜交藤滋阴清热,宁心安神。依那普利降低血压,中西合用。二诊血压降,头痛除,肢肿减,唯夜寐仍易醒,察其舌转淡红,苔薄白,脉细。此乃阴分渐复,肝阳渐平,气血不足,心神失养,转方《济生方》归脾汤合仲景甘麦大枣汤出入益气养血,宁心安神。药后浮肿退,夜寐安,血压稳定,续以丸药调理善后。继服依那普利控制血压。

　　患者因下肢浮肿而来诊,辨其浮肿之因乃阴液不足,血液黏稠,运行不畅,血不利则为水,故治予滋阴增液,配合活血化瘀,促进血液流通。二诊健脾以运水,养血活血,虽全程未用利水之剂,然浮肿很快消退,此亦中医治病求本之法也。

4. 眩晕(高血压病)

王某,女,75岁,已婚,退休工人,江苏太仓人。

初诊(2009年3月11日):眩晕脑鸣阵作1年余。

患者原有高血压病史6年,常服硝苯地平缓释片治疗,血压控制在正常范围。近1年来时时眩晕脑鸣,本市一院血、尿检查及头颅CT未见异常,加服尼莫同等欠效。卧不成寐,食欲不振。刻下血压120/80mmHg,心率80次/min,律齐。脘腹濡软,按之不痛,舌暗红,少苔,脉细。

中医诊断:眩晕(肾精不足)。西医诊断:高血压病。此乃肾精不足,血行不畅。拟补肾填精,活血化瘀。《景岳全书》左归饮出入。

　　　　处方:大熟地10g,春砂仁5g(与熟地同捣),山茱萸10g,山药30g,茯苓10g,枸杞子10g,当归10g,牡丹皮10g,川芎10g,炒远志5g,夜交藤30g,焦三仙各10g。5剂,每日1剂,水煎服。

二诊(2009年3月16日):眩晕脑鸣仍作,寐差。嘈杂泛酸、脘腹痞胀烧灼感已3月,1月前市一院胃镜示胆汁反流性胃炎,服西药西沙比利、奥美拉唑等欠效,服上方中药后脘腹痞胀灼热感减轻,食欲稍振。以往有"胆囊结石"病史,已手术治疗。舌暗红、少苔,脉细。此乃肾精不足,胃阴亦虚,中焦气滞,升降失常。拟补肾填精,养阴理气,和胃降逆并进。方以《续名医类案》一贯煎出入。

　　　　处方:生地黄10g,枸杞子10g,北沙参10g,麦冬10g,当归10g,炒川楝10g,滁菊花10g,钩藤10g,旋覆花5g(包煎),代赭石30g(先煎),佛手片10g,夜交藤30g。5剂,水煎服。

嘱抬高床头,以舒适为度,餐后不能立即卧床。忌高脂肪、巧克力、咖啡、浓茶,忌暴饮暴食,保持心情舒畅乐观。停硝苯地平缓释片,改予依那普利5mg,每日1次口服降压。

三诊(2009年3月23日):脘腹已舒,嘈杂泛酸除,食欲渐振,眩晕脑鸣亦轻,睡眠渐安,已停用治胃西药。血压135/80mmHg。舌暗红、苔薄白,脉细。守方去钩藤,加北秫米10g。7剂,水煎服。

四诊(2009年10月7日):服3月23日方后诸恙若失,为节约费用,并忙于家事遂停药,病情稳定。至上月23日晚饮食不慎,脘腹疼痛,无吐泻,至当地镇卫生院输液治疗(用药不详),疼痛即止,然之后又感脘腹痞胀,不思饮食,大便干结,夜寐不安。刻下测血压145/85mmHg。舌光红无苔,中裂,脉细数。此乃阴虚气滞,脾胃运纳不健,大肠津液失润,胃不和则卧不安。治拟养阴理气、运脾和胃为法。仍以一贯煎出入。

　　处方:生地黄10g,枸杞子10g,北沙参10g,麦冬10g,当归10g,炒川楝10g,旋覆花5g(包煎),佛手片10g,夜交藤30g,绿萼梅5g,玄参10g,生白术20g,焦六曲10g。7剂,水煎服。

五诊(2009年10月22日):腹部已舒,纳眠俱佳,唯大便仍干结。测血压132/80mmHg。舌红中裂,苔少,脉细。上方去佛手、夜交藤、焦六曲,改玄参20g,生白术30g,加白芍10g,瓜蒌仁10g,生首乌10g。7剂,水煎服。

【按】此患者因高血压病6年、眩晕脑鸣1年来诊,血压控制在正常范围,头颅CT未见异常,服尼莫同等欠效,经人介绍前来服中药。寐差纳呆,舌暗红、少苔,脉细。辨属肾精不足,血行不畅,治予补肾填精,活血化瘀,方选《景岳全书》左归饮加当归、川芎、牡丹皮滋肾充脑、养血活血,再加砂仁以防熟地滋腻碍胃,炒远志、夜交藤宁心安神,焦三仙消食和胃。7剂后眩晕脑鸣寐差未见明显好转,而初诊患者未提及(因正在服西药治疗)之脘腹痞胀灼热感减轻,此乃意外之效。

原来患者嘈杂泛酸、脘腹痞胀烧灼感已3月,2009年2月市一院胃镜示"胆汁反流性胃炎",正在服西药治疗然欠效。服中药初见疗效后,患者希望眩晕、胃疾一起治。思此患者原有"胆囊结石"手术史,肝失疏泄,肝郁气滞,郁久化火,灼伤胃阴;胆汁不能贮藏于胆囊,反流伤胃,胃失和降,故脘腹痞胀烧灼感、嘈杂泛酸。又年逾古稀,肾精已亏,血行不畅。肾脏阴精乃一身阴液之根本,亏则可致五脏六腑阴分俱虚。肾精不足不能生髓充脑,且水不涵木,可致肝阳上亢,故眩晕脑鸣。肾水不能上济于心,心火独旺,心神不宁,故夜不能安寐。治宜补肾填精、养阴理气、和胃降逆、宁心安神并进,方以一贯煎养阴填精,疏肝理气,合旋覆代赭和胃降逆,佛手理气而不伤阴,滁菊花、钩藤滋肾平肝,夜交藤宁心安神。配合生活起居调理,停用可加重反流之钙通道阻滞剂,改予依那普利降压。7 剂后脘腹舒,嘈杂泛酸除,食欲渐振,眩晕脑鸣亦轻,睡眠渐安,自停治胃西药。再诊上方去钩藤加北秫米续服 7 剂,乃宗《内经》治"胃不和则卧不安"用半夏秫米汤之意,因阴虚明显故未用辛燥之半夏。药后诸恙均除,遂长达半年余未再复诊,后因饮食不慎,胃疾复发方再次来诊,仍以一贯煎调治而见效。因大便干结,加用大剂生白术、玄参、白芍、瓜蒌仁、生首乌以运脾润肠通便,此乃师国医大师周仲瑛教授之经验。

关于痞满之证治,自《内经》始历代医家多有论述。《素问·异法方宜论》有"脏寒生满病",《五常政大论》有"备化之机……其病否","卑监之纪……其病留满痞塞"等。张仲景在《伤寒论》中明确指出:"但满而不痛者,此为痞","心下痞,按之濡",认为太阳病误治正虚邪陷是痞证的主要成因,创立诸泻心汤用治各种不同痞证,辨证明确,立方精当,至今仍被广泛应用并卓有成效。之后自隋唐至明清,无论是因是证还是治,前贤之论述和经验均非常丰富,其成因有外感有内伤,其治有从实有从虚,亦有消补兼施。如李东垣《兰室秘藏》之消痞丸、枳实消痞丸,《内外伤辨惑论》之洁古方枳术丸均为消补兼施、苦降辛开之名方,而丹溪亦有"痞者有食积兼湿""肥人心下痞者,乃是实痰""瘦人心下痞者,乃是郁热在中焦"等论述。

《续名医类案》一贯煎由北沙参、麦冬、地黄、当归、枸杞子、川楝子组成,方中重用生地黄为君,滋阴养血,补益肝肾,亦寓滋水涵木之意。以沙参、麦冬、当归、枸杞子为臣,配合君药滋阴养血生津以柔肝。更以少量川楝子疏泄肝气为佐使,该药虽性味苦寒,与大队滋阴养血药相伍,则无苦燥伤阴之弊。诸药合用,使肝体得养,肝气得舒,共奏滋阴疏肝之功。为治阴虚肝郁,肝胃不和所致胸脘胁痛之常用方。吾以其治疗阴虚气滞之痞满,亦屡试屡效。

综观本案患者之痞满,乃阴虚气滞所致。初诊以左归饮补肾填精,药后虽眩晕脑鸣未轻,然未料脘腹痞胀灼热却减,其未因滋补滋腻之品而碍胃,考其机理实因胃阴亏耗润土若渴使然;继以一贯煎加味而痞满除,中州舒,眩晕脑鸣寐差诸恙亦缓解,乃胃阴复,中土健,食欲振,气血生化有源,后天能补先天。

5. 眩晕(高血压病)

陆某,男,47 岁,已婚,职员,江苏太仓人。

初诊(2009 年 5 月 29 日):眩晕 6 年。

患者于 6 年前晕厥一次,一院查头颅 CT、心电图等均正常。之后晕厥未再发作,然头晕目眩,时轻时重,持续不解,间服中西药治疗欠效。1 年前测血压 150/110mmHg,未曾服用降压药。直至今年 3 月 2 日在本院门诊测血压 150/104mmHg,查心电图示窦性心动过缓(心率 54 次/min),肝肾功能、血脂、血糖、尿常规、超声均正常,先后服压氏达(苯磺酸氨氯地平片)、依那普利降压,倍他司汀、氟桂利嗪、天舒胶囊等中西药改善脑部血液循环,血压降至正常,然眩晕不减,遂求中药调治。刻诊头晕目眩,神倦乏力,小腿酸楚,血压 130/80mmHg,心率 58 次/min,律齐,未闻及明显病理性杂音。舌红隐紫,苔少,脉细。

中医诊断:眩晕(肾精不足)。西医诊断:高血压病。此乃肾精不足,血行不畅,髓海失却充养。乙癸同源,肾精不足则肝阴亦亏,肝阳上扰。治宜补肾填精、平肝潜阳、活血通络并进。方以四物汤加味。

处方:生地黄 10g,赤芍 10g,白芍 30g,川芎 10g,当归 10g,玄参 10g,天麻 10g,钩藤 10g,山茱萸 10g,生龙牡各 30g(先煎),葛根 30g,威灵仙 30g,怀牛膝 20g,甘草 5g。7 剂,每日 1 剂,水煎服。

继服压氏达、依那普利各 5mg,每日 1 次。

二诊(2009 年 6 月 6 日):眩晕减,唯下蹲站立时仍作,腿酸亦轻。舌红隐紫,苔少,脉细。效不更方,守方加制首乌 10g。14 剂,水煎服。

三诊(2009 年 8 月 1 日):服前药诸恙尽除,眩晕至今未发。因降压药服完来院复诊,已停依那普利 1 天,血压 140/90mmHg。嘱继服压氏达、依那普利各 5mg,每日 1 次,坚持服药,定期随访复诊。

【按】本案患者眩晕已 6 年,头颅 CT 正常,间服中西药治疗,眩晕未有缓时,甚感痛苦。检视以往所服中药,有地黄丸、左归丸、八珍汤、天麻钩藤饮、张氏镇肝息风汤之类,未能获效。1 年前发现血压高,未及时服用降压药,然降压治疗血压正常后眩晕依然。来诊时头晕目眩,神倦乏力,小腿酸楚,无耳鸣腰酸,血压 130/80mmHg,舌红隐紫,苔少,脉细。思此患者年近六八,又为劳倦之体,肾精当衰,髓海不足,脑失充养;乙癸同源,肾精不足则肝阴亦亏,肝阳上扰;久病入络,血行不畅,故舌红隐紫;小腿酸楚亦肝阴不足、筋失所养、血行不畅所致。故治非单纯滋肾平肝能获效。拟法补肾填精、平肝潜阳、活血通络并进,方以《太平惠民和剂局方》四物汤加味。方中四物汤加玄参、山茱萸、怀牛膝补肝肾,益精血,赤芍、川芎、当归、牛膝兼能活血通络,而大剂白芍、赤芍合甘草又为仲景《伤寒论》芍药甘草汤意以滋阴养肝,舒筋通络,缓急止痛。天麻、钩藤息风止痉、平肝通络;龙骨、牡蛎重镇潜阳;葛根升清生津,善治外感病头项强痛,现代药理研究证实葛根素能扩张脑血管,增加脑血流量,改善椎基底动脉供血不足;威灵仙走而不守,能宣通十二经络,通络止痛,善治风湿痹痛、肢体麻木、筋脉拘挛、屈伸不利,现代研究具镇痛降压之功。药仅7剂,眩晕减,腿酸轻。效不更方,守方加制首乌10g续服14剂,诸恙尽除,停用中药,继以压氏达、依那普利控制血压,随访至今已5月余,病情稳定无复发。

本案在治疗过程中,遵师周仲瑛教授之嘱,辨证与辨病相结合,而以辨证为主,在前医已用多种中西药治疗欠效情况下,从中医学理论体系扩大立法思路,多途径寻求治法,多法合用,一药多用,又结合了现代药理研究成果,故获较为满意之疗效。

6. 眩晕(颈椎病)

毛某,男,48岁,已婚,管理者,江苏太仓人。

初诊(2009年10月8日):眩晕阵作10年,加重3年。

患者眩晕已10年,头胀如窒,后颈拘急,时作时止,近3年加重,服中西药欠效。精神不振,下肢酸软,视物欠清,影响日常工作。形体肥胖,纳便自调。摄片示颈椎轻度退行性改变,头颅CT、磁共振、血脂、血糖、血常规、心电图、颈动脉超声均正常。唇舌暗红,苔薄白,脉弦细。血压140/90mmHg,心脏听诊正常。

中医诊断:眩晕(肾精不足)。西医诊断:颈椎病。此乃肝肾两亏,痰瘀阻窍。治拟补肝益肾,化痰祛瘀。经验方治之。

处方:桑寄生30g,怀牛膝20g,川芎10g,葛根30g,牡丹皮10g,石菖蒲10g,赤芍10g,白芍10g,玄参10g,山茱萸10g,滁菊花10g,海藻10g,胆南星10g,炒僵蚕10g,炙龟板10g(先煎)。14剂,每日1剂,水煎服。

二诊(2009年11月19日):眩晕头胀稍减,后颈拘急,下肢酸软乏力,视物模糊,血压130/90mmHg。舌暗红,口唇紫,苔薄白,脉弦细。病情迁延已久,调理终非一日之功,转予膏方补肝益肾填精,化痰祛瘀通窍,缓缓图治。四物合左归出入。

处方:熟地黄150g,当归200g,赤芍150g,白芍300g,牡丹皮150g,川芎150g,山茱萸150g,玄参200g,桑寄生300g,怀牛膝200g,制黄精300g,炒僵蚕200g,炙水蛭30g,片姜黄200g,鬼箭羽300g,明天麻250g,钩藤200g,滁菊花100g,甘枸杞子250g,制首乌150g,生龙牡各300g,干菖蒲150g,生甘草30g,黑木耳100g,黑芝麻250g,阿胶200g,龟板胶150g。如法制膏,晨空腹、晚睡前各10g,开水烊服。发热、便溏暂停服。

忌肥甘厚味煎炸,忌熬夜,生活有规律,调适心情。

三诊(2010年1月7日):近月来眩晕未作,精神好转,后颈已舒,视物稍清。血压130/90mmHg,舌暗红,苔少,脉弦细。上方改熟地黄200g,当归250g,山茱萸200g,甘枸杞子300g,制首乌200g,龟板胶200g,炙水蛭40g,加生地黄100g。如法制膏,服法同前。

2010年5月中旬来电告曰,眩晕已5月余未作,精神颇佳,精力充沛,视物清晰,血压正常,询问是否还需服药。嘱注意日常饮食起居,劳逸结合,暂不需服药,保持联系,冬季再服膏方调理。

【按】本案患者眩晕10年,摄片示颈椎轻度退行性改变,余各项实验室检查未见明显异常,服药欠效,情绪低落,精神不振。

《灵枢·海论》云:"髓海不足,则脑转耳鸣,胫酸眩冒。"后人对眩晕多有论述,特别是元朱丹溪提出"无痰不作眩",明张景岳提出"无虚不能作眩",虞抟提出"血瘀致眩"。本患者平日辛苦操劳,烦心思虑,生活无规律,肾精暗耗,痰浊内生,日久血行瘀滞。脑失所养,而痰浊瘀血阻窍,故眩晕头胀,精神不振。肝主筋,开窍于目,乙癸同源,肾精不足则肝阴亦虚,故后颈拘急,下肢酸软,视物不清。形胖、唇舌暗红、脉弦细,亦痰浊瘀血之象。治拟补肝益肾、化痰祛瘀为法。首诊以自拟方治疗。方中桑寄生、怀牛膝、白芍、玄参、山茱萸、滁菊花、炙龟板补益肝肾,川芎、牡丹皮、赤芍活血祛瘀,石菖蒲、海藻、胆南星、炒僵蚕祛痰通络,葛根最善升清以降浊,可改善大脑血液循环。药后眩晕有所好转,考虑其病情迁延已久,调理终非一日之功,转予膏方缓图,方取四物合左归出入。方中四物加左归、玄参、桑寄生、制黄精、滁菊花、制首乌、黑木耳、黑芝麻、阿胶、龟板胶补肝肾、填精髓;赤芍、牡丹皮、川芎、鬼箭羽、炙水蛭、片姜黄活血祛瘀通络;僵蚕、干菖蒲化痰开窍;阴虚易阳亢风动,故予天麻、钩藤、生龙牡平肝潜阳息风,配合饮食起居调适,一料未尽,诸恙悉除,欣喜异常,要求再服一料巩固疗效,遂加量续进。本案初诊以祛邪为主,膏方以补虚为主,以冀"正气存内,邪不可干"。

《素问·上古天真论》有"男子……五八,肾气衰……六八,阳气衰竭于上",《素问·阴阳应象大论》有"年四十,而阴气自半"之论。故人到中年须注意养生保健,切不可操劳过度,饮食起居失常,更当"恬淡虚无,真气从之",以延年益寿,既病之后又当及时治疗,治病于萌芽。

7. 眩晕(颈椎病)

陈某,女,58岁,已婚,农民,江苏太仓人。

初诊(2010 年 10 月 15 日):眩晕阵作半年。

近半年来眩晕阵作,后颈酸楚,口干咽燥,脘腹不适,X 线示颈椎病,曾服中西药欠效。刻下血压 120/80mmHg,心率 80 次/min,律齐,脘腹濡软,压之不痛。舌红有裂,苔少,脉细。

中医诊断:眩晕(肾精不足)。西医诊断:颈椎病。此乃肾精不足,髓海不充,胃阴亦虚。治拟养阴补肾和胃为法。《柳州医话》一贯煎加味。

> 处方:生地黄 10g,北沙参 10g,麦冬 10g,枸杞子 10g,当归 10g,炒川楝 10g,赤芍 10g,白芍 10g,川芎 10g,怀牛膝 10g,玄参 10g,白菊花 10g,钩藤 10g。7 剂,每日 1 剂,水煎服。

忌辛辣煎炸,劳逸适度。指导颈部活动锻炼。

二诊(2011 年 6 月 3 日):去秋药后诸恙缓解,遂停药。至今年 2 月因事过度操劳后又感眩晕,前额酸,后颈拘急。刻下血压 110/80mmHg,舌红,苔薄淡黄腻,脉弦。肝肾两亏,痰热内蕴。拟补益肝肾,清化痰热。《杂病证治新义》天麻钩藤饮合《六因条辨》黄连温胆汤出入。

> 处方:天麻 10g,钩藤 10g,桑寄生 30g,怀牛膝 10g,姜半夏 10g,云茯苓 10g,化橘红 5g,陈胆星 10g(包煎),炒枳实 10g,葛根 30g,川黄连 3g,生甘草 5g。7 剂,水煎服。

三诊(2011 年 6 月 11 日):颈拘显减,前额稍舒,眩晕亦轻,舌暗淡,苔薄淡黄腻,脉弦左细。守方去川黄连、甘草,加佩兰 10g,鸡苏散 30g。7 剂,水煎服。

【按】眩晕一证有虚有实,亦有虚实夹杂。本案患者,年近花甲,长年劳作之体,肾精亏耗,髓海不充,故眩晕阵作,迁延不已;乙癸同源,肾精不足,肝阴亦虚,筋脉失养,后颈拘急或酸楚;肾之阴精为一身阴液之根本,阴虚火旺,迫灼胃液,故见脘腹不适,口干咽燥。舌红有裂,苔少,脉细,亦阴虚之征象,治予一贯煎加味养阴填精,补肾和胃。方用生地黄、北沙参、麦冬、枸杞子、白芍、玄参滋阴填精;当归、炒川楝、赤芍、川芎理气活血;怀牛膝、白菊花、钩藤补益肝肾、平肝息风。药仅 7 剂,诸恙悉除。因系农民,症状缓解后不舍花钱而停药。

春节期间,患者过度忙碌操劳,旧恙复发,迁延 4 月方就诊。观其舌苔薄腻,脉弦,此乃肝肾两亏,兼有痰热内蕴,遂予天麻钩藤饮合黄连温胆汤出入,补益肝肾、清化痰热并进。7 剂后诸恙减轻,适值梅雨季节,阴雨绵绵,天气闷热,三诊去黄连之苦、甘草之满,加佩兰、鸡苏散芳香化湿醒神,终于药到病除。

治眩晕之疾,当辨清虚实,虚者补之,实者泻之,虚实夹杂,又当补泻兼顾。

三、脾胃病证

1. 便秘(习惯性便秘)

史某,女,17 岁,学生,江苏太仓人。

初诊(2009 年 9 月 18 日):大便秘结 5 年。

患者 5 年来大便偏结,3～7 日一行,平素无便意,虽多食素菜、水果、蜂蜜,亦曾服用中药(具体用药不详)、通便剂等欠效。动辄汗出,神倦乏力,头晕目眩,舌淡苔薄白,脉细弱。

中医诊断:便秘(气虚便秘)。西医诊断:习惯性便秘。经云:中气不足,则溲便为之变,此乃脾气虚推动无力,固摄无权,清气不升,浊阴不降。治拟益气健脾,升清降浊,固摄止汗。方以《脾胃论》补中益气汤出入。

处方:绵黄芪 10g,潞党参 10g,生白术 10g,全当归 10g,炙升麻 5g,醋柴胡 5g,炒枳壳 10g,东白芍 10g,防风 5g,茯苓 10g,浮小麦 10g,红枣 10g,炙甘草 5g。7 剂,每日 1 剂,水煎服。

嘱合理饮食,起居有节,适当活动。

2009 年 10 月 7 日患者因他病来诊,告知前服药后大便即通畅,近半月来日行一次,眩晕已除,精神渐振,汗出亦显减。

【按】便秘之疾有实秘与虚秘之分,临床不可见便秘即用通下药,而应详辨虚实寒热气血,相应遣方用药,否则易犯虚虚实实之戒,非但大便不通,甚或变生他疾。《丹溪心法·燥结》曾云:"如妄以峻利药逐之,则津液走,气血耗,虽暂通而即秘矣。"

本案患者系中学生,学业紧张,活动甚少,每至夜 11 时方睡觉。思虑伤脾,脾气虚推动无力,清气不升,浊阴不降,大肠传导失司,至大便秘结,迁延多年,常无便意。气虚固摄无权,津液外泄则动辄汗出。神倦乏力,头晕目眩,舌淡苔薄白,脉细弱,皆气虚清阳不升之象也。故予东垣补中益气汤加减益气健脾,升清降浊,固摄止汗。方中黄芪、党参、白术、茯苓、炙甘草补中益气,升阳固表;当归、白芍养血和营;升麻、柴胡助参、芪升举清阳;防风助芪、术益气以御风,固表以止汗,三药合用即玉屏风散也;浮小麦益气敛汗,红枣补脾胃,益气血,安心神,调营卫,和药性,与炙甘草、浮小麦同用,又寓甘麦大枣汤之意;枳壳理气行滞。诸药合用,复加饮食起居调节,脾气渐复,中焦气机恢复清升浊降之功能,5年便秘之苦,7剂草药而除,眩晕亦平。脾气健旺,自能发挥固摄之功能,故汗出已显减。

由本案思及近年来补中益气汤治愈多例大小便异常患者,《灵枢·口问》云:"中气不足,溲便为之变",诚如斯言。

2. 胃脘痛(胃癌)

顾某,男,77岁,已婚,农民,江苏太仓人。

初诊(2010年5月1日):胃脘隐痛3月。

近3月胃脘隐痛绵绵,饮食无妨,无嗳气泛酸。1周前胃镜示胃角溃疡1cm×1.5cm,慢性浅表性胃炎,病理示胃腺癌。原有高血压病、糖尿病、脑梗死病史。近超声检查示:胆囊多发性息肉,最大为0.5cm,右肾多发性囊肿。心电图示:频发室早,左室肥大,心肌劳损。心超符合心尖部肥厚性心肌病,主动脉瓣钙化伴轻度反流。肝肾功能、尿常规正常,血脂高,空腹血糖4.7mmol/L。刻下血压150/84mmHg,心率76次/min,律齐,脘腹平软,无明显压痛及包块。舌暗红,苔薄白腻,脉弦细。

中医诊断:胃脘痛(中虚气滞,癌毒阻滞)。西医诊断:胃癌,高血压病,糖尿病,心尖肥厚性心肌病,右肾多发性囊肿,胆囊多发性息肉。中气虚馁,气滞血瘀,癌毒阻滞。治拟益气健脾,理气活血,解毒抗癌。方以《太平惠民和剂局方》四君子汤加味。

> 处方:炒党参10g,茯苓10g,焦白术10g,炙甘草5g,徐长卿20g,石见穿20g,炙乌贼骨20g,菝葜10g,藤梨根20g,炙乳香5g(包煎),莪术10g,仙鹤草20g,陈皮5g。7剂,每日1剂,水煎服。

饮食宜清淡易消化,忌生冷硬煎炸辛辣。

另压氏达5mg,每日1次;依那普利2.5mg,每日1次;达美康(格列齐特)40mg,每日1次;奥克(奥美拉唑)20mg,每日1次;平消片3片,每日3次。建议住院。

二诊(2010年5月21日):出院1周,因高血压病、糖尿病及心脏因素不能手术,因家庭经济因素不愿住肿瘤科,要求门诊中药治疗。近来胃脘疼痛加重。舌暗红,苔薄白腻,脉弦细。守方出入。

> 处方:炒党参10g,茯苓10g,焦白术10g,炙甘草5g,炙刺猬皮10g,石见

穿20g,九香虫5g,藤梨根20g,炙乳香5g(包煎),莪术10g,白花蛇舌草20g,炒延胡10g,肉桂3g(后下),陈皮5g。7剂,水煎服。继服以上西药。

三诊(2010年6月5日):腹痛已轻,余无不适,血压140/80mmHg,心率64次/min,律齐,舌暗红,苔薄白,脉细。守方去肉桂、陈皮,加炒川楝10g,仙鹤草15g,菝葜10g,冬凌草30g。28剂,水煎服。继服以上西药。

复诊(2011年2月25日):因家庭经济困难,每月服上方14剂,平均2~3月服希罗达(卡培他滨)6天,多次查血糖、血脂、CEA正常,至今年1月胃脘痛缓解,然近1周又有不适感,查血压140/80mmHg,心率68次/min,律齐,心电图示左房肥大,左室肥大劳损,舌暗淡少苔,脉弦左细。脾虚毒阻血瘀。拟健脾益气,解毒祛瘀。

处方:炙黄芪20g,炒党参10g,茯苓10g,焦白术10g,生薏苡仁30g,丹参10g,石见穿30g,莪术10g,冬凌草30g,蜀羊泉10g,山慈姑30g,八月札10g,路路通10g,炒延胡10g,炙甘草3g。每日1剂,水煎服。

复诊(2011年5月20日):复查肝肾功能、血脂、血糖、肿瘤标志物均正常,胃镜示:溃疡愈合,胃角近后壁有1cm×1.5cm黏膜隆起病灶伴充血水肿及陈旧性出血,慢性浅表性胃炎。病理示:(胃角黏膜)腺癌。超声检查同前。舌偏红,苔薄少,脉细,守方出入。

处方:炙黄芪30g,炒党参10g,茯苓10g,焦白术10g,天冬20g,麦冬20g,北沙参10g,丹参10g,石见穿30g,莪术10g,藤梨根30g,冬凌草30g,山慈姑30g,炒延胡10g,参三七10g,炙甘草3g。每日1剂,水煎服。

复诊(2011年7月22日):胃脘偶有隐痛,精神可,血压、血糖稳定正常,舌暗红,苔根薄腻,脉细。守方去天冬,加仙鹤草15g。14剂,水煎服。

自2011年5月起已停服希罗达、奥克,每月服中药7~14剂,继续降压、降糖治疗。2012年4月胃镜复查:胃角黏膜浅隆起(病理示腺癌),慢性浅表性胃炎。

【按】患者年逾古稀,多种疾病缠身,2010年5月1日因胃脘隐痛3月来诊,胃镜示胃角溃疡1cm×1.5cm,慢性浅表性胃炎,病理示胃腺癌。因高血压病、糖尿病及心脏因素不能手术,因家庭经济因素不愿住肿瘤科而要求门诊中药治疗。病属中医"胃脘痛"范围,观其舌暗红,苔薄白腻,脉弦细。当属中气虚馁,气滞血瘀,癌毒阻滞,治拟益气健脾、理气活血、解毒抗癌。方以《太平惠民和剂局方》四君子汤加味。方中以四君子汤健脾益气,徐长卿、石见穿、菝葜、藤梨根清热解毒抗癌,乳香、莪术、仙鹤草、炙乌贼骨、陈皮活血理气和胃,并嘱注意饮食调理,守方出入间断服用 1 年,每 2～3 月服 6 天希罗达,胃脘疼痛明显减轻,胃镜复查溃疡愈合,但仍有黏膜局部隆起,癌灶未除,人癌和平共处,患者带病延年,精神、食欲均可,体重与发病前相仿,血压、血糖、血脂均控制在正常范围内。

胃癌是消化系统常见疾病,大多就诊时已属中晚期,丧失手术根治机会,因此预后差。本例患者年高多病体弱,家境贫困,平时沉默寡言,气郁不舒,日久影响血行,滋生癌毒,邪毒损伤脾运,气血生化无源,正虚邪实夹杂为患。幸其子孝顺,每月一次陪其来院就诊,病势得到控制。目前仍在随访观察中。

"胃脘痛"之疾,有虚有实,亦有虚实夹杂,不可拘泥于"不通则痛,通则不痛",须知亦有"不荣则痛"。《临证指南医案》云:"胃痛久而屡发,必有凝痰聚瘀,老年气衰,病发日重,乃邪正势不两立也。"治当分清虚实,补虚泻实,或虚实兼顾,不可犯虚虚实实之戒。

国医大师周仲瑛老师在治疗肿瘤时,非常注重调理脾胃。脾胃为后天之本,气血生化之源,有胃气则生,无胃气则亡。跟师抄方 1 年,目睹周老治疗肿瘤无数,复法大方治疗肿瘤是周老特色,但顾护胃气则贯穿始终。四君子汤是周老调理脾胃的基本方,结合四诊所得,灵活运用益气养阴、疏肝和胃、滋补肝肾、顺气化痰、清热化湿、解毒抗癌、祛瘀消癥等法,扶正祛邪,看似信手拈来,却有意想不到的疗效。本案患者治疗过程正是学习周老肿瘤疗法的一次实践。

3. 泄泻(肠功能紊乱)

浦某,男,58 岁,已婚,农民,江苏太仓人。

初诊(2011 年 6 月 3 日):便溏如水 4 月余。

近 4 月余大便日行一次,色黄如水,量多,无脓血,无里急后重。有便溏史多年,以往服诺氟沙星即大便正常,此次服多种西药均不效。查肝肾功能、血糖、血脂、尿常规均正常,超声检查示肾囊肿,大便常规为黄色水样便,余无异常。肠鸣腹不痛。查体血压 170/90mmHg,甲状腺无肿大,腹软无压痛,无包块。舌暗淡,苔薄白,脉弦。

中医诊断:泄泻(肝脾失调)。西医诊断:肠功能紊乱。此乃肝强脾弱。拟抑木扶土。《太平惠民和剂局方》逍遥散合《古今名医方论》香砂六君子汤出入。

处方:醋柴胡 5g,白芍 10g,焦白术 10g,炒党参 10g,茯苓 10g,陈皮 5g,砂仁 5g(后下),煨木香 10g,炮姜炭 10g,焦六曲 10g,炙鸡内金 10g,炙甘草5g。7 剂,每日 1 剂,水煎服。

二诊(2011 年 6 月 10 日):大便成条,日行一次,血压 140/80mmHg,舌暗淡,苔薄淡黄,脉弦。守方再进7剂。

嘱服完7剂后改服香砂六君子丸8粒,每日3次,服20天以巩固疗效。

随访1月,大便正常。

【按】《实用中医内科学》指出:"泄泻是指大便次数增多,粪质溏薄或完谷不化,甚至泻出如水样的病证。"本案患者虽便次不多,但泻出如水,当亦属"泄泻"范畴。

《景岳全书》云:"泄泻之本,无不由于脾胃。"胃主受纳,脾主运化水谷和水湿,若脾胃运纳不健,则谷反成滞,水反成湿,湿滞内停,清浊不分,并走大肠,发为泄泻。该患者病延已久,脾胃虚弱,不规则服用抗生素,又损脾阳,终至服用多种西药便溏依然。按其脉弦,当为肝强。肝失疏泄,脾失健运,治宜疏肝健脾,抑木扶土,逍遥散合香砂六君子汤出入。方中柴胡疏肝解郁,为主药;白芍柔肝和营,四君子健脾益气止泻,共为辅;使以陈皮、砂仁、煨木香助柴胡理气以和中,化湿以止泻;佐以炮姜、六曲、鸡内金温中健脾、消食和胃。诸药合而用之,疏肝理气,温中健脾,消食和胃,化湿止泻,1周后大便已调,嘱再服1周,继以丸药缓缓图治巩固疗效。

泄泻一疾,有寒热虚实之分,不可一泻即服抗生素,终至脾阳受戕,病情迁延或加重,当审症求因,相应施治。

四、肺系病证

1. 风温(上呼吸道感染)

陆某,男,47岁,已婚,公务员,江苏太仓人。

初诊(2009年11月21日14:00):发热半天。

患者外出多天,昨日自北方乘飞机回家,途中机舱内温度高,一度穿单衣仍微微汗出。今晨起床后即发热,微恶寒,咽痛头痛,轻咳无痰,仍坚持上班,热势渐盛,面赤肤热,口渴喜饮,小溲短赤,阵阵微恶风寒,诸节酸楚,遂来就诊。原有糖尿病、高血压病多年,正在服药治疗。测体温39.6℃,血压130/90mmHg,咽红不肿,心肺听诊无异常。舌红,苔薄淡黄,脉滑数,尺肤灼热而润。查血常规:

WBC 4.7×10^9/L,N 68%。

中医诊断:风温(卫气同病)。西医诊断:上呼吸道感染,糖尿病,高血压病。此乃初冬感受非时之风热病邪,肺卫失宣,并迅即传入气分,阳明胃热亢盛,而表证未罢,卫气同病。拟辛凉解表、辛寒清气并进。方以《温病条辨》银翘散合《伤寒论》白虎汤加减。

处方:金银花10g,连翘10g,炒牛蒡10g,桔梗6g,荆芥10g,淡豆豉10g,知母10g,生石膏60g(先煎),粳米1把(先煎),生甘草5g。2剂,每日1剂,水煎服。

嘱回家即煎服,头煎二煎混合,不时饮服,至睡前服完1剂。

因当日为周六,次日为周日,故嘱保持电话联系。当晚18:00告知体温39℃,至21:00告知体温38.6℃,次日晨为37.3℃,嘱尽剂。至下午14:00,体温37℃,热退身凉,诸恙悉平,周一正常上班。

【按】风温乃发生于冬春季节,由风热病邪引起的以肺卫表热证为特征、继则出现气分证候,后期多表现为肺胃阴伤的一种急性外感热病。叶天士在《三时伏气外感篇》中云:"风温者,春月受风,其气已温。"陈平伯在《外感温病篇》中明确指出:"风温为病,春月与冬季居多,或恶风,或不恶风,必身热,咳嗽,烦渴。"本案患者素有糖尿病、高血压病多年,正气不足,近外出多日,连续疲劳,正气又被耗伤,卫外不固,适值途中空调过热,非时之风热之气乘袭,卫气被郁,开阖失司,肺气失宣,经脉不利,故发热,微恶寒,咽痛头痛,轻咳无痰。治不及时,又未能好好休息,外邪由表入里,阳明胃热亢盛,无形邪热弥漫,里热蒸腾,而表邪未解,既可见高热、汗出、口渴、面赤、溲赤、舌红,苔淡黄,脉滑数,又有阵阵微恶风寒,诸节酸楚。卫气同病,故治宜表里双解,既以《温病条辨》银翘散辛凉解表,又以《伤寒论》白虎汤辛寒清气。方中金银花、连翘轻清泄热,牛蒡、桔梗轻宣肺气,荆芥、淡豆豉之辛温以增强疏表散邪之力,石膏辛寒大清肺胃气分之壮热,知母苦寒清热养阴,助石膏清热止渴生津,生甘草泻火解毒,调和诸药,粳米保养胃气,祛邪而不伤正气。诸药合用,共奏辛凉解表宣肺、清气泄热保津之功。然近正为甲型H1N1流感发病时期,患者又有糖尿病、高血压病史,恐生他变,故时刻保持联系以应变,幸药后病情即得到有效控制,次日热退身凉,诸恙悉除。

20多年前自上海龙华医院胡建华教授处学得白虎汤使用方法后,以此随症加减,曾治愈无数病毒感染高热包括用西药抗感染补液持续高热不退之患者,病家曾感慨:"只知中医调理慢性病,不知治急性病效果竟如此好。"有位小学女生补液治疗热势愈炽,服中药一剂即热退复课,之后患病即对其母言:"去找阿姨,只要服一帖中药。"

2. 风温(上呼吸道感染)

夏某,男,68 岁,已婚,退休,江苏太仓人。

初诊(2010 年 11 月 26 日上午 8:00):发热 2 天。

前晚起发热,背微恶寒,口渴欲饮,头痛咽痛,轻咳少痰,昨下午在本院门诊测体温 39.6℃,查血常规正常,予补液加头孢类抗生素,口服中成药治疗,自觉症状无明显改善,今晨体温 38.6℃,头痛无汗,不思饮食,查体咽红不肿,听诊心肺(-)。舌红,苔薄少,脉浮小数。

中医诊断:风温(卫分证·风热犯肺)。西医诊断:上呼吸道感染。此乃风热外袭,卫气被郁,肺气失宣。治宜辛凉解表。《温病条辨》银翘散出入。

处方:金银花10g,连翘10g,荆芥10g,防风10g,知母10g,生石膏60g(先煎),羌活10g,板蓝根30g,贯众10g,淡豆豉10g,淡竹叶10g,生甘草5g。2 剂,每日 1 剂,水煎服。

因医者要外出,相约次日下午复诊,至下午 16:30 尚未来诊,遂去电话询问,告知昨药后发热即渐退,今日最高体温 37.1℃,午后体温 36.7℃,精神恢复,诸恙均失。

【按】本案患者年近古稀,正气不足,卫外不固,非时之风热邪气乘袭,卫气被郁,开阖失司,肺气失宣,经脉不利,故发热,背微恶寒,口渴欲饮,头痛咽痛,轻咳少痰。治拟辛凉解表,以《温病条辨》银翘散出入,方用金银花、连翘、板蓝根、贯众轻清泄热;荆芥、防风、羌活、淡豆豉之辛温以增强疏表散邪之力;淡竹叶甘寒轻清,《本草纲目》言其能"去烦热,利小便,除烦止渴";石膏辛寒大清肺胃气分之壮热,知母苦寒清热养阴,助石膏清热止渴生津;生甘草泻火解毒,调和诸药。诸药合用,共奏辛凉解表、清热保津之功,药服 1 剂即热退身凉,诸恙若失。

本案患者发病 2 日,仍以卫分证为主,除体温高之外无明显气分里热之象,此乃西药及中成药虽未减轻自觉症状,但不可否认对控制病情发展,防止传变起到了一定的作用。虽无阳明气分热盛之征,据其舌红脉数,还是加用白虎之石膏、知母,此乃姜春华前辈"截断疗法"之意,防患于未然,阻止病邪深入,临床屡试屡效,不必拘泥于叶天士"到气才可清气"之训。然若外感风寒,表气被郁,虽测体温为高热,仍舌淡苔白,恶寒肢楚,面色晦滞,则断不可予白虎,当辛温发散为先。

3. 咳嗽(急性支气管炎)

刘某,女,36岁,已婚,职员,江苏太仓人。

初诊(2009年5月1日):咳嗽咯痰8天。

患者上月24日受凉后始咳嗽,咯痰稀白,鼻塞流清涕,恶寒发热,至本院门诊就诊,测体温39℃,予中药小柴胡汤加减及巴米尔退热治疗,3天后热退,咳嗽仍作,咯痰转黄,查血常规:WBC 3.66×10^9/L,N 40.2%,L 54.9%,予阿奇霉素、止咳化痰西药口服,咳嗽夜间加重,咯痰稠黄,不能安眠。舌质红,苔黄腻,脉细。测血压135/80mmHg。以往有糖尿病史,正服药治疗,上月17日本院查空腹血糖7.32mmol/L,血脂正常。

中医诊断:咳嗽(痰热蕴肺)。西医诊断:急性支气管炎,糖尿病。患者外感风寒,肺气失宣,卫表被郁,故恶寒发热,咳嗽咯痰稀白,鼻塞流清涕,继之寒郁化热,痰热蕴肺,咯痰黄稠,舌红苔黄腻。治当清热化痰,宣肺止咳。方拟麻杏甘石汤加味。

处方:炙麻黄10g,光杏仁10g,生石膏20g(先煎),淡子芩10g,炙紫菀10g,炙百部10g,化橘红5g,仙鹤草15g,炒远志5g,肥知母10g,象贝母10g,生甘草5g。3剂,每日1剂,水煎服。

停服抗生素。

二诊(2009年5月5日):咳嗽显减,乏力,舌暗红,腻苔渐化,脉细。上方去石膏,加川芎10g。3剂,水煎服。

三诊(2009年5月15日):偶咳,余无不适,舌红,苔中薄腻淡灰,脉细。上方去知母、象贝母,加十大功劳叶15g,茯苓10g。5剂,水煎服。

【按】《景岳全书·咳嗽》云:"咳嗽之要,止唯二证……一日外感,一日内伤而尽之矣。夫外感之咳,必由皮毛而入,盖皮毛为肺之合,而从外袭之,则必先入于肺。"本例患者外感风寒,卫表被郁,肺气失宣,故恶寒发热,咳嗽咯痰稀白,鼻塞流清涕,治当疏风散寒,宣肺止咳,医予和解少阳之小柴胡汤及西药退热剂治疗,虽体温正常,然表邪未解,入里化热,西医查血常规白细胞正常,淋巴细胞升高,系病毒感染,故予抗生素等不效,且夜咳加重。观其咯痰稠黄、舌质红、苔黄腻皆为痰热之象,故以《伤寒论》麻杏甘石汤加味清热化痰,宣肺止咳而收功。方中麻黄辛温解表,开宣肺气,石膏辛甘大寒,清泄肺热,解肌透邪,二药一寒一温,俱能辛散透邪,合用则相辅相制,石膏倍麻黄,不失为辛凉之剂,麻黄得石膏,宣肺平喘而不助热,石膏得麻黄,清解肺热而不凉遏。杏仁祛痰止咳,降利肺气,甘草生用,清肺止咳,又可调和诸药。加入黄芩、知母、象贝母、橘红、炙紫菀、炙百部、仙鹤草、炒远志加强清肺化痰、宣肺止咳之力,同时停服抗生素。3剂后咳嗽显减,舌暗红,上方去石膏之寒,加川芎行气活血,再3剂诸羔渐平。

4. 咳嗽(变应性咳嗽)

陈某,女,50岁,已婚,职员,江苏太仓人。

初诊(2009年5月5日):喉痒干咳3月。

患者近1年余时感胸闷,近3月余喉痒干咳,入晚气短,在某院呼吸科查胸片示肺纹增多,诊为"气管高敏症",先后服麝香保心丸、复方甘草片、氨溴索、中药汤剂等,病情无明显变化。测血压正常,咽喉无红肿,心肺听诊无异常,舌红少苔,脉细。

中医诊断:咳嗽(阴虚咳嗽)。西医诊断:变应性咳嗽。阴虚肺燥,肺失滋润,宣肃无权,故见喉痒干咳;入晚气短、胸闷系气血运行不畅所致;舌红少苔、脉细乃阴虚内热之象。治予养阴润肺,宁嗽止咳。方以沙参麦冬汤合桑杏汤、三拗汤加减。

处方:南沙参10g,北沙参10g,麦门冬10g,冬桑叶10g,炙麻黄10g,光杏仁10g,野百合10g,炙紫菀10g,炙百部10g,粉川芎10g,净蝉蜕20g,仙鹤草15g,生甘草5g。7剂,每日1剂,水煎服。

二诊(2009年6月11日):干咳稍减,胸闷未作,时有喷嚏,舌红少苔,脉细。治守前意出入。

处方:南沙参10g,北沙参10g,麦门冬10g,炙麻黄10g,杏仁10g,桃仁10g,炒牛蒡10g,炙紫菀10g,炙百部10g,生石膏10g(先煎),仙鹤草15g,生黄芪10g,生白术10g,防风6g,生甘草5g。7剂,水煎服。

三诊(2009年6月18日):咳显减,无气短胸闷,然下肢酸软乏力,舌红,苔薄腻淡黄,脉细。守方加佩兰10g。7剂,水煎服。

【按】《素问·阴阳应象大论》云:"年四十,而阴气自半也。"患者年已五十,从事市场管理工作,繁忙多言,耗伤气阴,且时有纠纷,心情不舒,肝气郁结,郁而化火,木火刑金,耗灼肺阴。阴虚肺燥,肺失滋润,宣肃失常,故喉痒干咳,入晚气短,气郁血行不畅则胸闷,舌红少苔、脉细乃阴虚内热之象。治宜养阴润肺,宁嗽止咳。方取沙参麦冬汤、桑杏汤合三拗汤加减,以南沙参、北沙参、麦冬、百合养阴润肺,桑叶、麻黄、杏仁既能疏风宣肺,又可润肺下气,桑叶且能清泻肝经郁火;紫菀、百部润肺止咳;仙鹤草《百草镜》谓其能"下气活血,理百病,散痞满",现代研究证实能提高体液免疫功能,且有抗炎、抗菌、抗病毒之功,蝉蜕宣散风热,祛风止痉,现代研究有镇静解痉、抗过敏及免疫抑制作用,川芎为血中气药,以活血祛风,行气开郁;甘草润肺止咳、调和诸药。诸药合用,共奏养阴润肺、宁嗽止咳之功。二诊咳嗽稍减,胸闷缓解,但时有喷嚏,又感风邪,此乃久咳肺气已虚,卫外不固,易受邪袭,故加入玉屏风散益气固表,扶正祛邪,又恐阴虚之体,不耐玉屏风之偏温,故加入石膏以监制玉屏风之温,且可清肺热以存肺阴,合三拗正为麻杏甘石汤以清热宣肺止咳。药后咳嗽显减,然下肢酸软乏力,苔薄腻淡黄,此天气暑热,苏南暑必挟湿,故加入佩兰清暑化湿。之后未再来诊,半月后据其邻居述,患者已完全康复。

5. 咳嗽(急性气管炎)

邓某,女,24岁,未婚,职员,江苏太仓人。

初诊(2010年1月14日):咳嗽11天。

患者咳嗽11天,不发热。在本院门诊摄胸片无异常,血WBC 8.06×10^9/L,N 78%,静脉滴注头孢西丁钠、阿奇霉素,口服银黄口服液、止咳糖浆欠效,咳嗽持续不减,痰少。舌暗红,边有齿印,苔淡黄厚腻,脉细。

中医诊断:咳嗽(痰浊阻肺)。西医诊断:急性气管炎。此乃痰浊阻肺,血行不畅。拟化痰祛瘀,宣肺止咳。方以《太平惠民和剂局方》三拗汤、《医学心悟》止嗽散加减。

处方:炙麻黄10g,光杏仁10g,化橘红5g,炙紫菀10g,炙百部10g,玉桔梗5g,粉前胡10g,淡干姜3g,粉川芎10g,苏子10g,苏梗10g,仙鹤草15g,生甘草3g。3剂,每日1剂,水煎服。

另:金荞麦片30粒,每次3粒,一日3次。忌海腥发物,辛辣刺激。

2010年3月27日因他病前来就诊,诉服前药3剂,咳嗽即止,至今未再发。

【按】本案为青年女性,素体健康,此次咳嗽而无明显恶寒发热,虽用多种抗生素静脉滴注、口服止咳糖浆等乏效。观其脉证,舌质暗红,边有齿印,苔淡黄厚腻,脉细。乃痰浊瘀血阻滞,肺气失宣所致,痰瘀不化,肺气之宣发功能即不易恢复。血得寒则凝,得热则行。"病痰饮者,当以温药和之。"前用抗生素治疗,抗生素乃凉药也,更伤人体阳气,故咳嗽不易缓解。拟化痰祛瘀、宣肺止咳为法,方取三拗汤、止嗽散散寒宣肺止咳,加干姜温肺化痰,川芎、仙鹤草祛瘀和血,苏子、苏梗顺气化痰。金荞麦片兼顾其舌苔黄腻有痰热之象,药仅3剂咳嗽得愈。

目前抗生素滥用对国人健康已造成很大影响,有报道称中国是全球最大的抗生素"试验场"，由此带来了许多问题——药物的副作用、细菌的耐药性、高昂的医药费等。例如本患者咳嗽不发热，胸片无异常，血 WBC 8.06×10^9/L，N 78%，本不需用抗生素，而偏偏用了二联抗生素。作为中医，我们必须充分发挥自身优势，辨证与辨病相结合，尽可能以天然动植物药对抗疾病，造福于民。我们必须以确切的疗效来证实自己，赢得患者的信任、赢得西医的理解和支持。

6. 咳嗽(感染后咳嗽综合征)

陆某,女,77 岁,已婚,退休,江苏太仓人。

初诊(2010 年 6 月 3 日):咳嗽 13 月。

患者于去年 5 月初受凉后喉痒咳嗽，咯痰不畅，始在本院门诊静脉滴注阿奇霉素、罗氏芬(头孢曲松钠)、左克(左氧氟沙星)，口服沐舒坦(氨嗅索)、止咳糖浆等不效，后住院，诊为"肺炎"，经治症状减而未愈，出院后继服中西药物治疗至今，咳嗽时轻时重，未有缓时，喉痒不适，咯痰不畅，近半月服用左克、头孢、倍他米松等，咳嗽仍颇剧，夜不得安寐，口干纳可。40 年前产后咳嗽经治愈，之后偶受凉即发，需治疗月余方缓解，近 20 年加重，每年均因咳嗽住院 1～2 次，每次听诊背部均有湿啰音，检 2007 年及 2009 年 2 次 CT 报告示两肺纹理增多，右肺上叶、左肺舌段见淡漠斑片影或左肺舌叶见少许条片状高密度影，余未见异常，结论均为"肺炎"。有高血压病史 40 年，现服压氏达 5mg，每日 1 次。刻下血压 150/90mmHg，两下肺闻及湿啰音，舌暗红，苔薄少，脉细。

中医诊断:咳嗽(肺肾阴虚)。西医诊断:感染后咳嗽综合征，高血压病。此乃久咳肺肾阴虚，肺失滋润，痰瘀互结。拟滋肾润肺，化痰祛瘀。方选邵长荣老师三桑汤合《太平惠民和剂局方》三拗汤出入。

处方:桑叶 10g，桑皮 10g，桑葚 10g，桑寄生 10g，野百合 10g，净蝉蜕 10g，炙僵蚕 10g，炙麻黄 5g，杏仁 10g，桃仁 10g，枇杷叶 30g(炙,去毛)，十大功劳叶 10g，苋麦冬 10g，仙鹤草 15g，生甘草 5g。3 剂，每日 1 剂，水煎服。

二诊(2010 年 6 月 5 日):昨起喷嚏鼻塞流清涕，阵咳较剧，流泪，口干减轻。舌暗红苔少，脉浮细。新感风邪，内有伏饮，肺失治节。治先疏风解表，宣肺化饮。宗仲景小青龙加石膏汤。

处方:炙麻黄 10g，川桂枝 6g，赤芍 10g，白芍 10g，炙五味 5g，北细辛 3g，生石膏 20g(先煎)，姜半夏 10g，淡干姜 3g，净蝉蜕 30g，苋麦冬 10g，薄荷叶 10g(后下)，生甘草 5g。5 剂，水煎服。

三诊(2010 年 6 月 11 日):喷嚏流涕流泪均止，咳减，咯痰不畅，目泡痒肿,血压150/70mmHg,舌暗红少苔,脉细。拟滋肾润肺、疏风止咳为法。再予三桑汤合三拗汤加减。

处方:桑叶10g,桑皮10g,桑葚10g,桑寄生10g,白鲜皮10g,净蝉蜕10g,炙五味5g,北细辛3g,平地木10g,生麻黄3g,光杏仁10g,生甘草5g,笕麦冬10g,南沙参10g,北沙参10g。5剂,水煎服。

四诊(2010年6月17日):偶咳,面浮而痒,舌暗红少苔,脉细。上方去生麻黄,加薄荷10g(后下),百合30g,赤芍10g,白芍10g。7剂,水煎服。

之后上方或加丹参、川芎活血,或加女贞子、旱莲草养阴,或加夏枯草、十大功劳叶、鹿衔草清热,或加党参、黄芪、白术、山药健脾,间断服用50剂,病情稳定,9月下旬起停药。

复诊(2010年11月16日):停药近2月,咳嗽不显,喉中有痰,口干。单位体检基本正常,血压150/80mmHg,舌暗红苔少,脉细。治宜膏方益气养阴、化痰祛瘀,肺脾肾三脏同治,扶正固本以善后。

处方:生黄芪300g,制黄精300g,生白术200g,炒防风60g,怀山药300g,云茯苓250g,姜半夏100g,广陈皮100g,炙麻黄50g,杏仁100g,桃仁100g,炙紫菀150g,肥知母150g,象贝母100g,生甘草30g,干地龙200g,净蝉蜕100g,炒僵蚕150g,大生地150g,京玄参150g,笕麦冬250g,南沙参200g,北沙参200g,山茱萸200g,西赤芍150g,东白芍250g,粉川芎150g,怀牛膝150g,炙坎脐20条,炙桑皮150g,桑寄生300g,桑葚子250g,枸杞子200g,陈阿胶150g,龟甲胶150g,蜂蜜300g。如法熬膏,每服一汤匙,一日2次,空腹开水烊化温服。发热、吐泻暂时停服。

2011年7月8日因高血压来院复诊,诉咳嗽未再发作。血压稳定在130/80mmHg左右。

【按】本案患者咳嗽始于产后,每受凉即作,迁延40余年。此次咳嗽已延1年余,其间一次住院,三度静脉输注抗生素,长服中西药物,病情时轻时重,未能缓解。初诊时抗生素激素合用,咳嗽仍剧,夜不得安卧。综合四诊所得,当属"内伤咳嗽"范畴。

《素问·咳论》云:"皮毛者,肺之合也,皮毛先受邪气,邪气以从其合也。"患者产后百脉空虚,卫外不固,风邪外袭,肺气失宣,咳嗽由是而作,正不胜邪,致病情迁延,又有高血压之疾,久病肺肾阴伤。肺为娇脏,喜润恶燥,阴液不足则肺失滋润,治节失常,日久痰瘀互结,由此导致恶性循环。口干、舌红苔少、脉细皆阴虚之象,而舌质暗又为久病血瘀之征,喉痒不适为风之征象,治宜滋阴润肺、化痰祛瘀为先,方选邵长荣老师三桑汤合《太平惠民和剂局方》三拗汤出入。方中桑葚、桑寄生滋阴补肾润肺为主药。桑白皮、枇杷叶清肺化痰;炙麻黄、杏仁、桑叶疏风宣肺共为辅。十大功劳叶、百合、麦冬助主药滋阴清热润肺,蝉蜕、炙僵蚕助辅药疏风宣肺化痰,桃仁、仙鹤草活血下气,诸药共为佐;生甘草既可清泄肺热,又能调和诸药以为使。次日又见喷嚏鼻塞流清涕,阵咳较剧,流泪,此乃新感风寒,引动伏饮,舌红苔少,又为素体阴虚有热,寒热虚实夹杂,予仲景小青龙加石膏汤加味。方中小青龙汤疏风解表,散寒化饮,加赤芍活血,石膏、麦冬清热养阴,蝉蜕、薄荷加强疏风清热之力。5剂后喷嚏流涕流泪均止,咳减,咯痰不畅,目泡痒肿,再予三桑汤合三拗汤加减疏风润肺止咳。病情渐趋缓解。之后或入丹参、川芎活血,或加女贞子、旱莲草养阴,或加夏枯草、十大功劳叶、鹿衔草清热,或加党参、黄芪、白术、山药健脾,间断服用50剂停药。入冬予膏方益气养阴、化痰祛瘀,方中黄芪、黄精、白术、防风、山药、茯苓健脾益气,培土生金,扶正固表;姜半夏、陈皮、炙麻黄、杏仁、炙紫菀、知母、象贝母、生甘草、地龙、蝉蜕、僵蚕、炙桑皮祛风化痰、顺气理肺;生地黄、玄参、麦冬、坎脐、南北沙参、山茱萸、白芍、桑寄生、桑葚、枸杞子补肾以滋肺;桃仁、赤芍、川芎、怀牛膝活血以祛瘀;陈阿胶、龟甲胶、蜂蜜滋肾补肺。全方合用,肺脾肾三脏同治,扶正祛邪并进,而以扶正固本为主,自此半年余咳嗽未再复发。

本案患者来诊之时,笔者正在上海中医药大学附属龙华医院跟随邵长荣教授抄方学习,受邵老之启发,始以邵老三桑汤合三拗汤肺肾同治,继以小青龙加石膏汤加味内外同治,寒热并用,终以玉屏风散、六君子汤、三桑汤、三拗汤、增液汤、左归丸等合方制成膏方,肺脾肾三脏同治以固本善后,竟收全功。

《素问·咳论》云:"五脏六腑皆令人咳,非独肺也。"邵长荣教授认为,人体是一个统一的整体,脏腑之间生理上相互联系,病理上相互影响,咳嗽虽由肺失宣肃所致,然究其原因却与五脏六腑均有关,因此治咳不能局限于治肺,必须审症求因,调理各相关脏腑,处理好局部与整体、扶正与祛邪的关系,才能充分发挥药物的作用,收到事半功倍之效。

患者病始于产后,迁延40余年,又有高血压病史,结合舌脉变化,为典型肺肾阴虚之内伤咳嗽。肾为水脏,肺属燥金,肾藏真阴真阳,为人体阴液和阳气之根本,出生之后,这种真阴真阳又不断得到水谷精微之补充,而这种补充需赖肺之宣发和肃降功能才能实现,另一方面,肺阴亦有赖于肾阴不断上滋才能充沛从而发挥正常功能,肺肾生理上金水相生,病理上相互影响。故治疗重点在滋养肺肾之阴,使金水相生,阴液渐复,肺得滋润,咳嗽自止。

本案患者虽无明显脾虚之征象,然土为金之母,肺中津气,靠脾运化水谷精微来供应,肺中津气盛衰,在很大程度上取决于脾运化功能的强弱,若脾气虚弱,运化不健,则土不生金,致肺气不足,卫外不固,易受邪袭;脾不能运化水湿,则水湿聚为痰饮,影响肺气宣降。故前人云"脾为生气之源,肺为主气之枢","脾为生痰之源,肺为贮痰之器"。而肺病日久,亦可子病及母,肺气虚弱,子盗母气,则脾气亦亏。邵老在临证之时,常言"汤药入胃,也需脾胃输布,或脾胃受损,或因虚不作,处方再切也无法取效。另外现在抗生素的广泛使用,也常损伤脾阳,导致脾运不健,进而脾肺气虚或聚湿生痰,病情迁延,不易痊愈"。患者素有咳嗽,此次病延已久,多用抗生素、激素,虽无脾虚之表象,已有脾损之基础。况脾为后天之本,气血生化之源,故病情缓解后,即配合健脾益气培土生金,最后以膏方肺脾肾同治以善后。

《素问·四气调神大论》论述了春生夏长秋收冬藏的自然规律及与之相应的养生方法。冬季是封藏季节,是补充和收藏营养精华的最好时机。冬季予膏方调治,可补偏救弊,补虚泻实,滋补强身,保养脏腑,祛除病邪,消除病痛,起到治疗和预防疾病、强身健体、延年益寿和提高生活质量等综合效用。从现代医学角度分析,膏方具有调节免疫、增强体质、提高机体抗病能力的作用。许多慢性疾病利用冬季膏方调理常可增强体质、减少发病或减轻病情,甚至收到病愈除根之效。自 1988 年冬在上海龙华医院跟随胡建华、邵长荣、苏万方教授学习膏方以来,笔者以膏方调治各种疾病收效甚良,深受病人喜爱。

7. 咳嗽(气管炎)

陆某,女,6 岁,江苏太仓人。

初诊(2011 年 8 月 13 日):咳嗽 2 月。

近 2 月咳嗽痰少色白带绿,在儿科服多种中西药欠效。平素偶受凉即易咳嗽咯痰,且迁延难愈。刻下咽无红肿,心率 86 次/min,律齐,两肺呼吸音粗,未闻及干湿性啰音。舌红苔少中剥,脉细。

中医诊断:咳嗽(阴虚证)。**西医诊断**:气管炎。此乃久咳阴虚肺燥,肺失滋润,肃降无权。拟养阴润肺、宁嗽止咳为法。《温病条辨》沙参麦冬汤合《太平惠民和剂局方》三拗汤出入。

处方:北沙参 10g,笕麦冬 10g,野百合 10g,炙麻黄 5g,光杏仁 10g,炙桑皮 10g,象贝母 10g,炙紫菀 10g,炙百部 10g,净蝉蜕 10g,仙鹤草 15g,生甘草 5g。3 剂,水煎服,一剂服 2 天。

忌海腥发物。

二诊(2011年8月20日):服药2剂,1剂药因烧焦而未服。始咳减,昨受凉后又加重,痰多淡黄,舌偏红,苔薄白少,剥苔已消,脉细。守方去百合,加金银花10g,生黄芪10g,生白术10g,防风5g。3剂,一剂服2天。

药后咳嗽止,2011年9月24日因少量鼻衄而复诊,予滋阴清热、润肺止血之剂口服,嘱注意饮食起居,适当锻炼身体,增强体质,冬季服用膏方调治。

【按】患儿自出生之后偶受凉即易咳嗽,且迁延难愈,此乃先天禀赋不足,肺卫不固,易受外邪侵袭。久咳阴伤,肺失滋润,肃降无权,肺气上逆,单纯清肺化痰或抗生素之类已难获效。其母因痹证在吾处服药,见有久咳幼儿服中药获效者故带其来诊。察其咳嗽痰少,舌红苔少中剥,阴虚肺燥之征明矣。遂予《温病条辨》沙参麦冬汤合《太平惠民和剂局方》三拗汤出入养阴润肺、宁嗽止咳。方中北沙参、麦冬、百合滋阴润肺,三拗汤宣肺止咳,桑白皮、象贝母、炙紫菀、炙百部、蝉蜕、仙鹤草疏风清热,润肺止咳。仙鹤草原为止血药,药理研究证实对枯草杆菌、金黄色葡萄球菌、结核杆菌有一定抑制作用,含有能生成缩合型鞣酸的鞣质,故不仅有杀菌抗炎之功,还具收敛止咳之效,笔者以其治疗咳嗽甚效。患儿服药2剂咳减,后因受凉又加重,二诊加入益气固表之玉屏风散,清热疏风之金银花,又2剂后咳止。近因秋燥鼻衄,遂予以滋阴清热、润肺宁络为治,嘱注意饮食起居,适当锻炼身体,增强体质,冬季服用膏方以善后。

8. 咳嗽(上呼吸道感染)

孙某,女,37岁,已婚,职员,江苏太仓人。

初诊(2011年10月1日):咳嗽5天。

患者近5天咳嗽,咯痰不畅,色黄绿质黏稠,咽部不适,声音嘶哑,鼻塞流涕,恶寒不发热,服抗生素、止咳糖浆不效。测体温37℃,咽无红肿,两肺呼吸音粗,未闻及干湿性啰音。舌质淡红,边有齿痕,苔薄白,脉浮细。平素易受凉咳嗽。

中医诊断:咳嗽(风寒咳嗽)。西医诊断:上呼吸道感染。此乃肺气不足,卫表不固,风寒乘袭,肺气失宣。治宜益气固表、宣肺散寒并进。三拗汤合玉屏风散出入。

处方:炙麻黄10g,光杏仁10g,荆芥10g,防风10g,生黄芪10g,炒白术10g,炙紫菀10g,炙百部10g,仙鹤草30g,苍耳子10g,辛夷花10g,玉桔梗10g,粉前胡10g,生甘草5g。5剂,每日1剂,水煎服。

嘱慎起居,避外邪,忌海腥发物,辛辣煎炸。

2011 年 10 月 10 日陪其女儿来诊,诉前药服 1 剂咳嗽显减,3 剂后咳止,至今未复发。嘱冬季服用膏方固本善后。

【按】患者平素易受凉咳嗽,此乃肺气不足,卫表不固。此次感受风寒,咳嗽复发。风寒外袭,肺气失宣,则咳嗽咯痰不畅;鼻为肺窍,咽喉为肺之门户,肺气失宣,窍道不利,故咽部不适,声音嘶哑,鼻塞流涕;风寒束表,卫阳被遏,故恶寒不发热,抗生素性凉,以凉治凉,故病不得愈。

《素问·至真要大论》云:"寒者热之……损者温之。"治虚人咳嗽当扶正祛邪并进,三拗汤合玉屏风散合方治之。方中炙麻黄、荆芥、防风疏散风寒;黄芪、白术合防风即玉屏风散益气固表;杏仁、桔梗、前胡宣降肺气;炙紫菀、炙百部、仙鹤草润肺止咳;苍耳子、辛夷花宣肺通窍;甘草既可润肺止咳,又能调和诸药。合而用之,益气固表,疏风散寒,宣肺止咳。服药 1 剂咳嗽显减,3 剂后咳止,后又陪其患咳嗽之女儿来诊。嘱冬季服用膏方增强抗病能力以善后。

目前抗生素滥用比较普遍,医者遇感冒咳嗽、咽痛发热、腹痛腹泻,首先想到的是抗生素,患者患此类疾病也常自行配服抗生素,若就诊时医生未开抗生素药物,可能还会遭到患者责问,如若疾病未能快速痊愈,可能还会引起纠纷,低年资医生遇这类情况更多,这对抗生素的滥用起到了推波助澜作用。岂不知抗生素对许多疾病不但无益,反而有害,许多问题可能需要制度层面才能解决。作为中医,必须充分发挥自身优势,练好基本功,为扭转抗生素滥用状态,保护国人健康做出贡献。

9. 咳嗽(上呼吸道感染)

沈某,女,15 岁,学生,江苏太仓人。

初诊(2011 年 10 月 10 日):咳嗽 8 天。

患者近 8 天咳嗽,痰黄黏稠,咽痒而干,鼻塞流涕,恶寒不发热,已在本院服用疏风清热、宣肺化痰中药欠效。查咽无红肿,两肺呼吸音粗,未闻及干湿性啰音。舌质嫩红,苔薄白少,脉细。

中医诊断:咳嗽(温燥咳嗽)。西医诊断:上呼吸道感染。此乃温燥伤肺,肺失清润。治宜清燥润肺止咳。桑杏汤合三拗汤出入。

处方:冬桑叶 10g,光杏仁 10g,炙麻黄 10g,淡豆豉 10g,炙紫菀 10g,炙百部 10g,仙鹤草 15g,苍耳子 10g,辛夷花 10g,玉桔梗 10g,粉前胡 10g,象贝母 10g,南沙参 10g,北沙参 10g,生甘草 5g。5 剂,水煎服。

嘱慎起居,避外邪,忌海腥发物,辛辣煎炸。

二诊(2011 年 10 月 14 日):咳嗽显减,仅晨起偶作,痰白,舌淡红,苔薄白,脉细。守方去南沙参、北沙参,续服 3 剂。

【按】此患者在其母亲(见上案)咳嗽好转之际患病,其病可能与其母亲传染有关,然其母辨属风寒袭肺,此则系秋燥伤肺,此乃禀赋体质不同也。正如《灵枢·五变》所云:"一时遇风,同时得病,其病各异",乃因其"坚脆不同""材木之不同"耳。

病在秋季,咳嗽,痰黄黏稠,舌质嫩红,苔薄白少,此乃温燥伤肺,肺气失宣之象也;燥胜则干,故咽痒而干;肺窍不利,故鼻塞流涕;燥邪外客,卫表不和故恶寒。治宜清燥润肺止咳,《温病条辨》桑杏汤合《太平惠民和剂局方》三拗汤出入。方中冬桑叶、淡豆豉清宣燥热,透邪外出;麻黄、杏仁、桔梗、前胡宣利肺气,润燥止咳;炙紫菀、炙百部、仙鹤草润肺止咳;苍耳子、辛夷花宣肺通窍;象贝母、南北沙参、生甘草滋养肺阴,清热化痰。5 剂后咳嗽显减,仅晨起偶作,痰白,舌淡红,苔薄白,脉细,燥邪渐去,肺阴渐复,守方去南北沙参,续服 3 剂以巩固疗效。

患者前已服用疏风清热、宣肺化痰中药欠效,此乃温燥为患,与风热为患尚有不同,非清润之剂不为功也。

10. 哮病(支气管哮喘)

徐某,女,10 岁,学生,江苏太仓人。

初诊(2009 年 5 月 9 日):咳喘咯痰 2 天。

患儿原有支气管哮喘史 6 年,反复发作,常用普米克都保吸入,间用抗生素及平喘药物。近 2 天再发,咳嗽气喘,昼轻夜重,甚则不能平卧,入晚喉中有哮声,咯痰黄白不一,不发热,已服罗红霉素、氨茶碱等不效。刻诊咳嗽阵作,呼吸气喘,咽红不肿,心率 104 次/min,律齐,两肺呼吸音低,未闻及干湿性啰音。舌暗红,苔薄白前半少苔,脉细。

中医诊断:哮病(发作期)。西医诊断:支气管哮喘。素有哮喘夙疾,饮邪内伏,肺肾两亏,新感风寒,引动伏饮窍发,痰郁有化热之倾向。治宜表里双解,寒热并用,止咳平喘。方予《伤寒论》大、小青龙汤合方出入。

处方:炙麻黄 5g,杏仁 5g,生石膏 10g(先煎),淡子芩 5g,炙桑皮 5g,炙五味 3g,细辛 2g,干姜 2g,桂枝 3g,白芍 5g,姜半夏 5g,炙紫菀 10g,生甘草 3g。3 剂,每日 1 剂,水煎服。

嘱忌生冷海腥发物,慎起居,避外邪。停用罗红霉素。

二诊(2009 年 5 月 13 日):咳喘均减,哮声已除,痰色转白,夜能平卧,舌红少苔,脉细。治守前意出入。

处方:炙麻黄 5g,杏仁 5g,生石膏 10g(先煎),淡子芩 5g,炙桑皮 5g,炙五味子 3g,生地 5g,炙紫菀 10g,炙百部 5g,仙鹤草 15g,生甘草 3g。5 剂,水煎服。

停用氨茶碱。

三诊(2009 年 5 月 23 日):前药后咳止喘平,近又鼻塞,咳喘尚未发作,咽红不肿,舌红苔薄腻,脉浮。肺气不足,卫外不固,易受邪袭。拟固表祛邪并进。《世医得效方》玉屏风散加味。

处方:生黄芪 10g,白术 5g,防风 5g,炒僵蚕 5g,十大功劳叶 10g,细辛 2g,炙五味 3g,苍耳子 5g,黄芩 5g,炙桑皮 5g,薄荷 3g(后下),生甘草 3g。7 剂,水煎服。

四诊(2009 年 7 月 4 日):咳喘未作,已自行停用普米克都保,唯夜间时有鼻腔痒、喷嚏、流涕。上方去苍耳子、炙桑皮、薄荷,加地龙 10g,炙坎脐 1 条,蝉蜕 5g,白芷 5g。21 剂,水煎服。

五诊(2009 年 7 月 25 日):鼻痒、喷嚏、流涕均除,近无不适,舌嫩红,苔少,脉细。外邪已解,气阴两虚,治宜益气养阴、扶正固本。方以玉屏风散合《温病条辨》沙参麦冬汤出入。

处方:生黄芪 10g,白术 10g,防风 5g,炒僵蚕 5g,十大功劳叶 10g,炙五味 3g,地龙 10g,炙坎脐 1 条,蝉蜕 5g,南沙参 10g,北沙参 10g,麦冬 10g,生甘草 3g。14 剂,水煎服。

六诊(2009 年 8 月 8 日):咳喘未作,偶夜间鼻鸣有声,呼吸气粗,舌偏红,苔薄白,脉细。上方加桂枝 3g,白芍 5g。7 剂,水煎服。

七诊(2009 年 8 月 15 日):鼻鸣已除,夜能安睡,舌脉同前。上方续进 20 剂,水煎服。

2013 年 7 月其家人介绍患哮喘之邻家小孩来诊,诉徐姓患儿哮喘未再发作。

【按】支气管哮喘是由多种细胞参与的气道变应性炎症,可发生于任何年龄,儿童比成人多见,属中医"哮病"范畴,多为先天禀赋不足,后天失养,肺、脾、肾三脏功能失调,肺不能布散津液,脾不能运化水湿,肾不能蒸化水液,痰饮内生,成为发病夙根,每遇新感外邪,引动伏饮窍发,气喘咳嗽咯痰由是而作,迁延反复,不易除根。《伤寒论》大青龙汤外散风寒,内清郁热,小青龙汤则外散风寒,内蠲寒饮,均为治疗哮喘常用验方。本案患儿素有哮喘夙疾,近2天再发,咳嗽气喘,昼轻夜重,甚则不能平卧,入晚喉中有哮声,咯痰黄白不一,用西药不效。舌暗红,苔薄白前半少苔,脉细。辨属饮邪内伏,肺肾两亏,新感风寒,引动伏饮,痰郁有化热之倾向,故予大、小青龙汤合用,表里双解,寒热并用,止咳平喘。药后咳喘减,哮声除,痰色转白,夜能平卧,舌红少苔,脉细。转予麻杏甘石汤加味清肺化痰、炙五味、生地黄、仙鹤草养阴敛肺,扶正补虚。5剂后咳止喘平,又添鼻塞,此乃肺气不足,卫外不固,易受邪袭,故予玉屏风散、坎脐、炙五味益气固表、补肾固本,苍耳子、黄芩、炙桑皮、薄荷、生甘草、炒僵蚕、地龙、蝉蜕、白芷、十大功劳叶、细辛疏风解表,清肺化痰,现代药理证实上述诸药大多具有抗过敏、抗炎、解痉平喘等作用。至五诊诸恙均除,舌嫩红,苔少,脉细。外邪已解,气阴两虚,以玉屏风合沙参麦冬汤出入益气养阴、扶正固本。六诊偶夜间鼻鸣有声,加桂枝、白芍,系宗仲景"鼻鸣干呕者,桂枝汤主之"之意,药后症状即缓解,信仲景方之神也。继予扶正固表以善后,至今已4年哮喘未复发。

五、肾系病证

1. 淋证(慢性尿路感染)

徐某,女,45岁,已婚,职员,江苏太仓人。

初诊(2011年4月22日):尿频尿急6年,加重2月。

患者6年前尿频急痛,西医诊为"尿路感染",经治症状缓解,然之后反复发作,遇劳尤甚,迁延不已,近年来尿频尿急不痛,始服药症减,近2月病情加重,白昼小便每小时2~3次,偶或2小时一次,夜间半小时至2小时一次,影响工作、睡眠,多次尿常规检查中段尿培养均正常,服药不效(具体用药不详),现在家休息。咽中梗阻感,进食无妨。有高血压病史6年,服压氏达5mg,每日1次。刻下血压130/92mmHg,心率76次/min,律齐。肾区无叩击痛。舌红少苔,脉细。

中医诊断:淋证(劳淋)。西医诊断:慢性尿路感染,高血压病。此乃久病肾亏,气阴两虚,固摄无权。拟补肾固摄为法。方选缩泉丸、大补阴丸、百合地黄汤、甘麦大枣汤合方治之。

处方:生黄芪30g,山药30g,乌药10g,益智仁5g,生地黄10g,知母10g,百合10g,炒黄柏5g,炙龟板10g_(先煎),淮小麦30g,红枣10g,炙甘草5g。7剂,每日1剂,水煎服。

继服压氏达5mg,每日1次。

二诊(2011年4月30日):查肝肾功能、血脂、血糖、心电图、泌尿系统超声均正常。尿频减,夜尿1~4次,昼尿1~3小时一次,咽有痰阻,舌红少苔,脉细。守方改百合20g,加象贝母10g。7剂,水煎服。

三诊(2011年5月6日):夜尿1~3次,睡眠渐安,昼尿2~3小时一次,咽中仍有痰,血压130/90mmHg,舌红少苔,脉细。守方加姜半夏10g,北秫米10g。7剂,水煎服。

1月后因高血压病来院复诊,述小便已正常,咽部亦无不适。

【按】此患者尿频尿急而疼痛不著,病延六载,当属"劳淋"范畴。正如《慎斋遗书·淋》所云:"痛者为实,不痛者为虚。"

肾为先天之本,为人体阴液和阳气之根本,肾藏精,司二便。人体尿液之排泄虽在膀胱,但有赖于肾之气化与约束。肾家精气充沛,气化正常,开阖有度,才能维持人体排尿功能之正常。此患者乃劳倦之体,肾气耗伤,固摄无权,尿频尿急由是而作。病延日久,尿频无度,耗伤肾精,终至气阴两亏,故见舌红少苔,脉细。治宜益气养阴,补肾固摄,方选《妇人大全良方》缩泉丸、《丹溪心法》大补阴丸及《金匮要略》百合地黄汤、甘麦大枣汤合方治之。方中缩泉丸加黄芪补肾益气固摄;大补阴丸、百合地黄汤滋阴清热,并制缩泉丸之温;甘麦大枣汤养心安神。合而用之,气阴双补,缩泉固摄,宁心安神,7剂后尿频减,然咽中痰阻,故增百合用量以养阴润肺,入象贝母以清热化痰。三诊尿频显减,咽中仍有痰阻,遂加半夏秫米和胃化痰,且可安神宁志,又7剂诸恙均除。

在治疗过程中,嘱家人不必紧张惊慌,以免加重其精神负担。让其适度劳作,锻炼身体,参与一些社交活动,多与人交流,分散注意力,也起到了很好的辅助作用。

淋证一疾,有虚实之分,热、血、气、石、膏、劳之别,当辨证确切,方可对症用药,否则易犯虚虚实实之戒,更不可一见尿频尿急即用抗生素,往往疾不愈正先伤,致病情迁延。

2.尿浊(乳糜血尿原因待查)

胡某,女,40岁,已婚,职员,江苏徐州人。

初诊（2009 年 10 月 30 日）：小便混浊 8 年。

患者 8 年来小便混浊或白如米泔，或红白相混，无尿急尿痛。形体偏瘦，神倦乏力，食欲尚可，经当地医院检查排除结核、肿瘤，无外伤史，血、尿未查见微丝蚴。曾用中西药治疗欠效（具体不详），近日小便红白相混。测血压 130/90mmHg，肾区叩击痛（－）。舌红，苔黄腻，脉细。彩超：肾、输尿管、膀胱正常，盆腔少量积液。尿常规：蛋白（＋＋），隐血（＋＋＋），红细胞满视野，乳糜尿定性阳性。

中医诊断：尿浊（湿热内蕴）。西医诊断：乳糜血尿原因待查。此乃湿热下注，膀胱气化失常，清浊不分，热伤血络。治拟清热利湿、分清去浊、宁络止血为法。《医学心悟》萆薢分清饮加减。

处方：粉萆薢 10g，炒川柏 10g，肥知母 10g，大蓟 30g，小蓟 30g，白茅根 30g，石菖蒲 10g，台乌药 10g，土茯苓 20g，小石韦 10g，玉米须 30g，炒地榆 30g，白花蛇舌草 30g。5 剂，每日 1 剂，水煎服。

嘱清淡饮食，避免过劳。

二诊（2009 年 11 月 5 日）：小便仍混浊红赤，舌红，苔淡黄厚腻。守方改土茯苓 30g，加仙鹤草 30g，扦扦活 30g，生熟薏苡仁各 30g。7 剂，水煎服。

三诊（2009 年 11 月 14 日）：小便时清时混，舌红，苔黄腻稍化，脉细，尿常规：蛋白（＋＋），隐血（＋＋＋），红细胞 10～15 个/HP，白细胞 2～3 个/HP。上方去菖蒲、乌药，加鹿衔草 30g，五倍子 10g。7 剂，水煎服。

四诊（2009 年 11 月 27 日）：小便转清，无不适，尿常规正常，舌红，苔薄腻淡黄，脉细。治宜清利余邪、健脾补肾并进。

处方：炒川柏 10g，肥知母 10g，粉萆薢 10g，石菖蒲 10g，生薏苡仁 30g，鹿衔草 30g，小石韦 10g，制苍术 10g，潞党参 10g，台乌药 10g，云茯苓 10g，扦扦活 30g。7 剂，水煎服。

嘱继予膏方调理善后以巩固疗效，然因经济原因未再就诊，2011 年春其小姑来诊，悉病情尚稳定未见反复。

【按】本案患者小便混浊，或白或赤白相混，当属中医"尿浊"范围。西医诊断不明，无明显结核、肿瘤、寄生虫病、外伤史。病延已久，家庭贫困，拒绝进一步检查。

《素问·至真要大论》有"水液混浊，皆属于热"之论。《医学正传》云："夫便浊之证，因脾胃之湿热下流，渗入膀胱，故使便溲或白或赤而混浊不清也。"至《医学心悟》则指出："浊之因有二种：一由肾虚败精流注，一由湿热渗入膀胱。"

湿热者,治宜"导湿,草薢分清饮主之"。本案患者溲浊或白如米泔,或红白相混,舌红苔黄腻,脉细,此乃湿热下渗膀胱,气化失常,清浊不分,热伤血络。病久脾肾俱伤,形体消瘦,神倦乏力,虚实夹杂。治予清热利湿、分清泌浊、宁络止血为先,《医学心悟》草薢分清饮加减。方中草薢、石菖蒲清利湿浊;黄柏、知母、白花蛇舌草清热解毒化湿;土茯苓功擅清热除湿,泄浊解毒,故以之易茯苓;乌药长于理气,《本草述》谓其"宿食能化,血痢能止,便数能节,癥结能消,头风虚肿之可除,腹中有虫之可尽,妇人产后血逆及血海作痛之可疗,小儿积聚蛔虫及慢惊昏沉之可安,即《日华子》亦谓其功不能尽述者"。大蓟、小蓟、白茅根、石韦、玉米须、炒地榆清热利湿、宁络止血。二诊加重土茯苓用量,更加仙鹤草、扦扦活、生熟薏苡仁以加强清热利湿、祛瘀止血之功。三诊病见转机,去菖蒲、乌药,加鹿衔草、五倍子补肾除湿,收敛止血。四诊溲色转清,尿检正常,清利余邪、补肾健脾并进,原意以膏方补肾健脾以固本,无奈患者出于经济因素再度中止治疗。

尿浊之症,临证当分清虚实,实证以湿热为主,虚证有脾虚、肾亏之别。现代医学之乳糜尿或乳糜血尿又有结核、肿瘤、寄生虫病、外伤之不同,当尽力明确诊断,以决预后,并采取更为针对性之治疗。惜此患病延已久,家境贫寒,未能明确诊断,又未能坚持治疗,恐日后仍有复发之虑。

六、气血津液病证

1. 郁证(抑郁症)

姜某,女,39岁,已婚,职员,江苏太仓人。

初诊(2011年7月1日17:00):纳呆乏力3月。

近3月因事而多思,神倦乏力,上腹痞闷,不思饮食,嗜睡而不得安寐,大便少,服治胃疾之西药及中成药欠效。刻下面色晦黄,精神萎靡,神情抑郁,形体消瘦,俯首懒言,声低气怯,虽盛夏气温35℃,身着长袖衣,抚其肢冷。舌质淡,苔白腻稍厚,脉来细弱。

中医诊断:郁证(阳气虚衰)。西医诊断:抑郁症。此乃思虑过度,肝郁气滞,木郁土壅,脾运不健,化源不足,日久阳气虚衰。治宜振奋阳气,恢复脾运为先。《伤寒论》四逆汤合《古今名医方论》香砂六君子汤加味。

处方:熟附子5g,淡干姜3g,炒党参10g,苍术10g,白术10g,茯苓10g,姜半夏10g,陈皮5g,藿香10g,苏梗10g,砂仁5g(后下),广木香10g,炙甘草5g。1剂,嘱中药房即刻为其配药,回家即水煎服。

嘱家人多陪伴,关心疏导。

二诊(2011年7月2日8:00):昨夜安寐,精神、食欲均见好转,腹部已舒,语声稍高,腻苔稍化。效不更方,守方加炙鸡内金10g。3剂,水煎服。

【按】此患者病始于对家人误会,忧郁思虑,又缺少沟通,不能排解,渐至上腹痞闷,不思饮食,精神萎靡,嗜睡而不得安寐,形体日瘦,医按胃疾治欠效。初诊当日上午已在他医处就诊,至晚下班前来院,为其加号诊治。

患者病始于七情,综合四诊,当属"郁证"范畴。《古今医统·郁证门》云:"郁为七情不舒,遂成郁结,既郁之久,变病多端。"肝郁不舒,木郁土壅,脾运不健,致上腹痞闷,食欲不振;久则化源不足,气血俱亏,尤以阳气亏耗为主,故面色晦黄,精神萎靡,形体消瘦,俯首懒言,声低气怯;阳虚阴盛,心神失养则嗜睡而不得安寐;舌质淡、苔白腻、脉细弱亦阳衰阴寒偏盛之征也。治宜振奋阳气,恢复脾运为先,《伤寒论》四逆汤合《古今名医方论》香砂六君子汤加味。方用附子、干姜大辛大热温发阳气,驱散阴寒为主药;四君子汤甘温益气,健脾养胃为辅药;姜半夏、陈皮、藿香、苏梗、砂仁、广木香温中理气、醒脾和胃为佐使。因为盛夏酷暑,气候炎热,附子、干姜均用小剂量,且处方1剂让其试服,嘱家人多关心疏导,陪护左右。当晚即得安寐,次日来院,精神明显好转,守方加炙鸡内金消食和胃,再进3剂。一月后悉服前药并家人关护诸恙均除,已正常工作生活。

关于郁证治疗,历代医家有许多论述,亦积累了丰富经验,《素问·六元正纪大论》有"木郁达之,火郁发之,土郁夺之,金郁泄之,水郁折之"之论;《丹溪心法·六郁》提出了气、湿、痰、热、血、食六郁,创六郁汤、越鞠丸治诸郁;《景岳全书·郁证》详述了情志三郁——怒郁、思郁、忧郁内伤之治,并指出:"凡诸郁滞……或表或里,或脏或腑,一有滞逆,皆为之郁,当各求其属,分微甚而开之,自无不愈。"对"忧思伤心脾,以至气血日消,饮食日减,肌肉日削者,宜五福饮、七福饮,甚者大补元煎"治之。

四逆汤出自仲景《伤寒论》,以治少阴病肾阳虚衰,阴寒内盛之脉微细,但欲寐,自利口渴溲白,四肢厥冷,欲吐不吐等寒化证。此患者虽为七情致郁而非外感伤寒,但一派阳虚阴寒内盛之象,恐非四逆之大辛大热不足于温振脾阳以复脾运,故以此为主,配伍香砂六君子汤益气健脾,化湿和胃,1剂症减,再3剂而安。

同时,郁证之治,心理疏导亦很重要。医者当取得病者信任、家属配合,了解得病之由,解除致病之因,方能收事半功倍之效。

2. 盗汗(高血压病)

陈某,男,35 岁,已婚,职员,江苏太仓人。

初诊(2009 年 7 月 4 日):畏寒盗汗半年。

患者近半年来畏寒,夜寐盗汗,甚则湿衣,不发热,不咳,纳便自调,偶有头胀,未治疗。刻下测体温 37.3℃,血压 140/100mmHg,浅表淋巴结不肿大,咽无红肿,心率 80 次/min,律齐,未闻及病理性杂音,两肺(-)。舌红少苔,脉细。实验室检查:胸片心肺无异常,尿常规示 GLU(+),余(-),血常规正常,血沉 12mm/h。

中医诊断:盗汗(阴虚火旺)。西医诊断:高血压病。

丹溪谓:"盗汗属血虚、阴虚。"患者平素熬夜劳心,肾阴暗耗,虚火妄动,迫津外泄,故盗汗甚则湿衣;热郁于内,不得外达,且多汗气随汗泄,故畏寒;舌红少苔、脉细,皆阴液不足,虚火内盛之象。总观病机,属阴虚火旺,津液外泄,火郁不达。治宜养阴泻火、解郁敛汗。方以《丹溪心法》大补阴丸、《伤寒论》四逆散加减。

处方:知母 10g,炒川柏 5g,炙龟板 10g(先煎),生地黄 10g,牡丹皮 10g,赤芍 10g,白芍 10g,醋柴胡 5g,枳壳 10g,太子参 10g,麦冬 10g,浮小麦 30g,生甘草 3g。5 剂,每日 1 剂,水煎服。

嘱生活起居须有规律,劳逸结合。查肝肾功能、血脂血糖、超声。

二诊(2009 年 7 月 10 日):查肝肾功能(-),TG 1.66mmol/L,FPG 5.54mmol/L,彩超肝胆胰脾(-),右肾囊肿 1.9cm×1.6cm。盗汗已止,畏寒亦除,查血压 130/100mmHg,舌红,苔薄白,脉弦。上方去柴胡、枳壳,再进 7 剂,水煎服。另服依那普利 2.5 mg,每日 1 次。

三诊(2009 年 7 月 18 日):盗汗未作,无不适,血压 110/80mmHg,舌红,苔薄白,脉弦象较缓。嘱服六味地黄丸补益肝肾以善其后,继服依那普利 2.5mg,每日 1 次。

【按】《证治准绳》云:"虚劳之病,或得于大病后阴气未复,遗热尚留;或得之劳役、七情、色欲之火,衰耗阴精;或得之饮食药味,积成内热,皆有以伤损阴血,衰惫形气。阴气既虚,不能配阳,于是阳气内蒸,外为盗汗……"该患者工作繁忙,经常熬夜劳心,肾阴暗耗,相火妄动,迫津外泄,故盗汗时作,治不及时,日渐加重,终至湿衣;热郁于内,阳气不得外达,且多汗气随汗泄故畏寒。舌红少苔、脉细，皆阴虚火旺之征象。总观病机，属阴虚火旺，津液外泄，火郁不达，故治以《丹溪心法》大补阴丸合《伤寒论》四逆散加减养阴泻火、解郁敛汗。

大补阴丸由黄柏、知母、熟地黄、炙龟板四药组成，用于肝肾阴虚、虚火上炎所致之骨蒸潮热、盗汗、咳嗽咯血、吐血，或烦热易饥，足膝疼痛，舌红少苔，尺脉数而有力等症，有滋阴降火之功，为大补肾阴之良方。《删补名医方论》谓："是方能骤补真阴，承制相火，较之六味功效尤捷。"《血证论》云："苦寒之品，能大伐生气，亦能大培生气，盖因虚火旺者，非此不足以泻火滋阴。夫人之生气根于肾，此气全赖水阴含之，若水阴不足，则阳气亢烈，烦逆痿热。方用知柏折其亢，龟板潜其阳，熟地滋其阴，阴足阳秘，而生气不泄矣。"

仲景四逆散由柴胡、芍药、枳实、甘草组成。方中以柴胡枢转气机，疏解郁热，使阳气得于透达于表；枳实配柴胡以理气散郁，配甘草以泄里热；芍药之酸，以益阴敛气。四药合用，可透解郁热，调和肝脾。

本案在临床应用时，以枳壳代枳实，取其性和缓，更加牡丹皮以助清虚火，《本草纲目》尝谓"后人乃专以黄柏治相火，不知丹皮之功更胜也"，以太子参、麦冬益气阴，浮小麦敛虚汗。故药仅5剂，盗汗止、畏寒除，遂去柴胡、枳壳，以郁热得舒，恐其过用伤阴。续服7剂，病情稳定，改用六味地黄丸滋阴补肾以善后，随访2月，病情稳定。目前仍服依那普利以控制血压。

值得一提的是，盗汗并不都由阴虚所致。吾师周仲瑛教授告曰："盗汗确有气虚、郁火、湿热、瘀血多端，临床需辨证应用益气、清热、燥湿、活血化瘀等法，并且适当有机配合，佐以收敛止汗之品，才能取得预期疗效。"

3. 汗证、咳嗽（高血压病、急性支气管炎）

钱某，女，62岁，已婚，退休，江苏太仓人。

初诊（2010年3月18日）：自汗盗汗1月余、咳嗽1周。

今年春节起夜间盗汗，白昼动辄自汗，心悸阵作。咳嗽1周，痰少，不发热。去年9月发现高血压病，服开富特咳嗽，珍菊降压片不效，硝苯地平面赤烘热。现服北京降压0号、美托洛尔8天。3月2~14日曾住某医院，心电图、彩超、血常规、血沉均正常，胸片示两肺纹理增多增粗。刻下血压170/100mmHg，心率68次/min，律齐。舌红暗，苔淡黄腻，脉弦细。

中医诊断：汗证（阴虚火旺），咳嗽（痰热蕴肺）。西医诊断：高血压病（2级），急性支气管炎。

此乃阴虚火旺，迫津外泄，痰热蕴肺，肺气失宣，心血瘀滞。病机多端，虚实夹杂。宗导师周仲瑛教授法,以复法治之。拟滋阴清热、固表止汗、化痰宣肺、活血宁心并进。方以《兰室秘藏》当归六黄汤加减。

处方:生熟地黄各10g,当归10g,黄芩10g,黄连5g,黄柏10g,生黄芪20g,丹参15g,炙麻黄根10g,杏仁10g,炙紫菀10g,仙鹤草15g,糯稻根30g,生甘草3g。5剂,每日1剂,水煎服。

继服已用西药,加压氏达2.5mg,每日1次。

二诊(2010年3月25日):查肝肾功能正常,空腹血糖5.94mmol/L,TCH 6.05mmol/L,TG 1.82mmol/L,HDL-C 2.13mmol/L,LDL-C 3.32mmol/L。彩超示脂肪肝、肝囊肿。汗出显减,阵发心悸,血压144/84mmHg,心率70次/min,律齐。舌红,苔薄腻淡黄,脉弦。前药后咳嗽曾止,近3日又轻咳。上方去丹参,加炙远志5g,薄荷10g(后下),钩藤10g(后下)。7剂,水煎服。

三诊(2010年4月1日):咳嗽、汗出均止,偶有心悸,血压140/80mmHg,舌脉同前。守方出入。

处方:生熟地黄各10g,当归10g,黄芩10g,黄连5g,生黄芪20g,丹参15g,赤芍10g,川芎10g,煅龙牡各30g(先煎),磁石30g(先煎),淮小麦30g,红枣10g,炙甘草5g。10剂,水煎服。

【按】本案患者原有高血压病史,因自汗盗汗并见1月来诊。前人有"阳虚自汗""阴虚盗汗"之论,然证之临床亦未尽然,正如张景岳所言:"自汗盗汗亦各有阴阳之证,不得谓自汗必属阳虚,盗汗必属阴虚也。"观此患者盗汗、自汗并见,心悸阵作。咳嗽1周,痰少,不发热。舌暗红,苔淡黄腻,脉弦细。此乃阴虚火旺,相火妄动,虚火内炽,迫津外泄,自汗盗汗由是而作。痰热蕴肺,肺气失宣则咳嗽(观舌脉,无寒热,知为内伤咳嗽而非外感)。气为血之帅,今气随汗泄而不足,气虚不能帅血,阴虚亦致血行滞涩,故心血瘀滞,心神失宁则心悸。治予东垣当归六黄汤为主。方中生熟地黄、当归养血增液以育其阴,使营阴内守;三黄泻心降火以清热坚阴,热清则火不内扰,阴坚则汗不外泄;黄芪益气实卫以固表,丹参养心通络以安神;三拗汤加黄芩、紫菀清热化痰宣肺以止咳,以麻黄根代麻黄,并加糯稻根以收敛止汗;仙鹤草养血活血。合而用之,共奏滋阴清热、固表止汗、宣肺化痰、活血宁心之效。二诊汗出显减,阵发心悸,咳嗽止而复作,疑为新感风邪,遂加薄荷、钩藤疏风清热,炙远志宁心安神,又兼化痰止咳。三诊咳嗽、汗出均止,偶有心悸,血压正常,原方去宣肺止咳、收敛止汗之品,加入赤芍、川芎、煅龙牡、磁石、淮小麦、红枣、炙甘草活血镇惊、养心安神以善后。

《丹溪心法》谓:"自汗属气虚、血虚、湿、阳虚、痰","盗汗属血虚、阴虚……

东垣有方,用当归六黄汤,甚效"。导师周仲瑛教授、李七一教授均喜用当归六黄汤治疗汗证,临床只需辨证明确,确系阴虚火旺者,不论自汗、盗汗用之均良。

4. 汗证(房颤、甲状腺腺瘤)

徐某,男,55岁,已婚,驾驶员,江苏太仓人。

初诊(2009年2月9日):多汗8月。

患者于2004年因眩晕、心悸查为房颤,服胺碘酮后转为窦性心律,之后长期口服胺碘酮0.2g,每日1次维持治疗,房颤每月发作1~3次,每次1~2小时缓解。2008年4月查甲状腺功能发现甲状腺功能亢进而停胺碘酮,服丙基硫氧嘧啶100mg,每日3次。6月起夜间盗汗,服中药欠效。7月房颤发作频繁,至8月住院20天,其间查甲状腺功能正常,心超示二尖瓣轻度反流,停丙基硫氧嘧啶,予地高辛、心律平治疗,房颤未能控制,盗汗依然,手足汗出尤多。出院3周后自停全部西药,转服中药至今,然病情未减,又增白昼手足汗出。刻诊:面色无华,手心湿冷,侧掌片刻见汗水下滴。舌红带紫,苔薄少,脉细小数,节律不整。查血压130/90mmHg,心率108次/min,律不齐,心音强弱不等。近外院查甲状腺功能正常,超声示甲状腺右叶小腺瘤。

中医诊断:汗证(阴阳两虚,气血失调)。西医诊断:房颤,甲状腺腺瘤。

患者年逾五十,嗜烟34年,日2~3包,耗伤气阴,阻滞气血,致脉律不整,发为房颤。久患房颤,药毒复损正气,气阴更亏,血行瘀滞,营卫失调,自汗盗汗,久治不愈。脉细小数,节律不整,舌红带紫,苔薄少,亦气阴两虚、血行不畅之象。治拟益气养阴,活血通脉。《医林改错》血府逐瘀汤合《世医得效方》玉屏风散加减。

处方:生地黄10g,当归10g,川芎10g,赤芍10g,桃仁10g,红花5g,醋柴胡5g,生绵芪10g,白术10g,防风5g,枳壳10g,怀牛膝20g,浮小麦30g,生甘草5g。每日1剂,水煎服。

另服美托洛尔6.25mg,每日2次,华法林1.25mg,每日1次。

二诊(2009年3月5日):上方服用17剂,手足汗出减少,已无汗水下滴。阵发烘热,前胸盗汗。心率92次/min,房颤律,舌红带紫,苔薄少,脉细结,查INR 1.25。再进前法而转方生脉散、六味地黄丸加减以益气养阴为主。

处方:太子参10g,麦冬10g,炙五味5g,生地黄10g,山茱萸10g,山药30g,牡丹皮10g,茯苓10g,泽泻10g,赤芍10g,当归10g,糯稻根30g,浮小麦30g。每日1剂,水煎服。

改美托洛尔 12.5mg,每日 2 次,华法林 2.5mg,每日 1 次。

三诊(2009 年 5 月 15 日):上方服 10 剂即身汗止,又续服 42 剂,汗未复出,但现便溏,日行 1～2 次,遂停药。10 天后大便正常,然入晚手心、前胸汗出,白昼手足汗出湿冷。舌暗红,苔薄少,脉细结。此乃阴阳失调,血行瘀滞。治宜益气养阴、温阳活血、清解郁热并进。方拟生脉散合《妇产科学》二仙汤、《伤寒论》栀子豉汤加减。

处方:太子参 10g,麦冬 10g,炙五味 5g,仙灵脾 10g,仙茅 10g,知母 10g,泽泻 10g,炒川柏 5g,赤芍 10g,白芍 10g,山茱萸 10g,焦山栀 10g,淡豆豉 10g。7 剂,水煎服。

四诊(2009 年 5 月 23 日):手足汗出显减,午夜后仍有胸汗、头汗,右上齿龈红肿轻痛,右颊黏膜见溃疡一枚疼痛,舌脉同前。予生脉散合《伤寒论》桂枝加附子汤、《景岳全书》玉女煎出入。

处方:太子参 10g,麦冬 10g,炙五味 5g,桂枝 5g,熟附子 5g,赤芍 10g,白芍 10g,知母 10g,怀牛膝 20g,生石膏 10g(先煎),焦山栀 10g,淡豆豉 10g,红枣 10g,生甘草 5g。3 剂,水煎服。

五诊(2009 年 5 月 28 日):齿龈红肿疼痛已除,右颊黏膜溃疡疼痛亦轻,手汗已微,手掌温暖,唯头部胸背汗出加重,湿发湿衣。心率 82 次/min,房颤律,舌较前红,苔少,脉细结,查 INR 1.92。上方去石膏、焦山栀、淡豆豉,加煅龙牡各 30g(先煎)、牡丹皮 10g。5 剂,水煎服。

六诊(2009 年 6 月 6 日):汗出渐止,唯起床时前额稍有汗出,晨起口干苦,怕冷,舌暗红,苔薄白,脉细结。守方出入。

处方:太子参 20g,麦冬 10g,炙五味 5g,生黄芪 10g,桂枝 5g,熟附子 5g,赤白芍各 10g,炒知柏各 10g,炒白术 10g,防风 5g,煅龙牡各 30g(先煎),牡丹皮 10g,红枣 10g,生甘草 5g。每日 1 剂,水煎服。

上方服用 21 剂,汗出全止,偶有手冷。查血压 110/80mmHg,心率 84 次/min,房颤律,INR 2.93。续用上方加减间断服用,至冬季改予膏方调理。2010 年 3 月、2011 年 3 月又有肢冷汗出,程度均较前为轻,复予桂枝加附子汤、生脉散、四君子汤或玉屏风散合方,前后服用 1 月左右,汗止肢温。随访至 2013 年 7 月,病情稳定,面色较前红润,舌质转为淡红,苔薄白,形体渐丰,精神亦振。患者每月复诊 1 次,坚持服用美托洛尔、华法林控制心室率及抗凝治疗,冬季服用膏方调理。

【按】《素问·宣明五气》云:"五脏化液,心为汗",指明心与汗出关系最密切。

本案患者久患心悸房颤,汗出始于服胺碘酮导致药源性甲状腺功能亢进之后,然甲状腺功能正常后汗出不止,且愈益加重,始仅盗汗,后自汗盗汗并重,中西药治疗罔效。前人有"阴虚盗汗""阳虚自汗"之论,初诊时据其舌红带紫,苔薄少,脉细小数,节律不整,辨为气阴两虚、血行瘀滞,予血府逐瘀汤合玉屏风散加减益气养阴,活血通脉。药后手足汗出减少,阵发烘热,前胸盗汗,舌仍红暗,苔薄少,脉细结,思此为阴虚盗汗,转方生脉散合六味地黄丸加减。始服汗止,因便溏停药10天后大便正常,自汗盗汗又作,白昼手足湿冷。思此为阴阳失调,血行瘀滞,取生脉、二仙、栀子豉汤益气养阴、温阳活血、清解郁热并进。并向导师李七一教授请教。师曰:此阴阳两虚之候,当燮理阴阳,仲景有桂枝加附子汤治漏汗不止,可试用之。随之虽患者适值齿龈红肿、颊黏膜溃疡疼痛,仍予桂枝加附子汤合生脉散、玉女煎、栀子豉汤出入,3剂后齿龈肿痛除,黏膜溃疡亦轻,手汗已微,唯头部胸背汗出加重,守方去石膏、山栀、豆豉,加煅龙牡、牡丹皮再服5剂,汗出渐止,唯临床时前额稍有汗出,病见转机,续予生脉散、桂枝加附子汤、玉屏风散出入,3周后汗出全止,之后间断服用以图巩固疗效,冬季以此方为基础配成膏方善后。

患者久患心病,快速房颤,心排血量下降,当为阴阳两虚,气血失调。初治盗汗,可能医亦囿于"阴虚盗汗"之说,予养阴敛汗之治,未能顾及阳气,致阳气重伤,无力固摄,盗汗未止又增自汗。笔者初诊时亦未能从"面色无华,手心湿冷,汗水下滴"中悟出阳虚之真谛,但以益气养阴、活血通脉为治。二诊因其阵发烘热,前胸盗汗,舌仍红暗,苔薄少,转予生脉散合六味地黄丸从阴虚盗汗论治,始服汗止,继服便溏,停药后大便正常,自汗盗汗又作,白昼手足湿冷,方悟阴阳两虚之可能,加入二仙以温阳,又虑其前胸盗汗、舌红为主,恐有胸膈郁热,合栀子豉汤以清宣郁热。经李师点拨,方以仲景桂枝加附子汤为主固阳敛汗,终于病得转机,渐入坦途。

桂枝加附子汤出自《伤寒论》。原文20条曰:"太阳病,发汗,遂漏不止,其人恶风,小便难,四肢微急,难以屈伸者,桂枝加附子汤主之。"此乃太阳病汗不得法,汗出不止,导致阴阳两伤,而表证未解,仲景予桂枝加附子汤治之。方中桂枝助卫阳,通经络,解肌发表,散外感风邪,附子温经复阳,固表止汗,共为君药;芍药为臣,益阴敛营,桂、芍相合,一治卫强,一治营弱,调和营卫,相须为用,相辅相成;生姜辛温,既助桂枝辛散表邪,又能暖胃止呕,大枣甘平,既能益气补中,又能滋脾生津,姜、枣相合,还可升腾脾胃生发之气而调和营卫,并为佐药;炙甘草调和药性,合桂枝辛甘化阳以实卫,合芍药酸甘化阴以和营,功兼佐使之用。全方合用,则解肌祛风,调和营卫,扶阳固表,通过固阳以摄阴。正如郝万山老师所云:"有形之阴液不能速生,无形之阳气所当急固。"汗液不再丢失,阴分自能保全,且阳生则阴长。本案患者初用桂枝加附子汤时,适逢齿龈红肿、颊黏膜溃疡疼痛,故与养阴清热之剂并用,3剂后诸恙均减,唯头部胸背汗出加重,湿发湿衣,舌质较前红,苔少,遂去石膏、山栀、豆豉,加煅龙牡、牡丹皮以加强固摄之力,终于汗出渐止,病入坦途。之后虽有2次汗出发作,但程度较轻,用桂枝加附子汤加味均在短期内获效。目前除汗止、肢温、形丰外,舌质亦由红转淡红,苔由少转薄白,"固阳以摄阴",信不诬也。

由此也思及,中医大家之所以成大家,乃学博识广,学以致用,学验俱丰,吾辈当努力学习、实践、假以时日,"路漫漫其修远兮"。

(注:"桂枝加附子汤汗证治验"已发表于《中国中医药信息杂志》2014年第1期。)

5. 消渴(糖耐量受损、高血压病)

王某,女,68岁,已婚,农民,江苏太仓人。

初诊(2011年8月1日): 口渴多饮1年余。

近1年余口渴多饮,夜间也需起身饮水4次,久服中药不效。口唇干燥,上腹不适,食纳正常,左胸阵痛,呈抽掣样,大便偏结,尿频不痛,夜尿4次,眠差,长期服用舒乐安定(艾司唑仑)。原有高血压病史19年,有甲状腺功能亢进史因服药不效手术治疗(具体不详),术后甲状腺功能减退常服优甲乐(左甲状腺素)。今年7月9~18日住某院,诊为"高血压急诊"(具体不详),近颈动脉超声示右颈总动脉膨大处粥样斑块形成(后壁5.4mm×1.8mm、4.3mm×1.7mm),空腹血糖5.0mmol/L,餐后2小时血糖8.6mmol/L。现服珍菊降压片、尼莫同、优甲乐。刻下血压110/70mmHg,心率76次/min,律齐,心电图正常。舌红多裂,苔少,脉弦缓。

中医诊断: 消渴(阴虚气滞)。**西医诊断:** 糖耐量受损,高血压病。此乃阴虚津亏,气郁不畅。拟养阴生津、理气解郁为法。《柳州医话》一贯煎加味。

> **处方:** 生地黄10g,北沙参10g,麦冬10g,当归10g,甘杞子10g,炒川楝10g,川石斛10g,夜交藤30g,乌梅10g,知母10g,桑葚10g,生甘草5g。3剂,每日1剂,水煎服。

停珍菊降压片,服压氏达5mg,每日1次。

二诊(2011年8月4日):口干显减,夜间饮水1次,夜尿仍4次,夜眠仍差,需舒乐安定维持,左胸有时抽痛。测血压130/80mmHg,心率76次/min,律齐。舌暗红多裂,苔少,脉弦缓。尿常规:比重1.005,pH 6.5,隐血(+),蛋白(−)。因经济因素拒做进一步检查。上方加淮小麦30g,酸枣仁10g,桑螵蛸10g。7剂,水煎服。

三诊(2011年8月11日):胸痛未作,夜寐醒后稍口干,已不需起身饮水,夜尿1次,白昼口渴已不明显,舌淡红有裂,裂纹较前浅,脉弦缓。守方去川楝子,加菟丝子10g。7剂,水煎服。

【按】患者以口渴、多饮、多尿为主苦,虽无多食,仍当属"消渴"范畴。

早在《内经》中即有"消渴"病之记载,并对其病因病机、临床表现、治则预后均做了论述。《素问·奇病论》云:"此人必数食甘美而多肥也,肥者令人内热,甘者令人中满,故其气上溢,转为消渴。"《灵枢·五变》云:"五脏皆柔弱者,善病消瘅。"至《金匮要略》则以消渴作篇名,认为胃热肾虚是消渴之主要病机,仲景创白虎加人参汤、肾气丸治疗消渴至今仍为临床所常用。

本案患者年近古稀,肾精衰弱,致脏腑阴亏。口渴多饮,口唇干燥,大便偏结乃胃阴不足之象;上腹不适,左胸阵痛乃肝气郁结、肝胃不和所致;肾亏固摄无权则小便频数;心阴不足,心神失养故夜难安寐。舌红多裂、苔少亦阴虚之明征。治予一贯煎加味。方中生地黄滋养肝肾为主药;北沙参、麦冬、甘杞子、桑葚、川石斛滋阴养肝和胃,乌梅、生甘草酸甘化阴,知母实热虚热俱可清,清热以保阴共为辅;当归养血和肝,炒川楝疏肝泄热,夜交藤宁心安神为佐使。合而用之,滋阴清热,疏肝和胃,宁心安神,药仅3剂,症状得减。二诊加入淮小麦、酸枣仁合甘草乃甘麦大枣汤之意,加强养心安神之力,增桑螵蛸固精缩尿。三诊诸恙渐平,再入菟丝子补肾益精固摄以求固本善后。

6. 虚劳(乏力、浮肿原因待查)

王某,男,74岁,已婚,退休,江苏连云港人。

初诊(2011年9月16日):神疲乏力1年,全身浮肿1月。

患者近1年来神疲乏力,气短懒言,1月来全身浮肿,饮食、二便尚调,当地医院头颅CT示:脑萎缩。心电图、超声、胸片、各项血检均正常,服中西药欠效。刻下血压134/78mmHg,心率80次/min,律齐。精神萎靡,声低懒言,肌肤萎黄,面部下肢浮肿,按之凹陷不起。舌质暗淡,苔布薄白,脉细,查尿常规、心电图均正常。

中医诊断：虚劳（脾肾两虚）。西医诊断：乏力、浮肿原因待查。此乃脾肾两虚、血脉瘀滞。治拟健脾补肾、活血通脉为法。《济生方》归脾汤加减。

处方：炙黄芪30g，党参10g，丹参10g，炒白术10g，茯苓10g，当归10g，川芎10g，炒远志5g，仙灵脾10g，菟丝子10g，仙鹤草30g，红枣10g，炙甘草5g。7剂，每日1剂，水煎服。

二诊（2011年9月23日）：浮肿消退，乏力减半，腰酸，咽中有痰，不易咯出。舌暗嫩红，苔薄腻淡黄，脉细。守方去仙灵脾、菟丝子，加陈胆星10g（包煎），杜仲10g，制狗脊20g。7剂，水煎服。

三诊（2011年10月6日）：腰酸已除，精神渐振，咽部亦舒，易汗，晨6时起床，至上午9时短暂头昏，闭目片刻即缓解。舌暗红，苔薄白中薄腻。守方去狗脊加糯稻根30g。7剂，水煎服。

半月后其家人来诊，诉患者诸恙均失，已回老家生活。

【按】此患者以神疲乏力，气短懒言，全身浮肿，肌肤无华为主症，属中医"虚劳"范畴。

《素问·通评虚实论》云："精气夺则虚"，在治疗方面，《素问·三部九候论》提出："虚则补之。"前人曾有"补脾不如补肾""补肾不如补脾"之争，明代张景岳则对虚劳之治有一个比较全面的论述，《景岳全书》云："凡气虚者，宜补其上，人参、黄芪之属是也；精虚者，宜补其下，熟地、枸杞之属是也。阳虚者，宜补而兼暖，桂、附、干姜之属是也；阴虚者，宜补而兼清，门冬、芍药、生地之属是也。此固阴阳之治辨也。其有气因精而虚者，自当补精以化气；精因气而虚者，自当补气以生精。又有阳失阴而离者，不补阴何以收散亡之气？水失火而败者，不补火何以苏垂寂之阴？此又阴阳相济之妙用也。故善补阳者，必于阴中求阳，则阳得阴助，而生化无穷；善补阴者，必于阳中求阴，则阴得阳升，而源泉不竭。"明汪绮石《理虚元鉴》总结了其治疗虚劳病之经验，在病因方面，提出"虚症有六因：有先天之因，有后天之因，有痘疹及病后之因，有外感之因，有境遇之因，有医药之因"。尤其重视"心肾不交""火"在虚劳发病中的作用。在治疗方面，提出"治虚有三本，肺、脾、肾是也。肺为五脏之天，脾为百骸之母，肾为性命之根。治肺、治脾、治肾，治虚之道毕矣"。强调治未病，"宜调护于未病之先，或预服补药，或节养心力"。"虚劳当治其未成"提出了六节、八防、二护、三候、二守、三禁六个方面的预防措施。

本案患者多年劳累，现已步入古稀，脾肾两虚，气血生化无源，肾精日渐衰退，血脉运行瘀滞，水液代谢紊乱，故见神疲乏力，气短懒言，全身浮肿，肌肤萎黄,舌质暗淡,脉细等症,治拟健脾补肾、活血通脉为法。方以归脾汤加减。方中炙黄芪、党参、炒白术、茯苓、炙甘草健脾益气;当归、丹参、川芎养血活血;仙灵脾、菟丝子温肾填精;仙鹤草、红枣补虚善治脱力劳伤;远志化痰安神,《神农本草经》谓其"主咳逆伤中,补不足,除邪气,利九窍,益智慧,耳目聪明,不忘,强志,倍力"。服药7剂,浮肿消退,乏力减半,腰酸,咽中有痰,守方去仙灵脾、菟丝子,加陈胆星加强化痰之力,予杜仲、制狗脊补肝肾,强腰脊。三诊腰酸已除,精神渐振,唯易汗,故去狗脊加糯稻根收敛止汗,又7剂诸恙均失,安然返家。

患者初诊时全身浮肿,考虑此为高年脾肾功能减退、血运不畅所致,故先以健脾补肾、活血通脉为治,未刻意使用利水消肿之品,未料二诊时浮肿全退,且诉乏力减半,医患信心均倍增,此乃中医治病求本之果也。

七、五体五官病证

1. 痹证、头痛(骨质疏松、高血压病)

顾某,男,52岁,已婚,个体经营者,江苏太仓人。

初诊(2011年5月12日):右足跟痛1年余,头痛3周。

患者右足跟痛1年余,曾在骨科诊为"骨质疏松",治疗欠效,行走不利。近3周头痛,测血压高,已服用降压西药,头痛减而未除。刻下血压126/80mmHg,舌嫩红,苔薄腻淡黄,脉细。

中医诊断:痹证(阴虚痹),头痛(肾虚头痛)。西医诊断:骨质疏松,高血压病。此乃肾精不足,筋骨失养,髓海空虚,兼有湿热。拟滋阴补肾、填精生髓、清利通络为法。大补元煎合白薇煎出入。

处方:生地黄10g,当归10g,山茱萸10g,杜仲10g,怀牛膝20g,鸡血藤20g,炮山甲10g(先煎),白薇10g,泽兰20g,地鳖虫10g,赤芍10g,知母10g,炒川柏10g,豨莶草30g,威灵仙30g。7剂,每日1剂,水煎服。

二诊(2011年5月19日):头痛、足跟痛均缓解,舌嫩红,苔薄淡黄,脉细。守方去炮山甲,加炙鳖甲10g(先煎)。7剂,水煎服。

随访1年余,病情稳定。

【按】肾为先天之本，主藏精，精能生髓，髓居骨中，脑为髓聚而成。故《内经》有"肾主骨""肾生骨髓""脑为髓海"之论。肾脏阴精充足，则生髓有源，骨得髓充分滋养而健固，脑得髓不断补充而发挥正常生理功能。若肾精不足，骨枯髓减，筋骨经脉脑窍失其所养，则致痿、痹、头痛、眩晕、耳鸣等诸疾发生，正如《内经》所云："肾者，水脏也，今水不胜火，则骨枯而髓虚，故足不任身。""头痛巅疾，下虚上实，过在足少阴、巨阳，甚则入肾。"

此患者年过半百，经常操劳熬夜，将息失宜，肾阴受损，精髓不足，筋骨失养，致足跟疼痛，行走受碍，迁延不已，日久髓海空虚，脑窍失养，发为头痛。其足痛、头痛病虽上下不同，然肾家精髓不足则一，故治宜滋阴补肾、填精生髓为主，其苔薄腻淡黄又为湿热之征，须佐清利通络之品，方选《景岳全书》大补元煎合《春脚集》白薇煎加减。方中生地黄、当归、山茱萸滋肾填精补髓；杜仲、怀牛膝、鸡血藤补肝肾，强筋骨；白薇煎合地鳖虫、赤芍清热透邪，祛瘀通络；知母滋阴清热，黄柏善清下焦湿热；威灵仙、豨莶草祛风除湿、通络止痛。二诊时足痛、头痛均除，患者大喜过望，遂去昂贵之山甲，加入善于补肾滋阴、潜阳息风、软坚散结之鳖甲，续服1周以固本善后。

白薇煎出自《春脚集》，由白薇、泽兰叶、穿山甲组成，具行血络、通瘀透邪之功，主治箭风痛，或头项、肩背、手足、腰胯、筋骨疼痛，遍身不遂。吾师周仲瑛教授常以此治疗顽痹，随症配伍，屡建奇功。笔者试用以治痹证，小有收获。唯山甲价格昂贵，周师告诫我辈非不得已不要轻用，且中病即止，以减轻患者经济负担。

2. 痹证（跖筋膜炎）

田某，男，49岁，已婚，职员，江苏太仓人。

初诊（2009年7月3日）：左足跟疼痛4年。

患者近4年来左足跟疼痛，行走受碍，经摄片等检查骨科诊为"跖筋膜炎"，服西药止痛剂乏效，先后5次局部封闭治疗，可暂时获效，不久又复发，痛苦异常，受寒及活动后尤甚。夜寐不安，舌质暗红，苔薄白，脉弦细。血压120/80mmHg。

中医诊断：痹证（肝肾阴虚）。西医诊断：跖筋膜炎。此乃肝肾两虚，外邪乘袭，寒热错杂，痹阻经络。治宜补益肝肾，散寒清热，宣痹通络。《春脚集》白薇煎合《金匮要略》桂枝芍药知母汤、甘麦大枣汤加减。

处方：白薇10g，泽兰10g，炮山甲5g（先煎），川桂枝10g，赤芍10g，白芍

10g，知母10g，生麻黄3g，杜仲10g，鸡血藤30g，当归10g，伸筋草30g，豨莶草30g，生甘草5g，红枣10g，淮小麦30g。7剂，每日1剂，水煎服。

嘱注意饮食起居，适度休息，适当活动，慎避外邪。

二诊（2009年7月10日）：足跟疼痛减轻，仍不耐久走，卧不能寐。舌质偏红，苔薄少，脉弦细。阴分已伤，拟养阴清热，宣痹通络，宁心安神。《太平惠民和剂局方》四物汤合甘麦大枣汤、百合知母汤出入。

处方：生地黄10g，当归10g，赤芍10g，白芍30g，鸡血藤15g，杜仲10g，怀牛膝10g，炒川断10g，豨莶草15g，补骨脂10g，炙蜈蚣2条，淮小麦30g，炙甘草5g，红枣10g，百合10g，知母10g。7剂，水煎服。

药后疼痛缓解，夜能安卧，随访9月未复发。

【按】足跟痛主要表现为单侧或双侧足跟或足底部酸胀或针刺样痛，步履困难。多因跖筋膜创伤性炎症、跟腱周围炎、跟骨滑囊炎、跟骨骨刺及跟骨下脂肪垫损伤引起，发病多与慢性劳损有关，骨质疏松也为重要因素。

中医学认为，足跟痛多属肝肾阴虚，复感外邪所致。肾主精，主骨生髓，肝主藏血，主筋，肝肾精血充沛，滋养全身筋骨，以维持其正常功能。患者年近半百，将息失宜，肝肾阴虚，贪凉受冷，外邪乘袭。《灵枢·百病始生》云："清湿袭虚，则病起于下"，寒湿之邪从下而袭，足部受之，筋骨受损，经络痹阻，足跟疼痛，行走受碍，日久寒郁化热，寒热错杂。治先补益肝肾，散寒清热，宣痹通络。白薇煎合桂枝芍药知母汤、甘麦大枣汤加减。方中白薇煎清热透邪，祛瘀通络；桂枝芍药知母汤祛风除湿，温经散寒，滋阴清热，寒热并用；甘麦大枣汤养心安神，加杜仲、鸡血藤、当归、伸筋草、豨莶草以加强补益肝肾、祛风宣痹、通络止痛之功。7剂后足跟痛减，卧不能寐，观其舌红苔少，此乃阴伤明显，肾阴不足不能上济心火，致心火偏旺，心神不宁，转方以四物去川芎加鸡血藤、杜仲、牛膝、川断、豨莶草、补骨脂、炙蜈蚣滋养肝肾，宣痹通络，百合、知母、地黄合甘麦大枣汤滋阴清热，宁心安神。药后疼痛缓解，夜能安卧，病情向愈。

甘麦大枣汤、百合知母汤、百合地黄汤均为仲景方，以治"妇人脏躁，喜悲伤欲哭，象如神灵所作，数欠伸""百合病……意欲食，复不能食，常默默，欲卧不能卧，欲行不能行，饮食或有美时，或有不用闻食臭时，如寒无寒，如热无热，口苦，小便赤，诸药不能治，得药则剧吐利，如有神灵者，身形如和，其脉微数"。先师上海中医药大学附属龙华医院胡建华教授善以之治疗神经精神性疾病、功能性疾病，笔者于20世纪80年代跟师学习后屡屡用于临床，确均有良效。

3. 痹证(膝关节骨关节炎)

张某,男,68岁,已婚,退休,江苏太仓人。

初诊(2009年10月22日):双膝酸痛半年。

患者近半年来双侧膝关节酸痛,站立、上楼梯乏力疼痛,行动不便,头昏有轻飘感。骨科摄片检查示膝关节轻度退行性改变,诊为"膝关节骨关节炎",服消炎止痛类药针灸等欠效。测血压140/80mmHg,膝关节无红肿压痛。舌红,苔淡黄腻中厚,脉细。

中医诊断:痹证(肝肾亏虚,湿热痹阻)。西医诊断:膝关节骨关节炎。肝肾下虚,湿热痹阻。拟补肝益肾,清热利湿,宣痹通络。方以《成方便读》四妙丸加味。

处方:制苍术10g,川黄柏10g,薏苡仁30g,怀牛膝20g,大生地10g,当归10g,炒川断20g,制狗脊10g,杜仲10g,制豨莶20g,宣木瓜10g,炒僵蚕10g,补骨脂10g。7剂,每日1剂,水煎服。

二诊(2009年10月29日):双膝酸痛略减,仍无力,舌暗红,苔中厚腻,脉细。上方去生地黄,加千年健10g,鹿衔草20g。7剂,水煎服。

三诊(2009年11月5日):膝痛除,仍软,苔薄黄腻,舌质红,脉细。守方加秦艽10g。7剂,水煎隔日服。

四诊(2009年11月19日):膝舒,行走活动、上下楼梯已无不适。继予益肾蠲痹丸8g,每日3次,服1周,以巩固疗效。

【按】本案患者以双膝酸痛乏力、行动不便为主症,属中医"痹证"。《素问·脉要精微论》云:"膝者筋之府,屈伸不能,行则偻附,筋将惫矣。骨者髓之府,不能久立,行则振掉,骨将惫矣。"《张氏医通》云:"膝者筋之府……膝痛无有不因肝肾虚者,虚则风寒湿气袭之。"肾主骨生髓充于脑,肝主筋,患者年近古稀,肝肾两亏,精血不足,骨枯髓减,骨质疏松,湿热之邪乘袭,痹阻经络气血,故双膝酸痛乏力、行动不便,清窍失养则头昏,舌红、苔淡黄腻中厚、脉细亦肝肾下虚,湿热痹阻之象,故治以《成方便读》四妙丸加味补肝益肾,清热利湿,宣痹通络。方中制苍术、川黄柏、薏苡仁清热利湿,怀牛膝、生地黄、当归、炒川断、制狗脊、杜仲、补骨脂补肝肾、强筋骨,活血通络,制豨莶、宣木瓜、炒僵蚕祛风燥湿,宣痹通脉。7剂后膝痛略减,仍无力,苔中厚腻,遂去生地黄恐其滋腻敛湿,加千年健、鹿衔草以加强补肝肾、祛风湿、通经络之功。药后病情显减,膝痛除,仍软,苔薄黄腻,舌质红,脉细,加入秦艽祛风舒筋,清热利湿。四诊膝舒,活动自如,遂予国医大师朱良春教授经验方益肾蠲痹丸调理善后。

老年人颈腰椎、膝关节退行性病变为临床所常见,正如《素问·上古天真论》所云:"七八,肝气衰,筋不能动,天癸竭,精少,肾脏衰,形体皆极⋯⋯肾者主水,受五脏六腑之精而藏之,故五脏盛乃能泻。今五脏皆衰,筋骨懈堕,天癸尽矣,故发鬓白,身体重,行步不正⋯⋯"此乃随着年龄增长,肝肾日渐衰惫,精血不足,骨枯髓减,偶饮食起居调养不慎,极易感受风寒湿热之邪,导致本病发生。故平素即应养成良好生活习惯,饮食有节,全面摄取营养,起居有常,劳逸结合,保持理想体重,避免外邪侵袭。既病之后及时治疗,以防病情加重,甚至导致不可逆之损害。

4. 腰腿痛(腰椎间盘突出症、高血压病)

马某,男,51 岁,已婚,管理者,江苏太仓人。

初诊(2009 年 7 月 23 日):腰骶下肢疼痛 1 月。

近 1 月来腰痛,引及右骶下肢疼痛,活动受碍,行走不稳,骨科经摄片诊为"腰椎间盘突出症",口服药物欠效(药名不详)。舌质红,苔薄腻淡黄,脉细。原有高血压病史 10 年,现服非洛地平、贝那普利,刻下血压 130/90mmHg。

中医诊断:腰腿痛(肾精亏虚,湿热痹阻)。西医诊断:腰椎间盘突出症,高血压病。此乃肾精素亏,湿热痹阻。治拟补肾壮腰、清热化湿、宣痹通络为法。《景岳全书》左归丸合《太平惠民和剂局方》四物汤加减。

处方:生地黄 10g,山茱萸 10g,甘杞子 10g,知母 10g,炒川柏 10g,当归 10g,川芎 10g,赤芍 10g,杜仲 10g,炒川断 10g,制狗脊 10g,怀牛膝 20g,桑寄生 30g,补骨脂 10g。7 剂,每日 1 剂,水煎服。

继服非洛地平 5mg,每日 1 次,贝那普利 10mg,每日 1 次,停用其他西药。

二诊(2009 年 8 月 6 日):药后腰部、小腿疼痛已除,臀骶部至大腿仍感酸痛,舌红,苔薄腻淡黄,脉细右弦。守方去甘杞子、补骨脂,加白薇 10g,泽兰 10g,炮山甲 5g(先煎)。7 剂,水煎服。继服降压药。

三诊(2009 年 9 月 3 日):诉药后疼痛即缓解。患者因高血压病常来院复诊,随访至 2012 年 12 月,血压稳定在正常范围内,腰腿痛亦未复发。

【按】患者腰骶下肢疼痛、活动受碍,当属中医"腰腿痛"范畴。《素问·脉要精微论》云:"腰者肾之府,转摇不能,肾将惫矣。"《素问·至真要大论》则云:"太阳在泉,寒复内余,则腰尻痛,屈伸不利,股胫足膝中痛。""湿淫所胜⋯⋯腰似折,髀不可以回。"该患者年逾半百,久患高血压病,肾精不足,腰府骨髓失养,湿热之邪乘袭,痹阻经络,诸恙由是而作。舌红苔黄腻,脉细,亦肾精不足,湿热痹阻之象。故治拟补肾壮腰、清热化湿、宣痹通络为法,方取左归丸合四物汤补肾填精,养血和络,知母、川柏清热燥湿,杜仲、川断、狗脊、桑寄生、补骨脂补肝肾、强腰脊、宣痹通络。7剂后腰部、小腿疼痛除,臀髋部至大腿仍感酸痛,舌红,苔薄腻淡黄,脉细右弦,遂去甘杞子、补骨脂,加白薇、泽兰、炮山甲续服7剂,诸恙若失,随访3年余病情稳定。

5. 腰腿痛(腰椎退行性病变)

陈某,女,79岁,已婚,退休,江苏太仓人。

初诊(2009年8月13日):右腰腿疼痛3年。

患者右腰腿疼痛3年,行走或久站即作,坐、卧位缓解,以至不能独自行动。苏州某院摄片示腰椎退变,腰₃轻度变扁压缩,予西药治疗因上腹痛而停药。大便干结,日行1次,小便正常。有高血压病、脑梗死病史,现服硝苯地平(2.5mg,每日2次)、通心络、尼莫地平、阿司匹林等。刻下血压110/65mmHg,心率72次/min,律齐,未闻及病理性杂音,右臀部有压痛。舌红少苔而剥,脉细弦。

中医诊断:腰腿痛(肝肾阴虚)。西医诊断:腰椎退行性病变,高血压病。此乃肝肾阴虚,筋骨失养,经络痹阻。拟补肝益肾,舒筋通络。《景岳全书》左归丸合《春脚集》白薇煎出入。

处方:生地黄10g,玄参10g,山茱萸10g,炙龟板10g(先煎),当归10g,赤芍10g,白芍10g,白薇10g,鸡血藤15g,怀牛膝10g,泽兰10g,杜仲10g,炮山甲5g(先煎),炒川断10g,制狗脊10g。每日1剂,水煎服。

停硝苯地平,嘱服氨氯地平2.5mg,每日1次。

二诊(2009年9月4日):上方连服21剂,右腰腿痛显减,久站腰腿轻痛,行走有酸感,然已能自行行走,大便通畅。血压138/65mmHg,舌嫩红,苔薄少,脉弦缓左细。上方加枸杞子10g。14剂,水煎服。

三诊(2009年9月19日):腰腿痛续减,能自由行走,舌红,苔少,脉弦缓。守方加补骨脂10g。14剂,水煎服。

2012年12月其女儿来诊,诉其母亲服上药后腰腿痛缓解,至今未复发。

【按】《诸病源候论·腰痛候》云:"肾主腰脚。肾经虚损,风冷乘之,故腰痛也。""夫腰痛,皆由伤肾气所为。"肾主骨生髓,腰为肾之府,肝主藏血,主筋,肝肾精血相生,乙癸同源。肝肾精血充沛,滋养全身筋骨,以维持其正常功能。该患者年逾古稀,肝肾阴虚,精血不足,筋骨失养,经络痹阻,腰腿疼痛由是而作。

故治宜滋养肝肾,舒筋通络。

《景岳全书》左归丸由熟地黄、山药、枸杞子、山茱萸、牛膝、菟丝子、鹿胶、龟胶组成,功擅滋补肝肾真阴,以治肝肾精血亏损之腰腿酸软、眩晕耳鸣、盗汗滑泄等,《春脚集》白薇煎由白薇、泽兰、穿山甲组成,具通行血络、祛瘀透邪之功,以治箭风痛,或头项、肩背、手足、腰胯、筋骨疼痛,遍身不遂。本案以左归丸、白薇煎合用,去药性偏温之菟丝子、鹿角胶,加玄参取增液汤之意以润肠通便,加当归、赤芍、白芍、鸡血藤、杜仲、川断、狗脊以加强补肝肾、强腰膝、活血通络之功。前后服药近50剂,3年痛疾终得消除。

6. 腰痛(腰椎间盘突出、腰肌劳损、先天性骶骨隐裂)

陈某,女,54岁,已婚,教师,江苏太仓人。

初诊(2011年7月8日):腰痛10年,加重3月。

近10年常年腰痛,活动受限,多次至骨科就诊,经查诊为"腰椎间盘突出,腰肌劳损,先天性骶骨隐裂",治疗后症状时轻时重,近3月加重,晨起、久坐尤甚,活动后减轻,不能久卧,夜间需起床活动,不能弯腰负重,大便干结,2~3日一行。刻下血压120/80mmHg,舌暗淡,苔薄白,脉细。

中医诊断:腰痛(肾虚腰痛)。西医诊断:腰椎间盘突出,腰肌劳损,先天性骶骨隐裂。此乃肾亏腰失所养。拟补肾壮腰为法。《景岳全书》右归丸加减。

处方:熟地黄10g,山药20g,山茱萸10g,当归10g,川芎10g,枸杞子10g,肉苁蓉10g,制川军5g,生首乌10g,制狗脊20g,杜仲10g,炒川断20g,鸡血藤30g。7剂,每日1剂,水煎服。

二诊(2011年7月14日):腰痛减,大便畅,口腔多发性溃疡已3月,服用上药后好转,眠安,舌暗淡,苔薄白腻,脉细弦。守方改肉苁蓉20g,加制苍术10g,生白术20g。7剂,水煎服。

三诊(2011年7月29日):口腔溃疡已愈,劳作弯腰时仍有腰痛,夜能安卧5小时,舌暗淡,苔薄白,脉细。守方加生黄芪30g。7剂,水煎服。

四诊(2011年8月5日):药后大便正常,停药1天大便偏干,久坐1小时以上、卧床8小时以上仍有腰痛,舌红,苔薄少,脉细。上意增入白薇煎。

处方:生熟地各10g,枸杞子10g,山药20g,山茱萸10g,当归10g,川芎10g,肉苁蓉10g,制狗脊20g,杜仲10g,炒川断20g,鸡血藤30g,桃仁10g,杏仁10g,白薇10g,泽兰10g,炮山甲5g(先煎),威灵仙30g。7剂,水煎服。

五诊(2011年8月12日):腰痛显减,弯腰劳作后仍作,能卧9小时,坐2小时,大便偏干,舌淡暗,苔薄腻,脉弦。上方去生地黄,改肉苁蓉20g,加麻仁10g。7剂,水煎服。

六诊(2011年8月19日):腹部舒,始服药腰痛除,近日练哑铃后负重久走腰痛轻作。舌暗淡,苔薄白,脉弦细。守方去白薇,加醋煅自然铜20g,苏木10g,郁李仁10g。14剂,水煎服。

【按】腰者,肾之府也。患者先天禀赋不足,后天失养,六七之后,肾气渐衰,精血亏损,无以濡养经脉,腰痛由是而作。故治宜补肾壮腰,方选《景岳全书》右归丸加减。方中熟地黄、山药、山茱萸、枸杞子、何首乌补肾填精;当归、川芎、制川军、鸡血藤补肾活血通络;肉苁蓉温肾阳、益精血,合制川军、生首乌润肠通便;制狗脊、杜仲、炒川断补肝肾、强筋骨、调血脉。合而用之,补肾壮腰、活血通络、润肠通便。药后腰痛减,大便畅,已持续3月之口腔溃疡亦愈。四诊舌质转红,苔薄少,大便又偏干,守方增入白薇煎清热行血,通瘀透邪,桃仁、杏仁活血润肠,腰痛曾一度缓解,后练哑铃后负重久走腰痛轻作,守方加自然铜、苏木散瘀止痛,吾师国医大师朱良春教授曾谓苏木善治椎间盘病变,自然铜对外伤性、退变性骨质病变均有很好的修复作用。日前患者来院称10余年来腰部从未如此舒适。

在现代分科越来越细之今天,腰椎间盘病变、腰肌劳损类病变多在骨科服西药或手术治疗,或针灸推拿,而此类疾病往往随着年龄增长而发病率增高,中医理论认为人体生长壮老已与肾脏精气盛衰密切相关,女子五七、男子六七之后,肾气渐衰,如调养不当,许多疾病均易发生。故在治疗之时配合补肾填精之类中药,往往能收事半功倍之效,甚至亦可免除手术之苦,节约大量费用。

7. 梅核气(慢性咽炎)

闻某,女,38岁,已婚,职员,江苏太仓人。

初诊(2009年9月17日):咽喉如物梗阻3月余。

近3月余咽喉如有异物堵塞,梗阻不舒,吞之不下,咯之不出,饮食无妨,迁延不已,午睡及夜晚入睡时心悸,上班劳作心悸不明显。曾在本院五官科检查,诊为"慢性咽炎",服中成药欠效(药名不详)。刻下血压120/80mmHg,咽红不肿,心率80次/min,律齐,未闻及病理性杂音。舌嫩红,前半少苔,根淡黄,脉细。心电图正常。

中医诊断:梅核气(阴虚火炎)。西医诊断:慢性咽炎。咽喉为肺胃之门户,肺胃阴虚,咽喉失养,虚火上炎,熏蒸咽窍,故咽梗不舒;阴虚火旺,扰动心神则心悸。治宜养阴清热,生津利咽,宁心安神。方选《温病条辨》沙参麦冬汤合《金匮要略》甘麦大枣汤出入。

处方:北沙参10g,麦门冬10g,玉竹10g,玄参10g,薄荷5g(后下),挂金灯10g,马勃5g,白薇10g,酸枣仁10g,淮小麦30g,红枣10g,生甘草5g。7剂,每日1剂,水煎服。

忌辛辣煎炸之品,多食富营养具凉润作用之食物如梨、百合银耳羹等。

二诊(2009年10月3日):服上药7剂,咽喉已舒,因工作忙碌,无暇复诊。午睡时仍稍感心悸,夜寐已安。舌嫩红,前半少苔,根苔薄白,脉细。效不更方,上方去挂金灯续服7剂。

【按】《金匮要略》有"妇人咽中如有炙脔,半夏厚朴汤主之"之训,故治"梅核气"多从痰气交阻论治,以半夏厚朴汤为主方。

本案患者病"咽中如有炙脔"3月余,伴有休息时心悸,观其舌质嫩红,前半少苔,脉细,阴虚火炎之象明矣,故不可再用香燥行气化痰之品,以免更伤阴液,犯虚虚实实之戒。方选沙参麦冬汤合甘麦大枣汤出入,以北沙参、麦门冬、玉竹、玄参养肺胃之阴,润咽喉之燥;薄荷、挂金灯、马勃清热利咽;白薇善清虚热;甘麦大枣汤养心宁神缓急,甘草生用以利清利咽喉。诸药合用,共奏养阴生津、清热利咽、宁心安神之功。7剂后咽喉异物堵塞感除,心悸亦减,因而去挂金灯再进7剂,诸恙悉除,随访月余,病情无反复。

故临证治病,既要知常,也须达变。

8. 喉瘖(急性喉炎)

李某,女,70岁,已婚,退休教师,江苏太仓人。

初诊(2009年10月7日):声音嘶哑2天。

2天前午饭后看电视时不慎熟睡,醒后即声音嘶哑,不痛,不发热。原有慢性咳嗽、高血压病史10年,经中西药治疗,近血压稳定在正常范围,咳嗽偶作。刻诊:声音嘶哑,咽部不适,咽红不肿,血压140/80mmHg,心率72次/min,律齐,两肺(-)。舌红,苔薄少,脉浮细。

中医诊断:喉瘖(风热犯肺)。西医诊断:急性喉炎。此乃素体肺肾阴亏,起居不慎,风热乘袭,循经上犯,壅结咽喉,痹阻脉络,声门开阖不利,发为喉瘖。治宜养阴清疏、宣肺利音并进。方以《温病条辨》沙参麦冬汤合《中医喉科学讲义》疏风清热汤加减。

处方:南沙参10g,北沙参10g,麦门冬10g,玄参10g,薄荷10g(后下),桔梗10g,挂金灯10g,炒牛蒡10g,金银花10g,连翘10g,玉蝴蝶3g,马勃5g,生甘草5g。5剂,每日1剂,水煎服。

嘱慎起居,避外邪,忌辛辣刺激煎炸之品。

二诊(2009年10月23日):服前药后音哑已除,然昨吹风后又作。刻下声音嘶哑,程度较前为轻,咽红不肿,舌红,苔薄少,脉浮细。守方加生黄芪10g,防风5g,白术10g。7剂,水煎服。

药后声音复常,之后间断服用《世医得效方》玉屏风散、《证治汇补》麦味地黄丸等加减方,2010年3月25日来院复查血压,诉音哑未再发作,今冬咳嗽亦未大发。

【按】关于声音嘶哑,《内经》称为"瘖",《素问》《灵枢》均有许多论述。如《素问·宣明五气》云:"五邪所乱……搏阴则为瘖。"《素问·气交变大论》云:"岁火不及,寒乃大行……心痛暴瘖。"《灵枢·邪气脏腑病形》有:"心脉……涩者甚瘖。"等等。将瘖之病因分为外感、内伤二类,后人更有"金实不鸣""金碎不鸣"之论。

本案患者为老年女性,从事教育工作30余年,用声颇多,又有慢性咳嗽、高血压病史,素体肺肾阴虚、喉窍受损,此次缘于起居不慎,风热乘袭,外邪循经上犯,壅结咽喉,痹阻脉络,声门开阖不利,终致声音嘶哑。舌红,苔薄少,脉浮细,亦阴虚新感外邪之象。病属本虚标实,虚实夹杂,故拟法标本兼顾,以沙参麦冬汤合疏风清热汤加减。方中南沙参、北沙参、麦冬、玄参滋养肺肾,金银花、连翘疏风清热,薄荷、牛蒡子、桔梗、挂金灯、玉蝴蝶、马勃、生甘草清热宣肺、利咽开音,配合饮食起居调理,5剂后声音复常,然10余天后外出吹风致音哑再作,考虑患者久病咳嗽,气阴两虚,卫表不固,遂加入玉屏风散益气固表,之后又予玉屏风散、麦味地黄丸加减调理善后,音哑未再发作,咳嗽亦得缓解,充分显示中医在治病防病方面之优势。

9. 口疮(复发性口腔溃疡)

朱某,男,39岁,已婚,管理者,浙江人。

初诊(2008年12月6日):口舌溃疡疼痛1年。

近1年来反复口腔黏膜、舌体出现溃疡,少则1~2枚,多则3~4枚,每周均有发作,此起彼伏,持续不断,疼痛不已,影响进餐,内服外用中西药物欠效,口舌不痛最长未超过3天。时感下肢足底寒冷,饮食不慎即便溏,稍劳辄乏力神倦。舌红,苔薄白,脉弦。血压130/80mmHg。曾查血常规、肝功能、血糖等均正常。

中医诊断:口疮(寒热夹杂)。西医诊断:复发性口腔溃疡。此乃脾虚胃热,心火偏旺。脾阳不振则便溏肢冷,胃热心火上炎故口舌生疮。病属寒热错杂,虚实并见。治拟清胃热,泻心火,温脾阳,助脾运,寒温并用,攻补兼施。宗仲景甘草泻心汤出入。

处方:生甘草10g,姜半夏10g,淡子芩10g,川黄连5g,潞党参10g,皂角刺20g,淡干姜3g,炙乳香5g(包煎),津红枣10g。7剂,每日1剂,水煎服。

注意口腔卫生,忌烟酒辛辣煎炸之品,避免过劳,调畅情志,慎勿熬夜。

二诊(2008年12月16日):口舌溃疡愈后未复发。平素饮食不慎即便溏,稍劳即乏力神倦。舌红,苔薄白,脉弦。守方去皂角刺,加炒白术10g,焦薏苡仁30g,茯苓10g。7剂,水煎服。

三诊(2008年12月31日):口舌溃疡未发,近期大便正常,精神好转,血压130/80mmHg,舌质仍红,苔薄白腻,脉细。改予膏方调理。

处方:姜半夏200g,淡子芩150g,炒川连60g,党参150g,皂角刺200g,干姜50g,炙乳香60g(包煎),苍术150g,炒白术150g,茯苓250g,焦薏苡仁300g,生黄芪100g,白芷250g,泽泻250g,马勃50g,煨木香200g,白及250g,通草30g,焦山栀150g,淡豆豉100g,生甘草100g,阿胶150g。如法制膏,晨空腹及晚睡前各服10g。感冒发热及便溏暂停服用。

四诊(2009年6月12日):去冬服膏方后大便正常,精神好转,下肢转温,口腔溃疡直至上月底方复发,已服中药未效。舌红,苔薄白,脉细。再进甘草泻心汤出入。

处方:人中白10g,姜半夏10g,淡子芩10g,川黄连5g,潞党参10g,皂角刺20g,淡干姜3g,炙乳香5g(包煎),津红枣10g。7剂,水煎服。

【按】口舌点状溃烂之口腔溃疡,属中医"口疮"范畴,又名"口疡""口疳""口破"等,溃疡面凹陷,表面有黄白色或灰白色伪膜,拭之不脱落,边缘红肿,呈烧灼样疼痛,愈后不留疤痕。其病程常有自限性,一般7~10天自愈。但常反复发作,甚则迁延多年不愈。《诸病源候论·唇口病诸候》云:"腑脏热盛,热乘心脾,气冲于口与舌,故令口舌生疮也。"本病多由心脾肝胃邪热熏蒸,或气血失荣,或阴虚火旺,或虚阳浮越所致。

本案为顽固性口疮,病延1年,每周均发,久用中西药欠效,痛苦不已。思此患者职场拼搏,思虑熬夜,烟酒肥甘,日久脾胃受损,心火偏旺。胃热上蒸心火上炎则口舌生疮,脾阳不振运化不健则便溏、下肢寒冷,病属寒热错杂,虚实并见,上热下寒,上实下虚。治宜清胃热,泻心火,温脾阳,助脾运,寒温并用,攻补兼施,方宗仲景甘草泻心汤出入。

甘草泻心汤于仲景《伤寒论》中补中和胃、消痞止利,以治伤寒误治后"胃中空虚,客气上逆"之痞利俱甚,于《金匮要略》则扬其清热化湿、安中解毒之功,治以咽喉及前后二阴腐蚀溃烂为特征之"狐惑之为病"。方中重用甘草既可泻火解毒,又能益气补中,调和诸药,东垣曾谓甘草"生用则气平,补脾胃不足,而大泻心火……热药得之缓其热,寒药得之缓其寒,寒热相杂者,用之得其平"。《本草汇言》云:"甘草,和中益气,补虚解毒之药也。"黄芩、黄连苦寒,清热解毒,干姜、半夏辛燥温中化湿,人参、大枣健脾和胃,全方寒热并用,攻补兼施,与本案病机正合拍。加入皂角刺功擅解毒透脓,先师赵振民谓其"为治痈疽肿毒疮疹之要药",加乳香活血止痛、消肿生肌。并嘱注意生活起居调节。药服7剂即获效,口疮愈而未复发。二诊加炒白术、焦薏苡仁、茯苓,合前参、草即加味四君子之意,意欲加强健脾渗湿止泻之力。半月后来诊诉口疮未发,大便正常,精神好转。因工作繁忙,服汤剂不便,予膏方调理善后。虑其平素易便溏,故膏方小其制,嘱若无不适服完后可再续一料,然其病愈后忙于工作,直至2009年5月底口疮复发,他处服中药未效而再诊,仍予甘草泻心汤治之。

用仲景方治病,只要辨证正确,方证合拍,每能收桴鼓之效。

八、妇科病证

经断前后诸症(围绝经期综合征)

曹某,女,62岁,已婚,退休,江苏太仓人。

初诊(2009年9月10日):烘热、乏力、嘈杂8年。

患者自8年前绝经始阵发烘热面赤,乏力多汗,嘈杂易饥,食纳尚可,大便偏干。曾服中药(方以六味地黄丸、左归丸为主)、中成药欠效,又恐副作用而拒用雌激素治疗,病情迁延不已。刻下血压130/70mmHg,心率76次/min。舌质暗红,苔布薄白,脉细弦。

中医诊断:经断前后诸症(阴虚火旺)。西医诊断:围绝经期综合征。此乃肾阴不足,虚火偏旺,冲任失调。治宜滋阴清热,调理冲任。方予《丹溪心法》大补阴丸合《妇产科学》二仙汤出入。

处方：仙茅 10g，仙灵脾 10g，泽泻 10g，知母 10g，炒川柏 5g，生地黄 10g，白薇 10g，地骨皮 10g，牡丹皮 10g，赤芍 10g，炙龟板 10g（先煎），煅瓦楞 10g（先煎），炙乌贼骨 10g。7 剂，每日 1 剂，水煎服。

二诊（2009 年 9 月 18 日）：烘热、乏力、汗出、嘈杂均显减，面色正常，大便通畅，舌偏红，苔薄腻淡黄，脉细。守方改炒川柏 10g。10 剂，水煎服。

2009 年 10 月 8 日邻居来诊，告知前药后诸恙均除，至今尚未复发。

【按】《素问·上古天真论》云："女子七岁，肾气盛，齿更发长；二七而天癸至，任脉通，太冲脉盛，月事以时下，故有子……七七，任脉虚，太冲脉衰少，天癸竭，地道不通，故形坏而无子也。"人体生长、发育、衰老与肾气密切相关，肾通过冲任二脉司调女子月经和生殖。患者年逾七七之后，肾阴不足，天癸渐竭，冲任失调，故月经不调，继而经绝。乙癸同源，肾阴虚水不涵木，肝阴亦亏，虚阳上亢，故烘热面赤，虚火迫津外泄则易汗。肾阴系一身阴液之根本，肾阴不足则脾胃之阴亦虚，肠道失润则大便干结，胃阴虚，虚火旺则嘈杂。阴液不足则血行滞涩，故舌质暗红。脉来细弦亦阴液不足，虚火偏旺之象。总观病机，属阴虚火旺，冲任失调。故治拟滋阴清热、调理冲任为法。方以二仙汤阴阳双补，调理冲任，亦"善补阴者必于阳中求阴"之意。以大补阴丸滋阴清热。加白薇、地骨皮退虚热，赤芍、牡丹皮凉血活血，煅瓦楞、炙乌贼骨化瘀软坚、收敛止血、制酸止痛以治嘈杂。药服 7 剂，诸恙均减，苔转薄腻淡黄，恐湿热内生，故二诊加重黄柏用量，再 10 剂，8 年之苦得以解除。

本案用是法是方系吸取前医之经验教训，既然单纯滋阴泻火不效，故遵景岳"阴中求阳""阳中求阴"之训，滋阴降火同时，阴阳并补，调理冲任，终获良效。方中未用敛汗之品而汗出自止，亦治病求本之故也。

中篇·医论医话

经方治验 3 则

本文发表于《江苏中医药》2011,43(6):48 - 49

张仲景《伤寒论》《金匮要略》分别载有方剂113方、205方(4方佚失),其方选药精当,配伍严谨,药量精确,疗效可靠,故被后世医家尊为"众方之祖"。笔者在近30年临床实践中用经方疗疾,略有心得,现择3则验案记述于下。

一、麻黄细辛附子汤治风团案

邢某,男,67岁,退休,江苏太仓人。

初诊(1999年6月10日):风团瘙痒半年余。

半年来胸腹四肢风团成片,瘙痒难忍,入晚尤甚,每日均发,发作时间长于缓解时间,本院及上海华山医院皮肤科诊为荨麻疹,予中西药治疗未见好转,现服开瑞坦10mg,每日1次,维生素C 0.2g,每日3次,风团瘙痒不减。察其形体瘦长,面色少华,便结溲黄。舌偏红,苔薄白,脉弦细。此乃阳虚之体,外有风寒束表,内有郁热。试以麻黄细辛附子汤加味温阳散寒,内清郁热。

处方:生麻黄3g,熟附子10g,北细辛3g,荆芥10g,防风10g,大生地30g,全当归10g,粉川芎10g,西赤芍10g,单桃仁10g,散红花5g,软柴胡5g,炒僵蚕10g,苏薄荷10g(后下),净蝉蜕30g,生甘草5g。4剂,每日1剂,水煎服。

继服开瑞坦、维生素 C。

服药次日发作减轻，第三日起风团未发，上方续进 3 剂，开瑞坦减量为 5mg，每日 1 次。病情稳定，舌脉同前，上方去川芎、桃仁、红花，改附子 6g，加生黄芪 15g，炒白术 10g。7 剂，水煎服。

药后风团未再发，停用西药。2008 年秋，大腿曾有 2 枚风团散发，服麻黄细辛附子汤加味 3 剂即安，随访至 2010 年冬未再发。

【按】该患者系慢性荨麻疹，风团瘙痒半年余，迭经中西药治疗不效，检其前服中药大多为疏风清热、凉血止痒之类。观其形体瘦长，面色少华，风团色淡，入夜为甚，当为阳虚风寒束表；便结溲黄，舌质偏红，又为内有郁热之象。故予麻黄细辛附子汤加荆芥、防风温阳散寒，生地黄、赤芍、柴胡、薄荷、蝉蜕、僵蚕、生甘草内清郁热，祛风止痒，生地黄又可养血滋阴凉血，柴胡、赤芍、生甘草亦四逆散之意。前贤有"治风先治血，血行风自灭""久病入络"之说，故以当归、川芎、赤芍、桃仁、红花活血祛瘀。1 剂症减，前后服药 14 剂，半年顽疾得解。

麻黄细辛附子汤出自《伤寒论》："少阴病，始得之，反发热脉沉者，麻黄细辛附子汤主之"，以治太少两感之证。笔者以其治疗缓慢性心律失常、阳虚外感及部分皮肤病，随症加减每获良效。

二、苓桂术甘汤治腹泻便秘交替案

徐某，女，65 岁，农民，江苏昆山人。

初诊（2004 年 12 月 4 日）：腹泻、便秘交替 3 年。

3 年来腹泻与便秘交替，或日泻下水样便 10 余次，伴腹痛阵作，或大便干结，3 日一行，腹部胀满。原有"阑尾切除术"和"剖宫产"史。经服多种中西药治疗罔效，去年 8 月曾住昆山某院，诊为"粘连性肠梗阻"，服收敛止泻药泄泻能止，但继之 5～7 日不大便，服泻药大便能通，然又转入泄泻无度。近来泻下水样便，量不多，夜 10 余次，白昼不能计数，在家几不离马桶，食欲不振。其夫背入诊室，察其面色黧黑，形体消瘦，其夫曰体重 35kg，神疲懒言，皮肤弹性差，腹稍凹陷，胃形肠形清晰可辨，按之漉漉有声，无明显压痛。唇舌暗红，有瘀点瘀斑，苔薄白，脉弦细。查血常规基本正常，大便常规灰白色，软便，余阴性。尿常规酮体（＋＋），胆红素（＋），蛋白（±）。思此乃久病入络，脾虚运化不健，血液运行瘀滞。拟健脾益气，活血化瘀。

处方：炒党参 10g，焦白术 10g，炒当归 6g，紫丹参 10g，赤芍 15g，白芍 10g，炙升麻 3g，炙柴胡 3g，广木香 10g，桃仁 5g，炒枳实 8g，防风 6g，红花 5g，炙甘草 4g，莪术 10g。每日 1 剂，水煎服。

始服 3 剂,腹痛止,大便日行 2 次,再服 5 剂,始大便调,服最后 1 剂时又腹泻频作,不思饮食。超声示:胆囊多发性息肉,下腹部见数条肠管扩张,局部达 5.2cm,上腹部肠道内积气明显。舌红,有瘀点,苔薄白,脉细。上方去当归、桃仁,加乌药 10g,茯苓 10g。每日 1 剂,水煎服。

上方前后服用 11 剂,始大便 1~2 日一次,稍有腹痛,纳可,至服第 7 剂时呕吐 3 次,第 9 剂时腹泻一天,之后大便未解,肠鸣漉漉。舌暗红,苔薄白,脉弦细。试以苓桂术甘汤治之:

川桂枝 6g,茯苓 15g,生白术 10g,生甘草 4g。3 剂,水煎服。

药后大便日行一次,食纳馨,精神明显好转,呕吐未作,舌脉同前。守方再进 10 剂。

之后病人坦途,上方增入健脾益气之品调理善后,2 月后开始操持家务,继之田间劳作,5 月后体重增加 6kg 以上。查血、尿、大便常规均正常。

【按】本案患者腹泻与便秘交替已 3 年,久服中西药物也曾住院无显效,后经当地一商人介绍辗转来太仓求治。初从脾虚运化不健,血液运行瘀滞入手,曾获小效,终不理想。后思仲景有:"其人素盛今瘦,水走肠间,沥沥有声,谓之痰饮",与患者正合拍,"病痰饮者,当以温药和之",遂试以苓桂术甘汤治之,药仅四味,价格低廉,未料 3 剂后诸恙悉平,再诊时自行走入诊室,坚持服药半年,病体康复,不能不叹经方之神奇,后该地患者数人同来求诊。

三、肾气丸治消渴案

王某,女,40 岁,已婚,农民,江苏太仓人。

初诊(1984 年 9 月 12 日):口渴、多饮、多尿半年。

患者近半年口渴多饮,日饮水 4~6 热水瓶,最多达 8 热水瓶,小便频数,腰膝酸软,曾在本地及上海多家医院就诊,查血糖、头颅 CT 均正常,尿常规比重低,余无异常,服用中西药物欠效。刻下口渴多饮,小便频数,食纳正常,大便自调,舌质偏红,苔布薄少,脉细小数。此乃肾阴不足,虚火偏旺,固摄无权,水液下趋。治宜滋肾养阴固摄为法,六味地黄丸加味。

处方:大生地 10g,山萸萸 10g,怀山药 20g,粉丹皮 10g,云茯苓 10g,福泽泻 10g,川石斛 10g,天花粉 30g,覆盆子 10g,桑螵蛸 10g,炙五味 5g。5 剂,每日 1 剂,水煎服。

二诊(1984 年 9 月 18 日):口渴、多饮、多尿依然如故,小便清长,腰膝酸软,神倦乏力,舌脉同前。试以肾气丸治之。

处方:大生地 20g,山萸萸 10g,怀山药 20g,粉丹皮 10g,云茯苓 10g,福泽泻 10g,上肉桂 3g(后下),熟附子 10g。5 剂,水煎服。

药后未再来诊,窃以为不效又去他处就诊。半年后患者因皮肤病来诊求服中药,方悉前服药 2 剂渴饮多尿减少,服完 5 剂诸恙悉除,至今未再复发。

【按】此患者口渴、多饮、多尿半年,在多家西医院检查未确诊,服药无显效,亦曾服用中药。初诊口渴多饮,小便频数,舌红苔少,脉细小数,予六味地黄丸滋补肾阴而乏效。复诊由小便清长、神倦乏力,联想仲景有“男子消渴,小便反多,以饮一斗,小便一斗,肾气丸主之”之训,改予肾气丸阴阳双补。方中六味地黄丸滋阴补肾,肉桂、附子“少火生气”,鼓舞肾气下可固摄,上可蒸腾,渴饮多尿悉除。正如张景岳所云:“善补阳者,必于阴中求阳,则阳得阴助而生化无穷;善补阴者,必于阳中求阴,则阴得阳升而泉源不竭。”

旋覆代赭汤治疗呃逆验案 3 则

本文发表于《中国中医药现代远程教育》2011,9(3):10

30 年前,笔者跟随太仓首位副主任中医师赵振民先生侍诊学习,曾目睹赵师以旋覆代赭汤为基础结合辨证用药,治愈多例顽固性呃逆患者。工作以后,余亦试以本方治呃逆,愈者颇多,现将收录之验案 3 则载录如下:

例 1 郑某,男,60 岁,已婚,公务员。

初诊(1997 年 7 月 27 日):反复呃逆 3 年,再发 2 天。

近 3 年反复呃逆发作,每发短则 10～15 天,长则月余方缓解,多次服中西药无显效。近 2 日复发,咽干痒,形体肥胖,舌质淡,苔薄白腻,脉缓。此乃痰湿之体,痰盛气逆。治拟燥湿化痰,和胃降逆。

处方:旋覆花 6g(包煎),代赭石 30g(先煎),姜半夏 10g,化橘红 6g,炒枳实 10g,公丁香 3g,干柿蒂 10g,姜竹茹 10g,淡干姜 3g,东白芍 50g,川石斛 10g,炙甘草 6g。3 剂,每日 1 剂,水煎服。

上方服 2 剂呃逆止,随访 10 余年未再发。

例2 邹某,男,53 岁,已婚,木工。

初诊(2002 年 5 月 10 日):呃逆 1 周。

近 1 周呃逆连连,昼夜不停,影响工作及睡眠,已服中药及针灸治疗呃逆不减。就诊时呃逆连连,呃声响亮,精神尚可,舌质偏红,苔布薄少,脉细。检前所服为旋覆代赭合丁香柿蒂汤加砂仁之类,多温燥之品。此乃胃阴已伤,胃失和降。拟养阴和胃,降逆止呃。

处方:生地黄 10g,玄参 10g,麦冬 10g,旋覆花 6g(包煎),代赭石 30g(先煎),太子参 10g,姜半夏 10g,川石斛 10g,白芍 30g,枳壳 5g,柿蒂 10g,炙甘草 6g。3 剂,水煎服。

次日来诊室告知呃逆已止。随访 8 年余,病未再发。

例3 王某,男,68 岁,已婚,农民。

初诊(2007 年 4 月 18 日):反复呃逆纳呆 2 年,再发 5 天。

患者 10 年前因胃癌做手术并化疗,之后病情尚稳定。近 2 年反复呃逆,伴食欲不振,动员其胃镜复查遭拒。近 5 天呃逆再作,纳呆乏力,西医予输液对症治疗症情不减。来诊时呃逆连连,神疲懒言,面色萎黄,每日仅进食一两稀饭及少量奶粉、藕粉等。舌质暗红,苔布白腻,脉来弦缓。此乃脾运不健,胃失和降,痰瘀互结。治拟健脾和胃,化痰祛瘀。

处方:旋覆花 6g(包煎),代赭石 30g(先煎),炒党参 10g,制苍术 10g,云茯苓 10g,生南星 15g,干柿蒂 10g,公丁香 3g,炒陈皮 5g,炒枳实 10g,姜半夏 10g,西赤芍 10g,东白芍 30g,焦三仙各 10g,生甘草 5g。3 剂,水煎服。

二诊(2007 年 4 月 24 日):服上药 2 剂呃逆止,食欲好转,腻苔渐化。上方去柿蒂、丁香、赤白芍,加莪术 10g,石见穿 20g。7 剂,水煎服。

【按】旋覆代赭汤出自仲景《伤寒论》。原文曰:"伤寒发汗,若吐若下,解后,心下痞硬,噫气不除者,旋覆代赭汤主之。"方由旋覆花、人参、生姜、代赭石、甘草、半夏、大枣组成,具化痰和胃、降逆消痞之功。方中旋覆花降气消痰,代赭石重镇降逆,半夏、生姜化痰散结,消痞止呕,人参、甘草、大枣益气补中,调和脾胃。丁香柿蒂汤出自《症因脉治》,方由丁香、柿蒂、党参、生姜组成。方中丁香、柿蒂温胃散寒、降逆止呃,党参补中益气,生姜散寒降逆,合而用之,益气温中,祛寒降逆,用于久病体虚,胃中虚寒之呃逆、呕吐。

上述 3 例呃逆患者来诊前均曾用中药或西药治疗而不效,均以旋覆代赭汤加减治疗而收功。其中例 1 患者病延 3 年,每年均多次发作,虽服用中西药无显效,每发必 10 余天至月余方缓解。观其形体肥胖,苔薄白腻,舌淡,脉缓。此乃痰湿之体,痰盛气逆,故取旋覆代赭汤、丁香柿蒂汤及《金匮要略》橘皮竹茹汤合方以燥湿化痰,和胃降逆。因医院无生姜,故以干姜代之,亦取温中化痰降逆之意。因咽干,加川石斛养阴生津,并监制温燥之品以免伤阴,大剂白芍与甘草相伍,既为酸甘化阴,又取芍药甘草汤之意以缓急解痉。从现代医学角度解释,呃逆乃膈肌痉挛之故,此亦辨证与辨病相结合。处方3剂,越日即被告知呃逆已止,10余年未再复发。

例2 呃逆1周,服中药及针灸治疗不减,由本院职工介绍前来。检前所服为旋覆代赭合丁香柿蒂汤加砂仁之类,多温燥之品。观其呃声连连,舌红,苔少,脉细。此乃胃阴已伤,和降失司,故予旋覆代赭汤合生脉散、芍药甘草汤并加石斛、柿蒂等养阴和胃,降逆止呃。处方3剂。次日来诊室告知呃逆已止。

例3 10年前有胃癌手术并化疗史,近2年反复呃逆纳呆再发5天,西医治疗症情不减。来诊时呃逆连连,神疲懒言,面色萎黄,不思饮食,舌质暗红,苔布白腻,脉来弦缓。此乃脾运不健,胃失和降,痰瘀互结,治以旋覆代赭汤、丁香柿蒂汤、四君子汤、芍药甘草汤健脾和胃、化痰祛瘀、解痉止呃,并加焦三仙醒脾开胃,生南星化痰散结,镇静抗癌,此乃先师上海中医药大学附属龙华医院胡建华教授之经验。服药2剂呃逆止,食欲好转,腻苔渐化,上方去柿蒂、丁香、赤白芍,加莪术10g、石见穿20g以加强抗癌之力,续服7剂以求巩固疗效。

旋覆代赭汤为和胃降逆之良方,但必须辨证正确,随症配伍,方能收预期之效。当年赵振民老师曾多次告诫,不能一见呃逆即用丁香柿蒂汤,即用砂仁之类,要知香燥之品耗气伤阴,对阴虚之患者非但无益,反可加重病情。而久病、重病之人阴伤之体颇为多见,千万慎之。·

《内经》"中气不足，溲便为之变"的临床应用

本文发表于《现代中西医结合杂志》2011,20(16):2007－2008

《灵枢·口问》云:"中气不足,溲便为之变。"中气者,中焦脾胃之气也。脾胃为后天之本,主运化,乃气血生化之源,又为人体气机升降之枢纽。二便之正常排泄,赖中气为之转输,中气不足可出现二便异常。而李东垣《脾胃论》之补中益气汤由黄芪、党参、白术、炙甘草、当归、陈皮、升麻、柴胡组成,具补中益气、升阳举陷之功,正为疗中气不足之的对之方。20世纪80年代中期,笔者遇一张姓高血压脑出血女患,经救治神志转清,因导尿并发尿路感染癃闭,迭经西药抗感染、多种中药内服外敷、按摩针灸等治疗,小便仍点滴不畅,下腹胀满难忍,膀胱充盈达脐下,经导尿方暂解痛苦,尿常规始终异常,后思《内经》有"中气不足,溲便为之变"之训,遂予补中益气法,配合活血通窍之剂,二剂知,再三剂小便通利,尿常规转阴,肢体活动亦明显好转[1]。之后迭以补中益气法治疗难治性二便异常,包括慢性泄泻、便秘、尿频、癃闭等,均收效满意,现简述之以抛砖引玉。

一、泄泻

《素问·阴阳应象大论》云:"清气在下,则生飧泄。"脾主运化,脾气宜升则健。长期劳力劳心,思虑劳倦,或饮食失调,或久病不愈,损伤中土,脾运不健,清气不升而下陷,清浊不分,并走大肠,则大便溏泄,时作时止,时轻时重,迁延不愈。此类泄泻每多便意频数,量不多,面色萎黄,神倦乏力,或有脱肛。治宜益气升清,健脾止泻,俾中气健旺,清浊升降有序,泄泻自止。

病案举例:汪某,女,56岁,退休职工。

初诊(1997年5月19日):大便溏泻10余年。

患者10余年来大便稀溏,日行3~6次,便意频数,色黄量不多,腹部隐痛,饮食不慎或受凉每泻下如水,日行10余次,曾做肠镜未见明显异常。形体消瘦,食纳不馨,夜眠不宁,需服安眠西药方入睡。长期间断服用中西药治疗欠效。舌

质淡红,苔布薄白,脉来细软。此乃中气不足、脾运不健、清气不升、心神失养之故也。治宜补中益气法,方宗东垣补中益气汤出入。

处方:炙黄芪10g,炒党参10g,炙升麻3g,炙柴胡3g,炒陈皮5g,焦白术10g,煨木香10g,炮姜炭3g,茯苓10g,茯神10g,焦麦芽20g,夜交藤30g,红枣6枚,炙甘草5g。5剂,水煎服。

二诊:诉食纳渐馨,夜眠稍安,安眠药已减量,大便稍实,日行三四次,腹仍时有隐痛。守方续服7剂。

之后未再来诊,1年后路遇,悉二诊药后大便成形,日行一二次,纳眠俱安,渐停已服多年之安眠西药。3月后喜得孙子,在家带孩子,尽享天伦之乐,形体日丰,便溏未再发。

二、便秘

便秘之疾有实秘与虚秘之分。实秘者大便干结,小便短赤,腹胀或痛,口干口臭,舌红苔燥,脉多弦滑;虚秘者,又有气血阴阳之不同。而中虚下陷之便秘,平素便意不显,大便或结或不结,临圊努挣而不得出,伴有神疲乏力,气短懒言,舌淡脉弱,缘于脾气虚推动无力,清气不升,浊阴不降,大肠传导失司,治宜益气健脾,升清降浊,配合饮食起居调节。脾气健旺,中焦气机恢复清升浊降之功能,则大便自通。临床切不可见便秘即用通下药,而应详辨虚实寒热气血,相应遣方用药,否则易犯虚虚实实之戒,非但大便不通,甚或变生他疾。前人曾云:"如妄以峻利药逐之,则津液走,气血耗,虽暂通而即闭矣。"[2]

病案举例:史某,女,17岁,学生。

初诊(2009年9月18日):大便秘结5年。

患者5年来大便干结,3～7日一行,平素无便意,虽多食素菜、水果、蜂蜜,亦曾服用中草药(具体用药不详)、中西药通便剂欠效。动辄汗出,神倦乏力,头晕目眩,舌淡苔薄白,脉细弱。经云:"中气不足,溲便为之变",此乃劳心思虑,久则伤脾,脾气虚推动无力大便不解,固摄无权则汗自出。治拟益气健脾,升清降浊,固摄止汗。补中益气汤出入。

处方:绵黄芪10g,潞党参10g,生白术10g,全当归10g,炙升麻5g,醋柴胡5g,炒枳壳10g,东白芍10g,防风5g,茯苓10g,浮小麦10g,红枣10g,炙甘草5g。7剂,水煎服。

嘱合理饮食,起居有节,适当活动。

2009年10月7日患者因他病来诊,告知前服药后大便即通畅,近半月来日行一次,眩晕已除,精神渐振,汗出亦显减。

三、癃闭

《素问·经脉别论》云:"饮入于胃,游溢精气,上输于脾,脾气散精,上归于肺,通调水道,下输膀胱。"人体水液之代谢与肺、脾、肾三脏有关。癃闭之疾虽病位在膀胱,然与肾之气化、脾之转输、肺之肃降功能失常密切相关。中焦为人体气机升降之枢纽,中气不足,脾失转输,清气不升,浊阴因之而难降,癃闭之疾由是而作,临证可伴见小腹坠胀、纳呆乏力、气短懒言等。治宜补中益气升清为主,随症加减,庶几可获良效。

病案举例:朱某,男,56岁,公务员。

初诊(1998年5月16日):小腹胀坠,小便滴沥不畅1年余。

患者近1年余小腹胀坠,时欲小便而不得出,滴沥不畅,超声示前列腺增生伴钙化,服保列治、前列康等治疗,病情时轻时重,未有缓时,近期有加重之趋势。原有高血压病,正服心痛定(硝苯地平)治疗。刻诊血压170/120mmHg,形体肥胖,神疲懒言,语声低微,两侧少腹轻压痛,尿常规隐血(+++),余正常,舌红,苔薄白腻,脉细。此乃中气下陷,湿热下注。治宜益气升提、清热利湿并进。因患者不喜中药煎剂,暂以颗粒剂试服。方以补中益气汤出入。

处方:生黄芪10g,党参10g,白术10g,当归10g,醋柴胡5g,炙升麻5g,陈皮5g,瞿麦10g,萹蓄10g,六一散10g,通草5g。每日1剂,以开水冲服。

另改予圣通平(硝苯地平缓释片)10mg,每日2次,开富特1片,每日3次降压。

服上方3剂后小腹下坠感除,小便仍不畅,血压124/88mmHg,守方去升麻、陈皮,加山药10g,乌药10g,煨益智5g。每日1剂冲服。又7剂后小便已畅,阳事不举,舌转淡红,苔薄白腻,上方加仙灵脾10g,再7剂后已无不适。至8月原方又配服14剂后停药,冬季以上方为基础制成膏方调理以求固本善后。来年上半年小便正常,入秋后又有排尿不畅,程度较轻,未用药治疗,入冬再服膏方,之后每年冬季服膏方坚持至今,平素不再服用治疗前列腺之药物,自2004年起,小便基本都正常,近连续几年体检,超声示脂肪肝,尿检阴性。

四、尿频

中气不足,中焦升清降浊功能失常,既可导致癃闭,亦可出现尿频。盖人体尿液之正常排泄,赖肾之气化、脾之转输、肺之肃降,而脾胃又为气血生化之源,出生之后脾胃运纳水谷精微,不断化生气血以濡养五脏六腑,四肢百骸。中气不足,既可转输失常,清浊升降无序,又可致肺肾之气补充乏源,功能失调,肾气无力气化固摄,从而出现尿频。此类尿频,常尿意频频而量少,无尿痛,小腹有坠胀感,伴有神倦乏力,面色萎黄,舌淡脉细。此时单纯补肾固摄常难获效,误用清热利湿则病益甚,需补中益气、升阳举陷、补肾固摄并进,方可收功。

病案举例: 邵某,女,36 岁,农民。

初诊(2001 年 1 月 8 日):尿频 1 年余。

患者自 1999 年 9 月起尿频,10 月 19 日因"子宫肌瘤"手术,术后尿频不减,早餐后 1.5 小时内连续小便四五次,之后 1~2 小时小便一次,晨起色清淡,午后转黄,多时昼夜小便 20 多次,1 小时 4 次,夜尿 4 次,量不多,伴尿急,无尿痛,腰酸腹胀阵作,先后在本院、市一院及苏、沪、杭多家医疗机构服中西药欠效,实验室检查血小板(44~76)×10⁹/L,余均正常。今上午候诊 2 小时已小便 8 次。神倦乏力,面色萎黄,食欲不振,夜寐不安,舌淡红,苔薄白,脉细。此乃脾肾两亏,气虚下陷,固摄无权。治拟健脾升陷,补肾固摄,补中益气汤合缩泉丸、甘麦大枣汤加减。

处方:生黄芪 30g,炒白术 10g,全当归 10g,炙升麻 5g,炙柴胡 5g,怀山药 30g,台乌药 10g,煨益智 6g,菟丝子 10g,覆盆子 10g,炒枳壳 10g,淮小麦 30g,炙甘草 5g,红枣 6 枚。水煎服。

7 剂后夜尿、昼尿各 4 次,舌淡红,苔薄白,脉细,守方再服 7 剂。三诊昼夜小便七八次,小腹酸感,无尿痛,舌正红,苔薄白,脉细,守方加山茱萸 10g,炒远志 10g,瞿麦 10g。又 7 剂后诸恙均除,小便正常,原方出入续服 20 余剂以巩固善后,至今已历 9 年,病情无复发。

20 余年来笔者用补中益气汤加减治愈不少大小便异常、常药治疗不效之患者,深感"中气不足,溲便为之变"诚可信也,此乃先人临床经验之结晶。

参考文献

[1] 高红勤. 从气虚论治中风并发癃闭验案 2 则[J]. 河北中医,2003,25(5):360.

[2] 王永炎,严世芸. 实用中医内科学[M].2 版. 上海:上海科学技术出版社,2009:307.

关于"二阳之病发心脾"之认识

本文发表于《中国中医药现代远程教育》2009,7(12):14-15

《素问·阴阳别论》曰:"二阳之病发心脾,有不得隐曲,女子不月,其传为风消,其传为息贲者,死不治。""二阳"即阳明也,足阳明胃与手阳明大肠也。"发"前人有两种解释。《类经》认为,"发"为"发于"之义,即阳明之病源于心脾,"盖胃与心,母子也,人之情欲本以伤心,母伤则害及其子。胃与脾,表里也,人之劳倦本以伤脾,脏伤则病连于腑。故凡内而伤精,外而伤形,皆能病及于胃,此二阳之病,所以发于心脾也"。另一种观点认为,"发"为"延及"之义,阳明之病可波及心脾。如王冰注曰"夫肠胃发病,心脾受之"。《医经溯洄集》云:"肠胃有病,心脾受之,发心脾,犹言延及于心脾也。虽然脾胃为合,胃病而及脾,理固宜矣,大肠与心,本非合也,今大肠而及心,何哉?盖胃为受纳之腑,大肠为传化之腑,食入于胃,浊气归心,饮入于胃,输精于脾者,以胃之能纳,大肠之能化耳。肠胃既病,则不能受,不能化,心脾何所资乎?心脾既无所资,则无所运化而生精血矣,故肠胃有病,心脾受之,则男为少精,女为不月矣。"其"不得隐曲",前人也有两种解释。一指二便不通利,如《黄帝内经太素》卷三阴阳杂说注:"隐曲,大小便。"一指阳道病,如王冰注:"隐曲,谓隐蔽委曲之事也。夫肠胃发病,心脾受之,心受之则血不流,脾受之则味不化,血不流则女子不月,味不化则男子少精,是以隐蔽委曲之事,不能为也。"《类经》十三卷第六注:"不得隐曲,阳道病也。夫胃为水谷气血之海,主化营卫而润宗筋。如厥论曰:前阴者,宗筋之所聚,太阴阳明之所合也。痿论曰:阳明总宗筋之会,会于气街,而阳明为之长。然则精血下行,生化之本,唯阳明为最,今化源既病,则阳道外衰,故不得隐曲。"[1]以上解释,孰是孰非,仁者见仁,智者见智,未有定论。

笔者认为,"发"字解释为"发于"为妥。"二阳之病发于心脾",临床比比皆是。"心者,生之本,神之变也","心者,君子之官也,神明出焉"。人体的精神意识思维活动,皆心所主。心主神志的功能正常,人体气机舒畅条达,精神怡悦,心态平静,阳明肠胃之功能就能正常发挥,如若心主神志功能出现异常,如精神紧张,思虑过度,情绪低沉,都会影响胃之受纳,大肠传导,从而饮食无味,甚则茶饭不思,大便或结或溏,或一日数次,或数日不解(或干结或便意全无),而人的意识异常,心神被蒙,甚则心神离窍,那就更谈不上阳明功能之发挥了,患者往往不能进食,没有大便,或二便失禁。临床应用或配合应用养心安神、调畅情志的方法往往有助于肠胃病的治疗和康复,而神志异常的患者,使用开窍醒神之法,使其神志复常,饮食大便往往随之逐渐复常。现代研究也证实,胃肠病变在很大程度上受精神因素之影响,消化系统的运动、分泌功能都受自主神经系统-肠神经功能的支配,精神状态的变化能影响胃肠道黏膜、肝脏等的血流动力学和分泌功能,也能引起胃肠道运动功能的变化,进而引起胃肠道各种疾病的发生,如胃炎、消化性溃疡、肿瘤、溃疡性结肠炎、肠预激综合征等。

脾与胃同居中焦,脾主升,胃主降,脾主运化,胃主受纳,脾喜燥恶湿,胃喜润恶燥,两者互为表里,刚柔相济,升降相因,共同协调,完成饮食物的受纳运化消化吸收,源源不断地将营养物质提供给全身,而脾运化水谷精微,是胃继续受纳的基础。脾病运化失常,必将影响胃的受纳功能,临床表现为不思饮食,食入则胀,脾气不升则胃气不降而泛恶呕吐,而脾运不健,大肠之传导功能亦必将失常,或水湿不化,水谷混杂,并注大肠而致泄泻,或脾气虚推动无力,大便难解。临床对于阳明胃肠病患者,常须配伍健脾助运之品,对于胃失和降者,合用升脾之清气之品,能提高疗效,对于气虚便秘者,使用健脾益气升清之剂,往往能清升浊降,恢复大肠传导功能。

当然,阳明既病,亦会波及心脾。胃主受纳熟腐水谷,是脾主运化的基础。胃不受纳,则脾失运化,大肠传导失常,亦会影响脾之运化功能。脾胃为后天之本,气血生化之源,人体出生之后,靠后天不断奉养补充先天,为机体提供各种营养物质,以维持人体正常的生理功能和生命活动。脾胃受纳运化功能失常,则气血精微生化无源,人体各组织器官失去滋养濡润,均会由此而发生疾病,而不仅仅累及心脾。如心之气血不足,心神失养,则心悸、怔忡、不寐等;肝血不足则眩晕、疲乏、女子月经不调、甚则闭经,或血虚生风,或阴虚阳亢等;肾精不足则耳鸣腰酸、男子少精、女子不育等;肺气不足则卫外不固、易受邪袭、咳嗽喘息等;形体筋脉肌肉失养,则形瘦神疲、痿软无力;诸窍失养,则目不明、耳不聪、鼻不闻香臭、舌不辨五味、二便失常等,即如经所言"有不得隐曲,女子不月","传为风消"、"息贲",甚则"死不治"。

"隐曲"一词,似当为小便及外生殖器、性与生育功能为妥。"女子不月"则是举例而已。笔者生长于农村,又长期在农村县级医院工作,耳闻目睹许多患者因小便异常或生殖功能异常未及时治疗而带来身体的、精神心理的创伤,甚或危及生命,特别是在农村或城镇接受文化教育较少的人群,及出生于 20 世纪 60 年代以前的人群,封建思想的束缚,使他们丧失了及时就诊的机会。在 20 世纪,如果大便异常,一般都会及时就诊,而小便异常或性功能异常、生殖器官的病变,被称为"暗病",不少患者会放弃就医,因为羞于启齿。20 世纪 70 年代,曾有一位年轻妇女婚后不育,夫妇均未前往医院做相关检查治疗,同时又受不了周围人群及长辈的闲言碎语,终至自尽,酿成悲剧。直至今日,还能遇到因他病就诊做尿检发现慢性尿路感染的患者,追询病史,不少既往有急性尿路感染史而未诊治,拖延至今,甚至反复发作,一直未曾诊治,也能遇到挂号排队在前,而让他人先诊,宁愿留至最后诊治的这类患者。笔者所生活的当今我国经济比较发达、文化素质相对较高的地区尚且如此,在广大的贫困地区,在几千年前的社会环境下,相信类似的情况当有过之而无不及。而随着时代的发展,教育的普及,文化素养和整体人口素质的提高,医学常识的普及和提高,类似的情况必将日渐减少甚至消失。

　　综上所述,笔者认为,"二阳之病发心脾"当为"二阳之病发于心脾",阳明病变之后,既可导致"隐曲"之疾——小便异常、生殖器官、性及生殖功能异常,包括女子不育等,也可导致其他各组织器官之病变,甚则"传为风消"、"息贲"、"死不治"。

参考文献

[1] 山东中医学院,河北医学院.黄帝内经素问校释[M].2 版.北京:人民卫生出版社,2009:91 - 92.

用《内经》养生理论指导心血管病防治

本文发表于《中国中医药现代远程教育》2010,8(19):2-3

近年来,心血管疾病成了人类健康的头号杀手。在我国,心血管疾病发病率逐年上升,不但严重危害人类健康,夺去许多人的生命,而且给社会和家庭带来了沉重的经济负担。究其发病原因,在很大程度上与生活方式有关:吸烟、酗酒、生活无规律、暴饮暴食、饮食偏嗜、熬夜、嗜欲无度、激烈的竞争导致精神紧张、心理压力沉重,等等。其实,早在两千多年前,《内经》就告诉人们要注重养生,以预防疾病的发生,尽享天年,这些养生理论,对今天我们防治心血管疾病尤具指导意义。

首先,《内经》告诫人们,养生要"法于阴阳,和于术数",效法天地阴阳自然变化之规律和特点,恰当地应用各种养生方法,要"提挈天地,把握阴阳,呼吸精气",要顺应自然"春生、夏长、秋收、冬藏"的变化规律,采取相应的养生方法:春天"夜卧早起,广步于庭,被发缓形,以使志生,生而勿杀,予而勿夺,赏而勿罚";夏季"夜卧早起,无厌于日,使志无怒,使华英成秀,使气得泄,若所爱在外";秋季"早卧早起,与鸡俱兴,使志安宁,以缓秋刑,收敛神气,使秋气平,无外其志,使肺气清";冬季"无扰乎阳,早卧晚起,必待日光,使志若伏若匿,若有私意,若已有得,去寒就温,无泄皮肤,使气亟夺"。强调"夫四时阴阳者,万物之根本也,所以圣人春夏养阳,秋冬养阴,以从其根,故与万物沉浮于生长之门。逆其根,则伐其本,坏其真矣。故阴阳四时者,万物之终始也,死生之本也,逆之则灾害生,从之则苛疾不起","从阴阳则生,逆之则死;从之则治,逆之则乱。反顺为逆,是谓内格"。顺从自然界四时阴阳变化规律,采取相应的养生方法,就能使人体阴阳平衡,气血顺畅,脏腑功能活动正常,健康无疾;违背了自然界阴阳四时的变化规律,则阴阳失衡,气血逆乱或瘀滞,脏腑功能活动紊乱,导致疾病的发生和发展。这是包括心血管疾病在内的所有疾病发生发展的根本原因。"法于阴阳,和于术数",也可说是养生防病的总纲,包括饮食起居、劳逸、精神调养等,都应顺应这一原则。

《内经》要求"食饮有节,起居有常",这是养生的基本方法。饮食起居是人们生活的基本内容与方式,饮食起居失常,也是导致疾病发生的重要原因。人从出生那一刻起,就需要呼吸饮食,以后天养先天,为人体的生命活动提供营养,提供物质基础,故曰"脾胃为后天之本,气血生化之源"。盖饮食自口而入,经过脾胃熟腐消化、运化转输,进而化生为精微气血津液,敷布营养全身。如果饮食起居失常,就会导致疾病的发生发展。如饮食不足,则气血津液精微生化无源,无以营养全身,轻则抗病力弱易受邪袭,即"邪之所凑,其气必虚",重则虚劳诸疾旋即发生。心血管疾病如贫血性心脏病即部分与此有关,而风湿性心脏病又往往由于营养不良,复加居处潮湿,起居不慎,"风寒湿三气杂至,合而为痹",继而"脉痹不已,复感于邪,内舍于心"所致。新中国成立以前,我国许多百姓食不果腹,衣不遮体,居处环境不良,因而痹证——风湿热发病率高,继而风湿性心脏病的发病率也较高。这些年来,随着人们生活水平的提高,营养状况的改善,风湿热、风湿性心脏病的发病率不断下降,经济发达地区此类病人已很少见,而从全球范围来看,贫穷国家往往风湿性心脏病发病率较高,欧美等发达国家发病率极低。另一方面,营养过剩、起居失常所致的心血管疾病正在全球发达国家及许多发展中国家肆虐,血脂异常、高血压、糖尿病、冠心病、脑卒中、心力衰竭、肾功能衰竭……在许多人被夺去生命的同时,还有许多人成了终身残疾,也耗用了大量的医疗资源和医疗资金。吸烟、酗酒、暴饮暴食、恣食肥甘厚味,饮食偏嗜、生活无规律、起居失常、不能顺应四时阴阳变化,这些与《内经》养生原则背道而驰的行为,让人类尝到了自酿的苦果。"阴之所生,本在五味,阴之五官,伤在五味","以酒为浆,以妄为常,醉以入房,以欲竭其精,以耗散其真,不知持满,不时御神,务快其心,逆于生乐,起居无节,故半百而衰也"。

"不妄作劳",这是《内经》的又一养生忠告。劳,包括劳力、劳心和房劳。当代社会,竞争激烈,人们面临着非常大的精神和心理压力,又有巨大的物质诱惑,故熬夜、劳心、房劳过度者有相当大的人群,导致心血、肾精暗耗,阴虚则阳亢,君火旺盛,相火妄动,肝阳上亢,诱发心血管疾病特别是心脑血管突发事件的不断发生。另一方面,现代科技的发展,使人们的"劳力"不断减轻,汽车又成了代步工具,体力活动减少,又缺乏体育锻炼,加上营养过剩,肥胖者日渐增多,血压、血糖、血脂升高,冠心病、脑卒中的发病率不断攀升。劳逸适度,以合于四时阴阳变化规律,保持人体形神俱旺,气血流通,对心血管疾病的防治将有极大的益处。

"虚邪贼风,避之有时"对心血管病人同样重要。反常的气候变化及寒暖交替之时,往往是心血管突发事件的高发期。气候异常或剧烈变化可导致人体气血逆乱,阴阳失调,进而发病。而对于心血管病人而言,烟酒也当为"虚邪贼风",可耗伤体内的阴精阳气,影响脾胃的运纳功能,导致痰浊内生,气血瘀滞,进而发生一系列生理病理变化,特别是影响血压、血脂,最终导致冠心病、脑卒中的发生和发展。故慎起居,避外邪,适应四时寒暖变化,戒烟限酒,是预防心血管疾病的重要措施。

"恬淡虚无,真气从之",这是养生的一种境界。在社会发展日新月异、竞争日趋激烈、物质日益丰富的时代,恬淡虚无,终非易事。思虑劳心,嗜欲无度,七情易伤,"怒则气上,喜则气缓,悲则气消,恐则气下,惊则气乱,思则气结"。气为血帅,气机逆乱,必致血行瘀滞,导致心脏疾病发生,尤其是高血压、冠心病及心血管突发事件与情绪变化关系尤为密切。故"志闲而少欲,心安而不惧","嗜欲不能劳其目,淫邪不能惑其心,愚智贤不肖,不惧于物",才能合于养生之道,"所以能年皆度百岁而动作不衰者,以其德全不危也"。观当今许多长寿老人均有一个共同的特点,即恬淡虚无,知足常乐。

故谨遵《内经》之训,"法于阴阳,和于术数,食饮有节,起居有常,不妄作劳","虚邪贼风,避之有时,恬淡虚无,真气从之",顺应四时阴阳变化规律,采取各种合适手段方法养生健体,合理饮食,戒烟限酒,劳逸适度,适当锻炼,调适心情,外避邪气,内养真气,则心血管疾病从何而来?即使有病,亦可转危为安,化大为小,化重为轻,带病延年,甚则病情逆转,恢复健康,以"尽终其天年,度百岁乃去"也。

补肾降脂丸治疗血脂异常 250 例

本文发表于《中国中医药现代远程教育》2010,8(8):42-44

我们自 1992 年起用自拟方补肾降脂丸治疗血脂异常,取得了一定的疗效,获得了太仓市和苏州市科技进步奖,并于 2011 年获国家发明专利。现将符合《中国成人血脂异常防治指南》诊断标准之 250 例报告如下。

1 临床资料

1.1 诊断标准 参照《中国成人血脂异常防治指南》,血清总胆固醇(TC)≥ 6.22mmol/L 和(或)甘油三酯(TG)≥ 2.26mmol/L,高密度脂蛋白胆固醇(HDL - C)< 1.04mmol/L[1]。

1.2 纳入标准 年龄 25 ~ 80 岁;生活方式干预 1 月以上;停服降脂药物 2 周以上。

1.3 排除标准 近半年内患中风、急性心肌梗死;严重创伤和大手术;妊娠和哺乳期妇女;甲状腺疾病;严重肝、肾疾病;正在服用影响血脂药物。

1.4 脱落标准 加服其他影响血脂药物;不按时治疗或失访;因副作用不能耐受。

1.5 一般资料 患者按就诊顺序随机分为两组。治疗组 250 例,男 140 例,女 110 例,年龄 26 ~ 78 岁,平均(56.38 ± 9.83)岁。对照组 232 例,男 129 例,女 103 例,年龄 25 ~ 80 岁,平均(53.80 ± 10.66)岁。伴见疾病前 8 位均为高血压病、脂肪肝、糖尿病、冠心病、中风、胆囊结石、痛风、颈椎病,见表 1。伴见症状均以眩晕、头痛、腰痛、胸闷痛、心悸、乏力、耳鸣、肢麻为主,见表 2。家族史均以高血压为多见,见表 3。两组资料差异无显著性,有可比性。

表 1 两组患者合并疾病比较

组 别	高血压病	脂肪肝	糖尿病	冠心病	中风	胆囊结石	痛风	颈椎病
治疗组(n = 250)	179	47	29	8	13	12	4	8
对照组(n = 232)	166	44	22	8	9	5	5	6

表 2 两组患者临床症状比较

组 别	眩晕	头痛	腰痛	胸闷痛	心悸	乏力	耳鸣	肢麻
治疗组(n = 250)	53	11	6	11	13	16	4	5
对照组(n = 232)	48	12	6	14	10	13	4	4

表 3 两组患者家族史比较

组 别	高血压病	高脂血症	中风	糖尿病	冠心病
治疗组(n = 250)	62	13	7	11	3
对照组(n = 232)	60	12	5	8	4

2 方法

2.1 治疗方法 治疗组口服补肾降脂丸(药物组成:仙灵脾、何首乌、枸杞子、肉苁蓉、泽泻等,由本院制剂室制成胶囊,每粒含药粉 0.5g,相当于生药 1.11g),每日 9 粒,分 3 次服。对照组口服绞股蓝总甙片(陕西安康制药厂提供,每片 20mg),每日 120mg,分 3 次服。两组疗程均为 8 周,此期间停服其他影响血脂药物。

2.2 观测指标 TC、TG、HDL－C、血清低密度脂蛋白胆固醇(LDL－C);动脉硬化指数(AI)根据 Yano 公式计算:AI ＝(TC－HDL－C)/HDL－C。

2.3 疗效标准 按卫生部《中药新药临床研究指导原则》(试行)中的《中药新药治疗高脂血症的临床研究指导原则》[2]。临床控制:实验室各项检查恢复正常;显效:TC 下降≥20%,TG 下降≥40%,HDL－C 上升≥0.26mmol/L;有效:TC 下降≥10% 但＜20%,TG 下降≥20% 但＜40%,HDL－C 上升≥0.14mmol/L 但＜0.26mmol/L;无效:血脂检测未达到以上标准者。症状疗效标准:显效为临床症状消失,有效为症状减轻,无效为症状无改善。

2.4 统计学方法 用 SPSS13.0 统计软件进行数据统计分析,数据采用均数±标准差表示,计量资料用 t 检验,计数资料用 χ^2 检验。

3 结果

3.1 两组患者降脂疗效比较 表 4 示,治疗组治疗高 TC、高 TG、低 HDL－C 临床控制率分别为 47.02%、18.64%、52.53%,总有效率分别为 80.36%、69.49%、70.71%;对照组临床控制率分别为 41.50%、19.18%、58.06%,总有效率分别为 61.90%、51.14%、65.59%。临床控制率两组无显著性差异(P＞0.05),总有效率治疗组治疗高 TC、高 TG 疗效优于对照组(P＜0.01),治疗低 HDL－C 两组间无显著性差异(P＞0.05)。

表4 两组患者调脂疗效比较

组别	项目(例)	临床控制 (例,%)	显效 (例,%)	有效 (例,%)	总有效率(%)
治疗组 ($n=250$)	高 TC(168)	79(47.02)	12(7.14)	44(26.19)	80.36**
	高 TG(236)	44(18.64)	52(22.03)	68(28.81)	69.49**
	低 HDL－C(99)	52(52.53)	7(7.07)	11(11.11)	70.71
对照组 ($n=232$)	高 TC(147)	61(41.50)	10(6.80)	20(13.61)	61.90
	高 TG(219)	42(19.18)	24(10.96)	46(21.00)	51.14
	低 HDL－C(93)	54(58.06)	0	7(7.53)	65.59

注:治疗组与对照组比较,＊＊P＜0.01。

3.2 两组患者治疗前后血脂水平测定结果比较 表 5 示,治疗组和对照组血清 TC、TG、LDL－C、AI 治疗后比治疗前均明显降低(P＜0.01),治疗组降 TG 疗效优于对照组($P<0.01$)。治疗组治疗后 HDL－C 水平明显升高($P<0.01$),但两组疗效比较差别无显著性($P>0.05$)。对于低 HDL－C,治疗组和对照组均能明显升高 HDL－C 水平($P<0.01$),两组间差异无显著性,见表6。

表5　治疗前后血脂水平比较($mmol/L, \bar{x}\pm s$)

组别		TC	TG	HDL－C	LDL－C	AI
治疗组	治疗前	6.91±0.92	4.07±3.04	1.18±0.37	3.58±1.39	3.88±1.62
($n=250$)	治疗后	5.70±0.99***	2.74±1.77**	△△1.26±0.35***	3.05±1.12***	3.19±1.03***
对照组	治疗前	6.71±0.85	3.54±1.86	1.26±0.36	3.40±1.26	3.58±1.11
($n=250$)	治疗后	6.05±1.15***	3.23±2.60*	1.29±0.33	3.16±1.18***	3.37±1.09**

注:与本组治疗前比较,*$P<0.05$,**$P<0.01$,***$P<0.001$。

与对照组治后比较:△△$P<0.01$。以下同。

表6　两组低 HDL－C 血症治疗前后 HDL－C 水平比较($mmol/L, \bar{x}\pm s$)

组别	例数	治疗前	治疗后
治疗组	99	0.85±0.14	1.08±0.26***
对照组	93	0.89±0.10	1.11±0.32***

3.3　两组患者症状疗效比较　表7示,两组均能改善眩晕、头痛、腰痛、乏力、耳鸣、肢麻等症状,治疗组疗效优于对照组,改善眩晕症状两组间有显著性差异($P<0.01$),其余症状因病例数少未做统计学分析。对于伴有胸闷、胸痛、心悸症状者,另予以相应治疗,故未列入统计范围。

表7　两组患者症状疗效比较

症状	组别	例数	显效(例)	有效(例)	无效(例)	总有效率(%)
眩晕	治疗组	53	38	13	2	96.23***
	对照组	48	13	17	18	62.50
头痛	治疗组	11	4	5	2	81.82
	对照组	12	2	5	5	58.33
腰痛	治疗组	6	2	3	1	83.33
	对照组	6	1	3	2	66.67
乏力	治疗组	16	9	7	0	100
	对照组	13	7	5	1	92.31
耳鸣	治疗组	4	1	2	1	75.00
	对照组	4	0	2	2	50.00
肢麻	治疗组	5	1	3	1	80.00
	对照组	4	0	2	2	50.00

注:与对照组比较,***$P<0.005$。

3.4　副作用观察　治疗组和对照组对血尿常规、肝肾功能、血糖、心率、体重等

均无明显影响。治疗组有 2 例头昏、血压下降,中途退出治疗;2 例出现便溏,1
例减量后大便正常,另一例中途退出治疗;1 例慢性腹泻患者服药后大便转正
常,余未见明显副作用。对照组 3 例出现上腹不适,1 例能耐受,2 例退出治疗,
余未见明显不良反应。

3.5　长期疗效观察　对临床控制病例长期维持治疗,随访观察最长 16 年。治
疗组 2 例年逾七旬之老人死于肺部感染,1 例肿瘤患者猝死,2 例脑梗死。对照
组 2 例脑梗死,1 例肿瘤。余无其他严重心脑血管并发症。

4　讨论

心血管疾病是我国城乡人群的第一位死亡原因,而 TC 尤其是 LDL － C 升高
是心血管疾病的主要危险因素已被基础研究、流行病研究和临床药物试验所证
实。近年来,HDL － C 降低和 TG 升高与心血管疾病之间的关系亦得到了人们的
重视,美国胆固醇教育计划(NCEP)成人治疗组第三次指南(ATPⅢ)首次提出
TG 水平增高和 HDL － C 降低为冠心病的独立预测因素。高 TG 血症可引起
HDL － C 降低,小而密低密度脂蛋白胆固醇(sLDL － C)升高,三者在代谢上联系
密切,称为脂质三联症,是有高致动脉粥样硬化(AS)作用的脂质紊乱状态[3]。
我国 11 省市 29 564 人 LDL － C 与心血管病发病关系的前瞻性研究也发现,
LDL － C 合并 TG 增高者,男、女冠心病发病率分别是单纯 LDL － C 增高者的 3 倍
和 2 倍,LDL － C 升高合并 HDL － C 降低者的男性冠心病发病率是单纯 LDL － C
增高者的 2.5 倍[4]。

目前临床应用的西药调脂药主要为他汀类、贝特类。许多大规模临床试验
表明:合理而正确使用调脂药,可显著降低 TC、LDL － C 和 TG,或升高 HDL － C,
对于心血管病的一、二级预防有明显作用,在减少心血管事件、冠心病死亡及总
死亡方面都获得了显著益处。但是这些调脂药都具有一定的毒副作用,或价格
比较昂贵,非一般百姓所能承受。目前西药调脂治疗达标率不高,国内 12 个大
城市 25 家三甲医院调查资料表明,血脂控制达标率仅 26.5%[1]。故使用中医
中药调节血脂,预防心脑血管疾病的发生、发展,具有重要的临床意义。

中医无"血脂异常"这一病名,类似本病的症候散见于历代医学文献中,根
据其临床表现特点,可归属于眩晕、头痛、胸痹、中风、心悸等范畴。

中医对血脂异常相关的认识源远流长,《灵枢·卫气失常》即已指出人体内
有"脂""膏":"腘肉坚,皮满者脂。腘肉不坚,皮缓者膏。""膏者多气而皮纵缓,
故能纵腹垂腴。肉者身体容大。脂者其身收小。"正常情况下,脂膏来源于饮食
水谷,经脾胃受纳运化,变成精微物质以营养全身,《素问·经脉别论》云:"饮入

于胃,游溢精气,上输于脾,脾气散精,上归于肺,通调水道,下输膀胱。水精四布,五经并行。""食气入胃,散精于肝,淫气于筋。食气入胃,浊气归心,淫精于脉。"清代名医张志聪云:"中焦之气,蒸津液化其精微……溢于外则皮肉膏肥,余于内则膏肓丰满。"若素体禀赋不足,或年老脏腑功能日衰,肾气不足,蒸化无力,水不得化气而为湿浊,或肾阳不能温煦脾阳,脾运不健,精化为浊,或肾阴亏虚,水不涵木,肝阳上亢,木旺克土,脾胃蕴热,痰热内生均可导致血脂异常。另外,饮食不节,过食醇酒佳肴,肥甘生冷,辛辣厚腻,或暴饮暴食,或起居无常,少劳多逸,均可致脾胃运纳失常,内脏功能紊乱,痰浊内生。痰浊入血,则血行滞涩,且肾气虚衰,可致五脏六腑精、气、血渐虚,功能减退,气血运行无力,从而导致血脉瘀滞,出现一系列瘀血之临床表现。

肾虚是血脂异常的根本原因。本病有遗传因素,有家族史,多发生于中老年人,临床以眩晕、头痛、腰痛、乏力、耳鸣等肾虚症状为多见。肾为先天之本,主藏精,与人体的生长发育衰老及生殖功能有关,肾精与遗传密切相关。明代张景岳《景岳全书》谓肾为"元气之根,水火之宅,五脏之阴非此不能滋,五脏之阳非此不能发",对各脏腑组织有温煦滋养生化推动作用。随着年龄之增长,肾脏精气逐渐衰退,五脏六腑之功能亦随之而减退,出现一系列生理病理变化。故血脂异常属本虚标实之症,本虚乃脾肾两虚,脏腑功能失调,而以肾虚为根本,标实乃痰浊瘀血阻滞脉道。

我们根据中医治病必求其本之原则,选用具有补肾填精作用之中药组成补肾降脂丸。方中何首乌补肝肾、益精血、润肠乌发,填益阴气,平秘阴阳;枸杞子补肾益精,养肝明目;肉苁蓉补肾阳,益精血,润肠通便;仙灵脾补肝肾、强筋骨、助阳益精;稍加泽泻利水渗湿泄热,补中寓通,补而不滞。现代研究表明,上述诸药均有降压、降脂、降糖、清除自由基、抗衰老的作用。从我们临床应用来看,补肾降脂丸能明显降低血清 TC、TG、LDL－C、AI 水平,升高 HDL－C,缓解临床症状,其总体疗效优于对照组,且价格便宜,副作用小,具有良好的远期疗效。

绞股蓝总甙片亦能明显降低 TC、TG、LDL－C、AI 水平,对低 HDL－C 者,能升高 HDL－C,虽然降脂总有效率不太高,但降胆固醇(TCH)临床控制率达到41.50%,且其价格低,副作用小,服用方便,易被患者接受,临床控制病例长期维持治疗,具有良好的疗效,故仍值得临床继续使用。

值得指出的是,有半数以上的血脂异常患者并无临床症状,系体检或因他病就诊发现血脂异常。而在482例血脂异常的患者中,伴有高血压者高达345例,占71.58%,脂肪肝、糖尿病、冠心病、中风、胆囊结石、痛风分别为 91 例

（18.88%）、51例（10.58%）、16例（3.32%）、22例（4.56%）、17例（3.53%）、9例（1.87%）。这一方面因为就诊者大都因高血压而来，另一方面也表明随着经济发展和生活方式改变，代谢综合征的患病率也在增高，给心血管病的防治带来了新的挑战。故《中国成人血脂异常防治指南》提出的"建议20岁以上的成年人至少每5年测量一次空腹血脂""对于缺血性心血管病及其高危人群，则应每3~6个月测定一次血脂""建议40岁以上男性和绝经期后女性每年进行血脂检查"[1]。每个医务工作者，特别是心内科医生必须做好有关宣教工作。另外，在家族史方面的统计数据低于实际情况，因为不少患者家人从未做过相关检查。随着这几年政府对老年人健康体检的普及，家族史将日渐明朗清楚。

参考文献

[1] 《中国成人血脂异常防治指南》制订联合委员会.中国成人血脂异常防治指南[M].北京:人民卫生出版社,2007:1-13.

[2] 郑筱萸.中药新药临床研究指导原则(试行).北京:中国医药科技出版社,2002:171-172.

[3] 黄芸,戴闰柱,冯宗忱,等.高甘油三酯血症对血管内皮功能的影响[J].中华心血管病杂志,2003,31(6):421.

[4] 刘静,赵冬,秦兰萍,等.低密度脂蛋白胆固醇与心血管病发病关系的前瞻性研究.中华心血管病杂志,2001,29(9):564.

中西医结合治疗高血压并蛋白尿147例

本文发表于《中国中西医结合肾病杂志》2012,13(9):822-823

我院于1992年开设高血压门诊，已诊治高血压患者数千人，2008年启动高血压病回顾性研究以来，已收集病人资料1 000多例，截至2012年3月31日，1 104例患者中发现202例合并蛋白尿或微量白蛋白尿，其中147例予中西医结合治疗并有随访记录，大部分病人病情得到了控制，现报告如下。

资料与方法

1 一般资料

本组病例中男 66 例,女 81 例,初诊时年龄(53.84 ±11.586)岁,已服用降压药 108 例,未曾服药 39 例。31 例曾做眼底检查,其中正常 9 例,眼底动脉硬化 1 级 5 例,2 级 17 例。超声检查:脂肪肝 77 例,胆囊结石 25 例,肾结石 6 例,肾囊肿 24 例,肝囊肿 13 例,肾萎缩 2 例,肾积水 1 例。BMI:27.195 8 ±15.849 3。出现蛋白尿或微量白蛋白尿时高血压病程 0 ~ 41 年,平均(7.21 ±8.176)年,其中 <4 年 56 例,4 ~ 5 年 21 例,6 ~ 10 年 29 例,11 ~ 20 年 28 例,21 年以上 13 例。合并有糖尿病、血脂异常者各 50 例,其中 15 例同时有糖尿病及血脂异常。尿常规检查有白细胞、红细胞者排除之,明确有原发性肾病、风湿病等亦排除之。疗程 6 个月至 14 年,平均(5.54 ±3.42)年。

2 治疗方法

2.1 中药健脾补肾,化湿祛瘀 基本方为:生黄芪、穿山龙、薏苡仁、山茱萸、金樱子、玉米须、炙水蛭。加减:阴虚阳亢加煅龙骨、煅牡蛎;气阴两虚加太子参、地黄;脾肾气(阳)虚加党参、菟丝子;湿热下注加白茅根、积雪草;瘀热互结加丹皮、赤芍。每日 1 剂,水煎服。发现尿蛋白阳性开始服用,尿蛋白转阴 2 周后停服,再次阳性后重复服用。部分患者冬季服用以此为基础之中药膏方以固本。

2.2 生活方式干预和心理疏导 所有患者均给予生活方式干预和心理疏导:戒烟限酒,荤素合理搭配,清淡饮食,适当运动,控制体重,减轻精神压力,保持心理平衡,按照《中国高血压防治指南》反复向病人宣教并指导实施。

2.3 降压西药使用 所有患者均予口服西药降压药治疗。常用降压西药如钙离子拮抗剂氨氯地平、左旋氨氯地平、非洛地平、硝苯地平缓释片等,血管紧张素转换酶抑制剂依那普利、贝那普利、福辛普利等,血管紧张素受体拮抗剂缬沙坦、氯沙坦、厄贝沙坦、替米沙坦等,若血压不能达标必要时也配合利尿剂、β 受体阻滞剂。

2.4 降糖调脂治疗 对糖尿病、高脂血症者均予降糖、调脂治疗。

3 疗效判断

3.1 降压疗效判定标准 参照卫生部《中药新药临床研究指导原则》[1],(1)显效:①舒张压下降 10mmHg 以上,并达到正常范围;②舒张压虽未降至正常但已下降 20mmHg 或以上。(2)有效:①舒张压下降不及 10mmHg,但已达到正常范围;②舒张压较治疗前下降 10 ~ 19mmHg,但未达到正常范围;③收缩压较治疗前下降 30mmHg 以上。(3)无效:未达到以上标准者。

3.2　血压达标率　参照 2010 版《中国高血压防治指南》,血压 < 140/90mmHg、高血压伴肾脏损害、糖尿病者 < 130/80mmHg、65 岁以上老人 < 150/90mmHg 为血压达标。

3.3　高血压肾病疗效标准　目前高血压肾病尚无明确疗效标准,故参照《中药新药临床研究指导原则》中高血压病、慢性肾功能不全疗效标准及文献报道糖尿病肾病的疗效判定标准制定。

显效:尿蛋白、尿微量白蛋白转阴,肾功能不全者血肌酐下降≥20%。

有效:尿蛋白下降(+)、尿微量白蛋白下降≥30%,肾功能不全者血肌酐下降≥10%。

无效:未达到有效标准或恶化。

4　统计学方法

采用 SPSS13.0 统计软件,数据采用均数 ± 标准差($\bar{x} \pm s$)表示,计量资料用 t 检验,计数资料用 χ^2 检验。

结　果

1　治疗前后尿常规检查蛋白尿变化

尿常规检测尿蛋白阳性者 140 例,治疗后显效 105 例,有效 13 例,总有效率 84.29%。尿蛋白从" ± "至" + + + "治疗后均有不同程度转阴,总转阴率为 75%。转阴率与尿蛋白严重程度成反比,尿蛋白程度越轻转阴率越高," ± "转阴率达 89.71% ,而" + + + "仅 12.5%($P < 0.001$)。与高血压病程无显著相关性,发现高血压时间 < 4 年的 56 例患者,其尿蛋白" ± "" + "" + + "" + + + "分别有 28、15、7、4 例,治疗后分别有 25、13、2、1 例转阴,转阴率与全部病例相比无明显差异($P > 0.05$)。见表 1。

表 1　治疗前后尿常规检查蛋白尿变化($n = 140$)

治疗前	n	治疗后					
		阴性	±	+	+ +	+ + +	转阴率(%)
±	68	61	5	1	1		89.71
+	42	29	8	3	2		69.05▲
+ +	22	14	6	1	1		63.64▲
+ + +	8	1	3	3		1	12.50▲▲◆*

注:与" ± "比较,▲$P < 0.01$,▲▲$P < 0.001$;

与" + "比较,◆$P < 0.01$;

与" + + "比较,*$P < 0.05$。

2 治疗前后尿微量白蛋白变化

本组患者检测尿微量白蛋白并有治疗前后对照者共 26 例,其中 7 例多次尿常规检测蛋白阴性。治疗前尿微量白蛋白为(196.026 5 ± 129.139 8)mg/L,治疗后为(89.736 2 ± 71.814 5)mg/L,治疗前后差异有显著性($P < 0.001$),其中 9 例治疗后正常,8 例测值降低 50% 以上,3 例下降 30% ~ 49%,4 例下降 < 30%,2 例较治疗前升高。总转阴率为 34.62%,总有效率 76.92%。

3 肾功能变化

查肾功能血清肌酐升高者 22 例,男 18 例,女 4 例,血清肌酐 115 ~ 133μmol/L 为 10 例,134 ~ 265.2μmol/L 为 12 例。治疗后显效 13 例,有效 5 例,无效 4 例,总有效率 81.82%。其中 14 例降至正常范围,2 例升高。

4 血压达标率

治疗后血压达标者 57 例,达标率为 38.78%。另外尚有 41 例血压 < 140/90mmHg,两者总和为 98 例,占患者总数之 66.67%。

5 降压疗效

显效 86 例,有效 43 例,总有效率 87.76%。

讨 论

高血压是最常见的慢性病,我国现患人数多达 2 亿。研究表明,高血压病初期即发生肾动脉痉挛,使血流量降低。经过一段时间后,逐渐出现肾血管损害,产生轻至中度的以肾缺血为主要表现的肾小动脉硬化,继而出现缓慢发展的肾小管和肾小球功能损害,最终出现肾功能衰竭。近 20 年的抗高血压治疗,已显著减少了心脑血管事件的发生,但高血压导致的肾损害继而进入慢性肾功能衰竭的患者却日渐增多,在过去 10 年中,美国的终末期肾病发病率以大约每年 9% 的速度增长。因高血压而引起的终末期肾病新患者占 28%。因高血压性肾硬化而进行肾移植的患者占整个肾移植患者的 25%[2]。1999 年我国透析移植登记报告指出,慢性肾衰竭透析患者原发病中,高血压肾病已上升至第 3 位,而在老年人中,则高居慢性肾功能不全发病原因之首位[3]。高血压肾病患者耗费了大量的医疗资源,给家庭和社会带来了沉重的精神和经济负担。

根据王海燕[4]《肾脏病学》高血压肾病诊断标准,当确诊高血压病患者在疾病过程中出现持续性微量白蛋白尿或轻到中度蛋白尿,或出现肾小球功能损害等临床特征时,应考虑高血压肾损害的诊断。我们在 1 104 例高血压病患者中发现蛋白尿或微量白蛋白尿者 202 例,发生率为 18.30%,此与患者病程较长且发现高血压后未规范治疗有关。接受中西医结合治疗的 147 例患者出现蛋白尿时发现高血压病程(7.21±8.176)年,其中 61.9% 的患者病程在 4 年以上。值得注意的是,很多患者因无症状,体检或因他病就诊方检出患有高血压,因此发现高血压的时间与实际病程可能并不一致。本组病例中合并有糖尿病、血脂异常者各 50 例,对于 50 例同时血压、血糖升高之患者,究系高血压肾损害抑或糖尿病肾病? 限于本院条件无法做肾脏穿刺,故不能定论。全部病例也未能找到原发性肾病之依据,无其他明确可引起肾损害疾病史,故除合并糖尿病者外,临床基本可考虑系高血压肾病。

高血压患者往往先出现尿微量白蛋白升高,之后才间歇出现蛋白尿,若治不及时,蛋白尿可持续存在。始起仅尿微量白蛋白阳性或尿蛋白定性(±)时,多无明显临床症状,或仅有眩晕、头痛、耳鸣等非特异性表现,继之可出现夜尿增多、浮肿、乏力等。综合四诊所得,此类患者多属肝肾阴虚下汲于肾,肾失封藏之责,或脾肾阳(气)虚,固摄无权,精微下泄。或夹有肝阳上亢、痰浊湿热互结、瘀血或瘀热阻滞等,以脾肾虚损为病变主要矛盾。由此我们制定基本方健脾补肾,化湿祛瘀,力求脾肾功能强健,精微固摄,湿化瘀消,以控制蛋白尿,保护肾脏功能。方用黄芪益气升提,健脾固摄;穿山龙祛风除湿,活血通络,被国医大师朱良春老师称为治疗肾病之良药;薏苡仁健脾除湿;山茱萸、金樱子补肾固摄;玉米须利尿消肿;炙水蛭逐瘀通经,善治蛋白尿。合而用之,健脾补肾,益气固摄,利尿除湿,化瘀通络。若阴虚阳亢,加龙骨、牡蛎平肝潜阳;气阴两虚,加太子参、地黄加强益气养阴之力;脾肾气(阳)虚,加党参、菟丝子益气温阳;湿热下注,加白茅根、积雪草清热利湿;瘀热互结,加牡丹皮、赤芍凉血散瘀。服药后尿常规检测尿蛋白总转阴率为 75% ,总有效率 84.29% 。尿微量白蛋白总转阴率为 34.62% ,总有效率 76.92% 。且肾功能得到了明显改善。

吾师上海中医药大学附属龙华医院陈以平教授非常重视健脾补肾法在肾病治疗中的应用。指出蛋白质属人体精微物质,由脾胃生化转运而来,只宜封藏,不可耗泄。脾主升清,肾主藏精,脾虚则清气不升,肾虚则封藏失职,精气外泄,脾肾两虚,精微物质下注膀胱故出现蛋白尿[5]。陈师在治疗多种肾脏疾病蛋白尿或水肿或肾功能不全时,均以健脾补肾为主配合他法收效明显,近治疗糖尿病肾病、高血压肾病亦多用之。陈师非常肯定我们的治疗方案,并提出了修改完善意见,指导我们进行前瞻性研究,目前这一工作正在进行。

关于血压达标率与降压有效率。本组血压达标率为 38.78% ,另外尚有 41例血压 <140/90mmHg,两者总和占患者总数之 66.67% ,远低于我们总结 555

例高血压患者达标率 77.66% 。而参照卫生部《中药新药临床研究指导原则》（试行）疗效标准，降压总有效率 87.76% ，与 555 高血压患者总有效率 89.19% 相仿[6]，但高血压并肾脏损害及糖尿病者往往需用更多的降压药、更大的剂量才能获效。高血压伴肾脏损害、糖尿病者降压目标更低，而对降压治疗敏感性远不如无肾脏损害及糖尿病者，因此达标难度更大。这一方面可能与肾素－血管紧张素－醛固酮系统活性有关，另外因为肾脏损害、糖尿病亦影响了药物的选择与应用。

从临床疗效分析，尿蛋白转阴率与尿蛋白严重程度成反比，尿蛋白程度越轻转阴率越高，尿蛋白（±）转阴率达 89.71% ，尿蛋白（＋＋＋）转阴率仅 12.5% 。而血清肌酐值越低治疗后亦越易恢复正常。因此对高血压患者常规检测并定期复查尿常规、尿微量白蛋白、肾功能非常重要和必要。尽早发现肾脏损害，及时干预治疗，可明显改善预后，反之，可使病情进展，最终发展为慢性肾衰而不得不接受透析移植治疗。"上工治未病"，此之谓也。

参考文献

[1] 郑筱萸.中药新药临床研究指导原则(试行)[M].北京:中国医药科技出版社,2002. 73 - 77.

[2] 江伟,唐沙玲.高血压肾病的中医临床与实验研究[J].华夏医学,2008,21(1):210.

[3] 马济佩,魏学礼.高血压肾病中医治疗研究进展[J].辽宁中医药大学学报,2008,10 (11):29.

[4] 王海燕.肾脏病学[M].3版.北京:人民卫生出版社,2008.1666.

[5] 高红勤.陈以平教授治疗老年肾病综合征的经验[J].中国中西医结合肾病杂志, 2011,12(11):951.

[6] 高红勤,肖鹏,郭艳,等.555 例高血压病回顾性总结[J].现代中西医结合杂志,2012, 21(26):2892 - 2894.

陈以平教授治疗老年肾病综合征的经验

本文发表于《中国中西医结合肾病杂志》2011,12(11):951－953

肾病综合征以大量蛋白尿、低蛋白血症、水肿、高脂血症为临床表现,属中医"水肿"范畴,西医常规治疗以大剂量激素和细胞毒药物为主。随着我国老龄人口的增加,老年肾病综合征的发病亦有增多趋势。中国中西医结合学会肾病专业委员会主任委员、上海中医药大学附属龙华医院陈以平教授善治肾病,饮誉海内外,现将陈师治疗老年肾病综合征的经验做一初步探讨。

1 临床特点

老年肾病综合征患者的临床与病理有其自身特点,原发性老年肾病综合征最常见的病理类型为膜性肾病,其次为微小病变性肾病,继发性老年肾病综合征的病因除糖尿病肾病外,其他较为常见的病因包括肾淀粉样变性病等[1]。陈以平教授在膜性肾病、微小病变性肾病、糖尿病肾病方面均有专门研究,并成绩斐然。近年来不少高龄体弱不宜或不愿做肾穿刺明确病理类型、不宜用西药治疗的患者被三甲医院的西医肾病专家推荐至陈师处治疗,陈师运用其丰富的临床经验,通过辨证与辨病相结合,使这些患者的病情同样得到了有效的控制,笔者在近1年的跟师学习中就接触到这样的患者10余人,年龄最大的已94岁。陈师在临床实践中观察到,老年肾病综合征患者临床表现较重,病理类型多属免疫抑制剂治疗不敏感型,又由于老年人生理功能衰退,各脏腑功能减弱,对药物耐受性差,西药常规治疗疗效不佳,或不能耐受,糖皮质激素可导致钠水潴留,血压升高,影响糖、蛋白质、脂肪代谢,而高血压、糖尿病又为老年人的常见疾病。细胞毒药物具有骨髓抑制、胃肠道反应严重等副作用。大剂量激素、细胞毒药物可导致机体抵抗力下降,易于并发各种感染甚至严重感染而危及生命。故高龄老年肾病综合征不宜使用激素、细胞毒药物,而中医治疗老年肾病综合征则显示了独到的优势。

2　病因病机

陈师认为,肾病综合征属中医"水肿"范畴。水液代谢与肺脾肾三脏密切相关。《素问·经脉别论》云:"饮入于胃,游溢精气,上输于脾,脾气散精,上归于肺,通调水道,下输膀胱。水精四布,五经并行。"《素问·逆调论》又云:"肾者水脏,主津液。"脾主运化水湿,肺为水之上源,肾主水开窍于前后二阴,水液代谢需依赖脾气运化上输于肺,肺气宣降通调水道,肾之气化升清降浊才得以完成。而三焦是通行元气和水谷运行的通道,总司人体的气化作用。《难经·三十一难》云:"三焦者,水谷之道路。"三焦气化功能正常,则水道通畅。老年人脏腑功能减退,偶受风湿热毒诸邪侵袭,易致脾运不健,肺失宣肃,肾不主水,三焦气化功能障碍,水道不通,水湿内停,从而发为水肿。

除水肿外,肾病综合征还以低蛋白血症和大量蛋白尿为特征。陈师提出,蛋白质属人体精微物质,由脾胃生化转运而来,只宜封固,不可耗泄。脾主升清,肾主藏精,脾虚则清气不升,肾虚则封藏失职,精气外泄,脾肾两虚,精微物质下注膀胱,故见大量蛋白尿。大量精微排出体外,复因脾虚运化失职,生化无源,故出现低蛋白血症。如此正气更亏,抵抗力弱,易受风湿热毒外邪侵袭,形成恶性循环,致病情迁延难愈。

老年肾病综合征的另一特点为瘀血阻滞。血液的正常运行有赖于心气推动,肺气布散,脾气统摄,肝气疏泄与藏血功能的调节,而津液又是血液的组成部分。老年人脏腑气衰,心气推动无力,肺气布散失常,肝气疏泄失职,易致血行瘀滞;脾气统摄无权,肝失藏血之职,离经之血亦为瘀血;津液不足,血液干涸或血虚均可致血行滞涩;血不利则为水,水肿不消亦可致血行不畅而为瘀。因此瘀血阻滞往往贯穿老年肾病综合征的全过程。

总之,老年肾病综合征为本虚标实之证,本虚为肺脾肾三脏虚损,尤以脾肾两虚为主,标实则为风湿热毒瘀。临床往往虚实夹杂,病情缠绵难愈。

3　治疗特点

由于老年肾病综合征本虚标实,虚实夹杂,而老年人脏腑功能减退,对药物具有敏感性差、耐受性差之双重特点,陈师在临证之时常详察病情,辨证与辨病相结合,用药既考虑药效,又尽量避免药物之不良反应,还十分注重药物口味,因为肾病综合征需要较长时间服药,必须提高患者用药依从性,保持食欲,以维护后天之本。陈师在治疗老年肾病综合征时有如下特点:

3.1　健脾补肾以治本　此为陈师治疗老年肾病综合征的基本法,因为脾肾两亏是老年肾病综合征的基础,培补脾肾是治本之法。临床除水肿外亦常见食欲不振、脘腹痞胀、大便异常、腰膝酸软等脾肾两虚之症状。陈师以益气健脾、补肾填精为大法，拟定经验方陈氏膜性肾病方、陈氏健脾利水方、陈氏温阳利水方等。常用健脾补肾药物如黄芪、黄精、党参、苍术、白术、山药、薏苡仁、薏苡仁根、金樱子、狗脊、菟丝子、枸杞子、杜仲、桑寄生等。脾肾阳虚加巴戟天、仙灵脾、肉苁蓉、炮附子、肉桂或桂枝以温振阳气。阴虚则加山茱萸、女贞子、旱莲草、麦冬、莲肉等滋阴补肾健脾。水肿者加猪苓、茯苓、冬瓜皮、葫芦瓢、陈皮等利水消肿。食欲不振加谷芽、麦芽和胃醒脾。

健脾补肾不仅可恢复脾肾功能利于水肿之消退，症状之缓解，且有减少或消退蛋白尿、升高血浆白蛋白之功能。脾为后天之本，主运化水湿和水谷精微，脾气宜升则健，肾为先天之本，主水、主藏精，若脾肾两虚不但土不制水、肾失气化而致水肿，且水谷精微生化无源，清气不升，精微下泄，肾不能封藏固摄从而见大量蛋白尿、低蛋白血症。健脾补肾促使脾肾功能恢复则脾复健运升清之职，肾能藏精固摄，精微不能下泄，从而蛋白尿减少渐至消退，血浆蛋白日渐恢复。除上述健脾补肾药外，陈师以健脾燥湿之黄芪、黑料豆等组成黑料豆丸以治疗肾病综合征低蛋白血症，经临床观察有效率达92.5%，证明能降低尿蛋白，升高血浆白蛋白，调节免疫功能，降低血脂，对肾病综合征具有良好的治疗作用[2]。

3.2　斡旋三焦重少阳　由于三焦是通行元气和水谷运行的通道，总司人体的气化作用，陈师在肾病治疗中非常重视三焦气化功能的维护，并提出"少阳枢机"是三焦气化功能得以维系的关键所在。陈师认为，少阳是人体阳气出入游行的场所，散于全身，发挥温和煦养各部的功能。其中手少阳三焦经从上向下纵贯上、中、下三焦，足少阳胆经属肝络胆，肝胆相合主疏泄，调畅气机。故少阳气机实为全身气机升降之枢纽，外应腠理而通于肌肤，内连膈膜而包裹上下诸脏，协调诸脏之气及一身水火的升降出入。据此陈师在仲景小柴胡汤基础上创制"肾和方"，由柴胡、黄芩、枸杞子、白术、白芍、菊花等组成，以通达气机，和解少阳，治疗中重证IgA肾病获良效[3]，而在老年肾病综合征的治疗中亦多有应用，通过斡旋三焦，和解少阳，恢复三焦气化功能，使水道通畅，气机升降有序，有利于水肿消退。如治疗高姓翁外耳郭软骨膜炎绿脓杆菌感染后肾病综合征，即以此方为主，配合清热解毒之鱼腥草、白花蛇舌草、半枝莲等，病情迅即好转，继予健脾补肾而收功。

3.3　活血祛瘀贯始终　现代研究证实，肾病综合征持续大量蛋白尿可继发血浆中凝血因子增加，抗凝血物质减少，纤溶酶原减少，纤溶抑制因子增加及血小板功能亢进，这些因素均使血液呈高凝状态[4]。而老年人更因脏腑气衰，血行瘀滞,病情缠绵,不易缓解。有时临床虽不能找到瘀血征象,但陈师指出,治疗肾病必须辨证与辨病相结合,老年肾病综合征,活血化瘀当贯穿始终。陈师临床常选用当归、泽兰、丹参、桃仁、莪术、郁金、赤芍、鸡血藤、益母草、水蛭等活血祛瘀类药物,亦喜用由水蛭制成之活血通脉胶囊。实践证明,活血化瘀类药物可有利于改善水肿及蛋白尿,改善高脂高凝状态,从而改善病情,促进康复。

4　典型病例

何某,女,77岁,已婚,退休,上海。

初诊(2010年6月23日):下肢浮肿半年余。今年4月底发热,体温38.9℃,住沪某三甲医院查尿常规发现蛋白(+++),24h尿蛋白定量8.28g,血浆白蛋白(ALB)16g/L。予抗感染、抗凝、降脂、利尿治疗,本月2日尿常规蛋白(++++),24h尿蛋白定量5.084g,转陈师处治疗。刻下足踝部浮肿,咳嗽,痰白量少,食欲不振,神倦乏力,舌红苔净,脉细。脾肾两亏,肾经湿热,肺气失宣。治宜健脾补肾,益气活血,清热利湿,宣肺止咳,陈氏健脾利水方加减。

　　处方:黄芪30g,苍术15g,白术15g,山药20g,猪苓12g,茯苓12g,当归15g,半枝莲15g,僵蚕15g,白花蛇舌草30g,芙蓉叶30g,薏苡仁30g,党参30g,丹参30g,前胡12g,紫菀12g,鱼腥草30g,象贝母12g,桑白皮30g,条芩15g。14剂,每日1剂,水煎服。

另:黑料豆丸2袋,每日2次,活血通脉胶囊3粒,每日3次。

二诊(2010年7月19日):7月5日24h尿蛋白3.8g,血ALB25.6g/L,球蛋白(GLB)21.5g/L,TCH 9.5mmol/L,TG 2.5mmol/L。咳嗽痰白,不易咯出,大便干结,需用开塞露,纳可,舌净。上方加山海螺30g,苏子15g,瓜蒌皮12g。14剂,水煎服。

继服黑料豆丸、活血通脉胶囊。

三诊(2010年7月28日):咳嗽显减,痰少,口干,视物模糊,双足稍肿,脱发较多,大便偏结,舌红苔净,脉细。守方去前胡、紫菀、鱼腥草、象贝母、桑白皮、条芩、山海螺、苏子,加金樱子30g,狗脊12g,菟丝子30g,决明子15g,改僵蚕20g。14剂,水煎服。

继服黑料豆丸、活血通脉胶囊。

守上方出入调治至今,尿蛋白逐渐减少。2011年4月查尿常规蛋白15mg/dl,24h尿蛋白定量524mg,血浆ALB 44.3g/L;6月22日复查24h尿蛋白定量139mg,尿常规正常;8月12日复查24h尿蛋白定量为90mg。患者肢体无浮肿,精神纳眠皆可,二便调,血压正常。目前仍在继续随访中。

参考文献

[1] 占永立,王丽,赵宇,等.30 例老年肾病综合征临床与病理分析[J].中国中西医结合肾病杂志,2007,8(1):51.

[2] 陈以平.肾病的辨证与辨病治疗[M].北京:人民卫生出版社,2003:86.

[3] 陈以平工作室.陈以平学术经验撷英[M].上海:上海中医药大学出版社,2010:30.

[4] 杨霓芝,黄春林.泌尿科专病中医临床诊治[M].2 版.北京:人民卫生出版社,2005:101.

胡铁城教授治疗老年失眠经验介绍

本文发表于《新中医》2011,43(9):136－137

南京中医药大学胡铁城教授为江苏省名中医,江苏省中医药学会老年病专业委员会首任主任委员,江苏省中医院首任老年科主任。胡教授对老年病的中西医结合诊疗积累了丰富的临床经验,笔者试将胡教授治疗老年失眠的经验介绍如下。

1 病因病机

胡教授在长期的临床实践中发现,老年失眠具有 3 个特点:①不易入睡;②半夜醒后难于再入睡;③睡眠浅,蒙眬不实,似乎睡着了,但外界发生的事情都了解。胡教授认为,精气亏虚,气血衰少是老年性疾病的病理基础。老年失眠的病因病机大致可归纳为 5 个方面:①阴虚火旺。《素问·上古天真论》云:"女子……七七,任脉虚,太冲脉衰少,天癸竭,地道不通,故形坏而无子也","丈夫……七八……天癸竭,精少,肾脏衰,形体皆极。八八,则齿发去"。随着年龄的增长,肝肾之阴日渐亏虚,阴虚则阳亢,相火妄动,上扰心神而失眠。②心肾不交。《清代名医医案精华》有"心火欲其下降,肾水欲其上升,斯寤寐如常矣"之论。心主火,肾主水,正常情况下,心火下降以暖肾水,肾水上升以济心火,水火既济,心肾相交,则寤寐正常。老年人多肾阴亏虚,水不济火,心阳独亢,阳不入阴,心神不宁,因而不眠。③痰热扰心。随着生活方式的改变,越来越多的人营养过剩,饮食不节,抽烟嗜酒。而人至老年,各器官之功能均见衰退,肺脾肾功能失调,水液代谢紊乱,致痰浊滋生,日久郁而化热生火,痰热痰火阻滞气机,扰乱心神,失眠由是而作。《景岳全书》即指出:"痰火扰乱,心神不宁……火炽痰郁而致不眠者多矣。"④瘀血阻滞。衰老的一个重要特征即体内多瘀。痰浊阻滞,或寒邪凝滞,或肝气郁结,或气虚推动无力,或阴亏血凝,均可致血行不畅,心脉瘀滞,心神失养而不眠。⑤气血两虚。老年人诸脏功能衰退,脾胃运纳不健,气血生化乏源,或长期思虑劳倦,心脾耗伤,每致气虚血少,心神失养而不寐。正如《灵枢·营卫生会》所云:"老者之气血衰,其肌肉枯,气道涩,五脏之气相搏,其营气衰少而卫气内伐,故昼不精,夜不瞑。"

2 辨证论治

胡教授认为,治疗老年失眠,首当辨明脏腑虚实,治予补虚泻实,调整阴阳之偏颇,使人体阴阳恢复动态平衡。临床根据老年失眠之病因病机,将本病分为阴虚火旺、心肾不交、痰热扰心、瘀血阻滞、气血两虚 5 种常见证型治疗。

2.1 阴虚火旺 症见:心烦失眠,入睡困难,口干咽燥,手足心热,或见眩晕,燥热易汗,腰膝酸软,口舌溃烂,大便秘结,小溲短赤,舌红少苔,脉细数。患者大多伴有高血压病、糖尿病、冠心病等。胡教授每据辨证,选用当归六黄汤、酸枣仁汤、天王补心丹、生脉饮等加减以滋阴降火,清心安神。常用药如当归、生地黄、熟地黄、天冬、麦冬、五味子、赤芍、白芍、山茱萸、玄参、沙参等滋阴养液、知母、黄柏、黄连、黄芩、栀子等清热泻火,酸枣仁、柏子仁、夜交藤、炙远志、灯心草等养心安神,同时选用龙骨、牡蛎、珍珠母、石决明、磁石等重镇安神。

2.2 心肾不交 症见:虚烦少寐,蒙眬不实,伴有眩晕耳鸣,心悸健忘,腰膝酸软,咽干口燥,或见盗汗烘热,舌尖红、苔少,脉细数。胡教授常选交泰丸、天王补心丹加减以交通心肾。常用药如黄连、知母、栀子以清心火,生地黄、天冬、麦冬、山茱萸滋肾水,肉桂引火归原,煅龙骨、煅牡蛎收敛重镇,配合酸枣仁、柏子仁、夜交藤、五味子、灯心草宁心安神。若阴阳俱虚于下,而又有心火独炎者,取二仙汤壮阳药与滋阴药同用,方中仙茅、淫羊藿、巴戟天温肾阳,补肾精;黄柏、知母泻相火而滋肾水;当归温润养血调冲任;配合黄连泻心火;酸枣仁、柏子仁、茯神养心安神,每能应手取效。

2.3 痰热扰心 症见:心烦失眠、头重目眩,口苦胸闷,恶心甚则呕吐,咽喉有痰,或食欲不振,脘腹痞闷,大便或结或不爽,舌偏红、苔黄腻或白厚腻,脉滑数。胡教授喜用黄连温胆汤清热化痰,宁心安神。常用药如黄连、黄芩、法半夏、茯苓、陈皮、胆南星、枳实、枳壳、郁金、石菖蒲、竹茹、僵蚕、佛手、泽泻、浙贝母等理气燥湿,清热化痰;适加酸枣仁、柏子仁、炙远志等养心安神之品。大便秘结加瓜蒌仁、莱菔子、麻子仁、制大黄化痰润肠通便。胡教授认为,对于痰火痰热偏盛者,用制大黄不会引起腹泻,却能泻火清热,有利于神安志定,改善睡眠质量。

2.4　瘀血阻滞　症见:心悸怔忡,卧不成寐,胸闷胸痛,肢体麻木,或伴头痛,舌暗或有瘀点瘀斑,脉虚涩或结代。胡教授喜用血府逐瘀汤加减以活血祛瘀,宁心安神。常用药如当归、生地黄、桃仁、红花、赤芍、白芍、桂枝、川芎、牛膝、丹参、景天三七、琥珀等,配合宁心安神之品,或加入重镇安神之类。因气为血之帅,气行则血行,气滞则血滞,故亦常伍枳壳、枳实、柴胡、香附、青皮、陈皮等行气以活血,或合黄芪、党参、太子参等益气以行血。

2.5　气血两虚　症见:不易入睡,多梦易醒,醒后难以再寐,眩晕心慌,神疲乏力,面色无华,舌淡、苔薄白,脉细软。胡教授喜用当归养血汤、归脾汤益气养血、宁心安神。常用药如黄芪、党参或太子参、茯苓、茯神、白术、当归、熟地黄、白芍、桑葚、枸杞子、炙远志、酸枣仁、红枣、炙甘草等。若脾虚便溏每加山药、扁豆、干姜温中健脾止泻;若多汗、气短、易感冒,则合玉屏风散、桂枝加龙骨牡蛎汤益气固表、调和营卫、镇静敛汗。

胡教授指出,老年人由于疾病多端,各脏腑功能均见衰退,气血阴阳俱可不足,虚实往往错杂相见,临证不可拘泥一证一法,当灵活应用,始可获效。

此外,胡铁城教授还创制珍枣胶囊,方由珍珠母、酸枣仁、黄连、生地黄、丹参、茯苓等组成,以育阴潜阳、清心安神,配合辨证施治,可用于治疗各种老年失眠,均有一定疗效。

3　病案举例

陈某,女,68岁,2009年7月29日初诊。主诉:失眠30年,加重10余年。患者近30年夜眠差,近10年加重,曾服中药、中成药治疗乏效,服安眠药方睡4~5小时。诊见:失眠,不易入寐,寐则多噩梦,易惊醒,醒后出汗,舌红、苔薄白,脉细小弦。此乃气血两亏,阴虚火旺,心神失宁。治以益气养血,滋阴泻火,镇心安神。方用《内外伤辨惑论》当归养血汤合《医统》柏子养心丸、《伤寒论》桂枝甘草龙骨牡蛎汤加减。

处方:炙黄芪15g,当归10g,栀子10g,桂枝8g,白芍12g,浮小麦30g,柏子仁30g,酸枣仁30g,煅龙牡(先煎)各30g,黄连6g,太子参12g,五味子20g,瘪桃干20g,刺蒺藜20g,生甘草5g。7剂,每日1剂,水煎服。

二诊(2009年8月7日):夜寐改善,但多梦不实,原方去刺蒺藜,改黄芪20g,加珍珠母(先煎)30g,天冬、麦冬各10g,辰灯心3g,夜交藤15g。7剂,每日1剂,水煎服。

三诊(2009年8月17日)：近安眠药已减半，每晚能睡5～6小时，汗出显减，夜无噩梦，目干，舌红、少苔，双肩疼痛已1年，原方去夜交藤、天冬、麦冬，加远志6g，景天三七20g。7剂，每日1剂，水煎服。

李七一治疗扩张型心肌病经验

本文发表于《中医杂志》2011，52(23)：1998－1999

李七一教授为江苏省中医院(南京中医药大学第一附属医院)主任中医师、教授、博士生导师，全国第四批老中医药专家学术经验继承工作指导老师，全国中医药高等教育学会临床教育研究会副理事长，中国医师协会中西医结合医师分会心血管病学专家委员会副主任委员，江苏省中西医结合学会心血管专业委员会主任委员。在数十年医疗生涯中，熟读经典，善于思考，勤于实践，在中西医结合治疗心血管疾病方面学验俱丰。笔者有幸跟随李七一教授侍诊学习，获益匪浅，现将老师治疗扩张型心肌病经验总结如下。

1 扶正重气阴

扩张型心肌病病理变化以心肌变性、萎缩和纤维化为主，心室腔明显扩大，以无明显原因的充血性心力衰竭、心律失常、动脉栓塞、猝死为主要临床特征，迄今病因未明，多发生于年轻人。一旦出现心衰，病情进展较快，可使患者丧失劳动力，病死率较高，现代医学至今尚无针对性的特效治疗方法。

李七一教授认为，扩张型心肌病根据其临床表现，可归属于中医"心悸""怔忡""喘证""心水"等范畴。其病机变化为本虚标实，虚实夹杂。在正虚方面，患者气血阴阳俱可亏，尤以气阴两虚为多见。本病患者多先天禀赋不足，肾精亏损，精不化气；或后天失养，过度劳倦、饮食失调，脾胃功能不健，精气化源不足；或感受风热邪毒，耗伤心阴心气，终至心神失养，心血瘀滞，从而心悸胸闷，气短乏力，甚则浮肿等。故扶正补虚首重益气养阴。在笔者抄录17位扩张型心肌病患者140张处方中，可窥益气养阴药使用频率最多，其中同用生炙黄芪的有137

方,占97.86%,为使用频率最高的药物,其次为山茱萸(126方)、苍术(121方)、白术(120方)、白芍(105方)、麦冬(93方)、党参(80方)或太子参(7方)、玉竹(55方)、当归(46方)、生地黄(13方)等。李师喜生炙黄芪同用,盖黄芪生用长于固表止汗,托疮生肌,利水消肿,炙用则补肺健脾,益气生血。现代药理证实黄芪有增强细胞免疫和体液免疫、抗氧化、抗衰老、抗血栓、抗病毒的作用,可明显增加冠脉血流量,改善心肌细胞的能量代谢,有效保护受损伤、"再给氧"心肌细胞[1],用于扩张型心肌病治疗正为的对之品。苍白术、党参、太子参助黄芪以健脾补肺,益气生津。肺气旺既能助心血运行,又可司宣发肃降之职以布散津液滋养全身,通调水道下输膀胱;脾气旺运化健,气血生化有源,水津上归于肺,不致停聚而成痰为水浊。山茱萸、白芍、麦冬、玉竹、当归、生地黄滋阴养心宁神,收敛耗散之心气,使心体得养,心神安宁,心用复常。

2 祛邪重痰瘀

扩张型心肌病乃本虚标实之疾,李师认为,其标实以痰瘀互阻为主。《素问·经脉别论》云:"饮入于胃,游溢精气,上输于脾,脾气散精,上归于肺,通调水道,下输膀胱。"盖人体水液赖脾气运化,肺气敷布,通调水道,下输膀胱,清者营养全身,浊者变生尿液排出体外。若气虚脾不能运化水湿,肺不能宣发与肃降,则水液代谢紊乱,津聚为痰为浊。而气为血帅,气行则血行,气滞则血滞,气虚推动无力,则血行滞涩留而为瘀。痰瘀互阻是扩张型心肌病的主要病理现象,李七一教授善用活血化痰以祛邪。活血祛瘀常用桂枝、赤芍、当归,随症选用苏木、失笑散、丹参、鸡血藤、泽兰、川芎、益母草、郁金、虎杖、水蛭、牛膝、制大黄、莪术等,与黄芪、党参或太子参、苍白术相伍益气以活血,亦常伍枳实壳、青陈皮、路路通、柴胡理气以行血。化痰常以海藻、石菖蒲、陈皮、茯苓、半夏、苏子、僵蚕为主,李师常言"治痰先治气,气顺痰自除",故化痰药亦常与上述理气药同用,行气以化痰,又有健脾补肺之剂相助,使痰无生长之源。在活血药中,使用最多的为桂枝(126方)与赤芍(106方),桂枝善通经脉,温通心阳,化气利水,赤芍长于"通顺血脉,缓中,散恶血,逐贼血,去水气"(《名医别录》),李师大多赤白芍同用,取"白则有敛阴益营之力,赤则止有散邪行血之意;白则能于土中泻木,赤则能于血中活滞"(《本草求真》),赤白芍同用,既可敛阴益营,又可活血散瘀,而桂枝、芍药同用,善于调和营卫。现代药理研究证实,桂枝具镇静抗炎作用,可降低血浆纤维蛋白原含量,降低血浆黏度,解除红细胞和血小板聚集,解除毛细血管收缩,改善组织血液循环,使病变组织逆转修复,使小鼠心肌营养性血流增加。赤芍有抗血栓形成、抗血小板聚集作用,可增加冠脉血流量和心肌营养血流量[1]。祛痰药中,以海藻、石菖蒲、二陈汤为多用。海藻软坚消痰,利水退肿,石菖蒲化痰开窍,化湿行气,祛风利痹,消肿止痛,且能"舒心气、畅心神、怡心情、益心志"(《重庆堂随笔》),《太平惠民和剂局方》二陈汤则为燥湿化痰,理气和中之专剂。这些均有助于阻断并改善扩张型心肌病心肌变性、萎缩和纤维化的病理变化过程。

3 解毒截病根

扩张型心肌病有一部分病例系病毒性心肌炎转化而来,心肌活检有炎性表现,不少患者血中柯萨奇病毒 B 中和抗体滴定度高于常人,近年来用分子生物学技术在本病患者的心肌活检标本中发现有肠道病毒或巨细胞病毒的 RNA。临床急性病毒性心肌炎患者长期随访发现 6% ~48% 可转变为扩张型心肌病,研究发现,此可能与病毒直接造成心肌损害及引发了自身免疫反应有关[2]。以上均说明本病与病毒性心肌炎关系密切。李七一教授指出,患者正气不足,风热邪毒乘虚侵犯心肌是导致本病的重要原因之一,对于由病毒性心肌炎病史或临床有热毒表现之患者,当清热解毒,截断病根以护卫心肌。在常规辨证论治的基础上,常选用葛根、黄芩、黄连、苦参、连翘、白薇、茵陈、虎杖、柴胡、板蓝根、一枝黄花、黄柏、蒲公英、藿香、佩兰、大黄等。现代药理研究证实,上述药物大多具有抗菌、抗病毒、抗炎、抗变态反应、抗氧化、解毒、利尿、增加心肌营养血流量、抗心律失常、抗血小板聚集及抗凝等作用,故有利于扩张型心肌病病变之恢复。同时李师也时常告诫患者慎起居,调情志,适寒温,避外邪,慎防复感外邪致病情反复或加重。

4 培本建中州

李七一教授在扩张型心肌病的治疗中,非常重视后天之本脾胃。盖脾胃主受纳运化水谷,为气血生化之源,全身各组织器官均懒脾胃不断运化水谷化生气血精微以濡养之,若脾胃不健,运纳失常,气血精微生化无源,各组织器官得不到营养补充,则无以维持其正常的"体"与"用",更谈不上既病之后之恢复。而水液代谢亦与脾胃密切相关,因脾运化水湿,使之上输于肺,清者经肺之宣发功能布散全身以发挥其滋润作用,浊者经肺之通调水道以下输膀胱。若脾运不健,水湿停聚既可为痰为饮,又可溢而为水肿。痰饮阻滞,心脉瘀滞,则心悸、胸闷,水气凌心射肺,则气喘甚则倚息不得平卧。另一方面,各种药物入口,亦须脾胃受纳运化方可发挥治疗作用。李师在治疗中黄芪、党参、苍白术、茯苓等益气补中健脾之品贯穿始终,以建立中州,使后天之本强健。又善于根据临床表现灵活运用多种顾护中土之法,如脘腹痞胀、胸闷腹痛,或以枳壳、青陈皮、苏梗、乌药、娑罗子行气消痞、除胀止痛;或以藿香、佩兰、砂仁、白蔻仁芳香化湿,醒脾和胃;或以干姜、高良姜、川椒、附子温中散寒;或以半夏、陈皮和胃降逆。若大便溏薄,或以葛根黄芩黄连汤清肠化湿止泻;或以参苓白术散健脾止泻;或以炮姜、附片温中止泻;若脾肾阳虚,则以四神丸出入温肾暖土以止泻。若食欲不振,则常在辨证论治之基础上,加用焦山楂、焦六曲、谷芽、麦芽等消食运脾。总之务使脾胃功能恢复强健以运水谷、运水湿、运药物,以利病情之康复。

5 心衰有专方

扩张型心肌病是心力衰竭最常见的病因,而心力衰竭是扩张型心肌病的常见临床表现,甚至为首发症状。李七一教授在长期临床实践中经过反复摸索、验证、总结,创制了心衰Ⅰ号方以专治慢性充血性心力衰竭包括扩张型心肌病之心力衰竭,方由生炙黄芪、山茱萸、麦冬、海藻、桂枝、生蒲黄、路路通等组成。方中生炙黄芪补肺健脾、益气固表、利水消肿以为君。肺气旺既能助心血运行,又可司宣发肃降之职以布散津液滋养全身、通调水道下输膀胱,脾气旺运化健,气血生化有源,水津上归于肺,不致停聚而成痰为水浊。山茱萸、麦冬滋阴养心宁神,收敛耗散之心气共为臣。生蒲黄祛瘀通脉,利水消肿,路路通行气宽中,通络利水,海藻软坚化痰,《本草崇原》谓"主通经脉,故治十二经水肿",共为佐;桂枝和营通阳化气利水以为使。全方标本兼顾,气血痰水瘀同治。补虚泻实,以补为主,益气滋阴,通脉化瘀,消痰利水,补虚不敛邪,攻邪不伤正,临床随症配伍,每能应手而效。

李师在治疗扩张型心肌病时,亦非常强调中西合用,取长补短,以提高疗效。笔者曾总结李师以心衰Ⅰ号方为主中西结合治疗扩心验案 3 则[3],从中可见一斑。

6 典型病例

冯某,男,55 岁,编辑,江苏南京人。

患者自 2001 年起胸闷心慌,心率快,频发室性早搏,住某三甲西医院,诊为"病毒性心肌炎",后又住某中医院,迭经西药、中药治疗,病情反复,迁延不已,至 2004 年再次住院诊为"扩张型心肌病"。2004 年 9 月及 2006 年 12 月心超均提示左室增大(58mm),左室收缩功能减退,射血分数(EF)45%,左室短轴缩短率(FS)23%。2005 年起在李七一教授处服中药治疗。至 2008 年 12 月 21 日心超复查,左室 56mm,左室收缩功能正常(EF 62%,FS 34%)。2009 年 5 月 18 日复诊:肠鸣便溏,日行 2~3 次,天阴时心慌胸闷,口干,寐欠安,目胀目干,舌淡暗稍胖,苔薄黄腻,脉弦滑。血压 110/60mmHg,心率 84 次/min,律齐,腹软,无压痛,下肢不肿。此乃气阴两虚,脾虚湿阻,痰瘀互结。治拟益气滋阴,活血化痰,健脾燥湿,宁心安神。方以心衰Ⅰ号方出入。

处方:生炙黄芪各30g,炙黄精30g,山茱萸18g,玉竹12g,麦冬12g,炙桂枝6g,炒赤芍12g,炒白芍12g,炒苍术12g,炒白术12g,石菖蒲10g,夜交藤30g,葛根30g,苏木10g,炒黄连5g。

继服科素亚每日晨50mg,倍他乐克晨25mg,晚12.5mg。

守上方服用28剂,大便成形,日行1~2次,仍胸闷,口干,寐欠安。原方去夜交藤,加合欢皮30g,藿香12g,佩兰12g,海藻12g。

上方随症加减出入服用至2010年3月8日,偶有心慌,大便日行一次,天阴时仍有胸闷,目干,寐时差,心超复查:主动脉窦部稍宽,左室52mm,左室收缩功能正常(EF 63%,FS 35%)。患者精神可,能上班工作,仍在继续服药调治。

参考文献

[1] 南京中医药大学.中药大辞典[M].2版.上海:上海科学技术出版社,2006:1439-2812.

[2] 黄春林.心血管科专病中医临床诊治[M].2版.北京:人民卫生出版社,2005:349.

[3] 高红勤.李七一心衰Ⅰ号方治疗扩张型心肌病验案3则[J].辽宁中医杂志,2010,37(11):2238-2239.

邵长荣治疗咳嗽经验

本文发表于《中医杂志》2011,52(13):1098-1099

上海中医药大学附属龙华医院邵长荣教授,为上海市首批名中医,全国第二批老中医药专家学术经验继承工作指导老师,我国著名中医呼吸病专家。笔者有幸在1988年、2010年前后两次跟随邵教授抄方学习,而相隔20多年,再次跟邵教授侍诊,体会最深的当属"五脏六腑皆令人咳,非独肺也"(《素问·咳论》)。邵老认为,咳嗽既是一个独立的病证,又是肺系多种疾病的一个常见症状,是多种病因导致肺失宣肃所致,故临床治咳不离治肺,如宣肺、肃肺、清肺、温肺、益肺、润肺等。但是,人体是一个统一的整体,脏腑之间生理上相互联系,病理上相互影响,咳嗽虽由肺失宣肃所致,然究其原因却与五脏六腑均有关,因此治咳不能局限于治肺,必须审症求因,调理各相关脏腑,才能收到最佳疗效。现将邵老从肝、脾胃、肾、心、大肠治咳之经验整理如下。

1 治肝止咳

肺为燥金,位居膈上,为脏腑之华盖,主气,主治节,其气以肃降为顺,为阳中之阴脏。肝为风木之脏,位居膈下,性喜条达,主疏泄,主藏血,其经脉之支者贯膈注于肺,其气升发,为阴中之阳脏。肝气从左上升,肺气从右下降,以维持人体气机之升降。而气为血帅,气行则血行,气滞则血滞,故血液的运行亦有赖于肝升肺降功能的正常。若肝气郁结,气郁化火,循经上行,灼伤肺金,或肝气升发太过,都可导致肺失清肃,出现胁痛易怒、咳嗽咯血等症,即为"木火刑金"。反之,肺失清肃,燥热内盛,影响及肝,可致肝失条达,疏泄不利,则咳嗽咯痰不畅,胸胁引痛胀满,面红目赤等,即为"金乘肝木"。而肺降肝升功能失常,亦可导致血行瘀滞,出现胸胁疼痛、癥瘕积聚、鼓胀等。另外,现代人工作生活压力大,肝气易郁结,郁久易化火,故临证见干咳或少痰、咽痒口干、咯血或痰中带血、眩晕面赤、心烦易怒、胸闷胁痛、舌红、脉弦者,病位虽在肺,病本却在肝,治当疏肝解郁,或清金泻火。邵老常用柴胡疏肝散、金铃子散疏肝解郁,常用药如柴胡、芍药、枳实、枳壳、香附、青皮、陈皮、郁金、川芎、金铃子、延胡索等;清金泻火则用黛蛤散、《丹溪心法》咳血方,常用药如青黛、海蛤壳、山栀、黄芩、射干、瓜蒌仁、海浮石、白茅根、芦根等。还常加镇肝息风之品,如牡蛎、石决明、钩藤、天麻、刺蒺藜等,以应"解木郁之火",使金免火刑,又应"镇肝和阳息风",使肝无生火动风之变。临床常配伍女贞子、桑葚、白芍等以养肝阴,柔肝体,使阴阳平衡。而遇木郁土壅,肝郁生痰,咳嗽同时见有善虑多疑、沉默寡言、胸胁苦满、气短善太息、纳呆便溏、泛恶痰多、或咽中如有炙脔、咯吐不利、苔腻脉滑者,常予疏木运土、疏肝化痰为治,予邵氏经验方柴胡清肺合剂,药如柴胡、前胡、赤芍、白芍、青皮、陈皮、平地木、姜半夏、姜竹茹、全瓜蒌、黄芩、蚤休、半边莲、佛耳草、江剪刀草、苏子、莱菔子、厚朴、茯苓、枳实、积壳等。若因肝郁气滞而致血行不畅,在疏肝解郁基础上,选用桃仁、红花、川芎、赤芍、丹参,甚则穿山甲等活血祛瘀以宣畅肺络,可起相辅相成之作用。

2 健脾止咳

肺主气,包括主呼吸之气和一身之气。脾主运化,包括运化水谷精微和水湿,故脾为气血生化之源、后天之本。《素问·经脉别论》云:"食气入胃,散精于肝,淫气于筋。食气入胃,浊气归心,淫精于脉。脉气流经,经气归于肺,肺朝百脉,输精于皮毛。"饮入于胃,游溢精气,上输于脾,脾气散精,上归于肺,通调水道,下输膀胱。"肺中津气,靠脾运化水谷精微来供应,肺中津气盛衰,在很大程度上取决于脾运化功能的强弱,脾与肺即为土生金之母子关系。而脾运化水液,亦有赖于肺气宣发和肃降功能的协调。若脾气虚弱,运化不健,则土不生金,肺气不足,卫外不固,易受邪袭,从而出现咳嗽气短、少气懒言、乏力神倦等,脾不能运化水湿,则水湿聚为痰饮,影响肺气宣降,出现咳喘痰多。故前人云"脾为生气之源,肺为主气之枢","脾为生痰之源,肺为贮痰之器"。而肺病日久,亦可子病及母,肺气虚弱,子盗母气,则脾气亦亏;肺失宣降,不能通调水道,则水液代谢紊乱,湿停中焦,困遏脾阳,出现水肿、腹胀、倦怠、便溏、纳呆等。邵老在临证之时,常言汤药入胃,也需脾胃输布,或脾胃受损,或因虚不作,处方再切也无法取效。另外抗生素的广泛使用,也常损伤脾阳,导致脾运不健,进而脾肺气虚或聚湿生痰,病情迁延,不易痊愈。身为正宗西医科班出身的邵老,临床治疗各种呼吸系统疾病却从不轻易使用抗生素,不能不令人惊叹! 非厚积薄发,成竹在胸,何敢如此! 邵老治咳非常注重健脾运脾护胃,若咳嗽痰多,喜用二陈汤、平胃散之类健脾和胃,燥湿化痰。方中经常苍术与白术、青皮与陈皮同用。尝谓白术长于健脾化湿,苍术偏于燥湿健脾,白术柔而苍术刚;青皮破积导滞,疏泄肝气,陈皮理气健脾,燥湿化痰,青皮悍而陈皮缓。二组配伍,补中有泄,泄中有补,补不助湿,燥不伤津。常加姜半夏、莱菔子、苏子、厚朴化痰运脾和胃。若脾肺气虚短气懒言、易于感冒,则喜用六君子汤、玉屏风散加减,以健脾益气,培土生金,固表实卫,常加黄精、山药以加强补益之力。而不论化痰为主,还是益气为主,邵老均喜选用焦六曲、焦山楂、谷芽、麦芽、鸡内金等既散表,又运脾护胃,枳实、枳壳、佛手理气醒胃。若遇浮肿,每加猪苓、茯苓、车前草、陈葫芦、路路通等健脾利水。临证务使脾胃功能强健,则水谷化为精微,气血旺盛,生痰无源,疾病易于向愈。

3 补肾止咳

肺与肾之关系,在生理上有三个方面。其一:肾为水脏,肺属燥金,肾藏真阴真阳,为人体阴液和阳气之根本,人体出生之后,这种真阴真阳又不断得到水谷精微之补充,而这种补充需赖肺之宣发和肃降功能才能实现,故可称之为"金生水"。另一方面,肺阴亦有赖于肾阴不断上滋才能充沛从而发挥正常的功能。其二:肾为主水之脏,肺为水之上源,肺气不断肃降,使人体水液不断下输膀胱,通过肾的气化作用,清者上升运行于脏腑,浊者化为尿液排出体外,肺肾共同协调,维持人体水液代谢之正常进行。其三:肺主气,司呼吸,肾主纳气,肺吸入之气必须下及于肾,由肾气为之摄纳,只有肾气充沛,摄纳正常,才能使肺的气道通畅,呼吸均匀,故有"肺主呼气,肾主纳气""肺为气之主,肾为气之根"之说。在病理上,肺阴不足与肾阴亏虚常相互影响,咳嗽同时可见少痰或无痰,或痰中带血,口干咽燥,潮热盗汗,眩晕耳鸣,腰膝酸软等。若水液代谢紊乱,则湿聚为痰或水湿泛溢,或水气凌心射肺,出现咳嗽痰多,喘息不得卧,下肢浮肿。若肾不纳气则气浮于上,咳嗽气喘,动辄尤甚。因此邵老治咳,非常注重补肾,所创三桑肾气汤,专为慢性久咳久喘虚实夹杂之患者而设,方由桑白皮、桑葚、桑寄生、五味子、黄精、补骨脂、平地木、十大功劳叶、鹅管石、苏梗、防己、昆布组成,全方肺肝肾三脏同治,清泻攻补并用,多用于慢性支气管炎、支气管扩张、哮喘、肺气肿、肺心病等慢性肺系疾病缓解期,而对急性发作或其他咳嗽伴肾虚者经加减用之亦宜。临证遇年老或有高血压或白领肾虚症状较轻者,除三桑肾气汤外,邵老喜用杜仲、女贞子、麦冬、沙参、枸杞子、山茱萸、何首乌等,谓此等药物既可补肾又可平肝,既可清补又可降压;腰膝关节疼痛则加用制狗脊、牛膝、杜仲补肾壮骨;伴气喘善用补骨脂补肾平喘,认为该药可增加心肌血流量,舒张支气管平滑肌;肾阳不足加用仙灵脾、巴戟天、覆盆子温肾助阳;痰多水肿则予制附子、白术、猪苓、茯苓、车前草等温肾利水化痰。邵老以其扎实的现代医学功底和深厚的中医理论功底相结合,以中医的药物性味归经性能和现代药理研究相结合,往往独辟蹊径而获良效。

4　调心止咳

心肺同居上焦,心主血,肺主气,心血的运行有赖于肺气的推动,而肺气的输布也需要心血的运载,故前人云:"气为血之帅,血为气之母。"心又藏神,《灵枢·邪客》曰:"心者……精神之所舍也。"《灵枢·本神》又云:"所以任物者谓之心。"人的精神意识思维活动由心所主,因为心主血,血液是神志活动的主要物质基础,心之气血充盈,则神志清晰,思维敏捷,精力充沛。病理状态下,肺气不足,推动无力,则心血瘀阻,出现胸闷、气短、心悸、唇舌暗红或青紫等;而心气不足,心血运行不畅,也会影响肺的宣降功能,出现咳嗽、气喘、胸闷、憋气等;心主神志之功能失常,则失眠、多梦、烦躁不安、健忘。邵老在治咳之时,常选用川芎、当归、赤芍、桃仁以行心血,配伍瓜蒌、薤白宽胸理气,以利于肺气宣降功能之复常,尤其对于慢性支气管炎后期,肺脏多有病理改变,气道发生塌陷和重建,以活血行气法,增加肺循环,改善通气/血流比,提高气体弥散功能,有助于改善预后,提高生活质量。而对于神志异常、失眠多梦、心悸烦躁者,每每予以宁心安神之治。邵老喜用《金匮要略》治疗妇人脏躁之甘麦大枣汤,或以酸枣仁代红枣,再加夜交藤、柏子仁、合欢皮加强养心宁神之力。患者心绪安宁，睡眠酣畅，有助于咳喘药发挥作用。邵老尚谓：睡眠不好，易心情烦躁，继而肝气郁结，郁而化火，木火刑金，终至咳呛咯血。故对于咳嗽患者，宁心安神之治非常重要。

5 通腑止咳

《灵枢·本输》曰："肺合大肠，大肠者，传导之腑。"肺与大肠通过经脉相互络属，一阴一阳表里相对，脏腑相合。大肠依赖肺气肃降肺津滋润才能发挥传导作用以排泄糟粕，而大肠传导功能正常，也有助于肺气肃降，二者相辅相成。若肺失肃降，肺津不能下达肠道，则排便困难，或大便干结，或见腹部胀满。六腑以通为用，大肠受病腑气不通，也可影响肺气宣肃，发为咳嗽、气喘，正如《素问·五脏生成》所云："咳嗽上气，厥在胸中，过在手阳明、太阴。"而咳喘日久，又可耗气伤津，加重便秘。邵老治咳，十分注重腑气是否通畅，每诊患者必询问排便情况，尤其是老年人，遇排便不畅，大便干结者，常选用枳实、枳壳、瓜蒌仁、柏子仁、莱菔子、紫菀、天冬、麦冬、玄参、杏仁、桃仁等开肺宣通、润肠通便，血虚加当归、生首乌养血润肠，腰酸耳鸣加肉苁蓉、杜仲补肾润下，配合饮食起居调理，务使肠腑通畅，则有利于肺气宣肃功能恢复。而对于肺热咳嗽之患者，通腑泄热即釜底抽薪，使邪有出路。

邵老治疗咳嗽，重在治肺，而不止于肺，他提出人体是一个统一的整体，脏腑之间相互联系、相互制约是中医辨证论治的核心，治咳必须有整体观念，牢记《内经》"五脏六腑皆令人咳，非独肺也"这一论断，注重调脏腑以治咳，处理好局部与整体、扶正与祛邪的关系，才能充分发挥药物的作用。

周仲瑛教授治疗高血压病经验介绍

本文发表于《新中医》2012,44(8)：204－206

高血压病是一种全球性常见的心血管疾病，是脑卒中、冠心病、心力衰竭及肾脏病的重要危险因素。心脑血管病占我国城市人口死亡因素构成原因的

41%,我国40岁以上人群心脑血管病合并占总死亡的44.4%,总死亡的危险因素第一位是高血压。同时高血压及相关疾病的负担亦是巨大的,据估计我国心脑血管病每年直接医疗费和间接耗费达3 000亿元人民币。在未来20～30年间,如果不重视预防和提高诊治水平,疾病晚期的介入和搭桥手术等花费可能占国民经济总收入的24%～30%[1]。

我国首批国医大师、南京中医药大学周仲瑛教授自1957年起即对高血压病开展了中医中药治疗临床研究,历时半个多世纪,积累了丰富的临床经验。笔者近年来有幸跟随周老抄方侍诊,得周老治疗高血压病245例患者595人次门诊病案记录,现就周老治疗高血压病之经验介绍如下。

1 阴虚阳亢为病机关键

周老认为,高血压病"病理变化主要为肝、肾、心的阴阳失调,阴虚阳亢",即心肝阳亢与肝肾阴虚,两者互为联系、演变,阴虚不能制阳,阳亢终必耗阴,阴虚阳亢在病变的不同阶段及不同年龄段各有其轻重不同。"初起及中青年患者以阳亢居多,逐渐发展为阴虚阳亢,久病不愈又以阴虚为主。"[2]在周老595人次的诊治记录中,共有282次病机分析。其中肝肾两虚(117次)或肾虚肝旺(93次),两者合计210处,占74.47%,超过了全部病机分析的三分之二,周老分别应用了"肝肾不足、肝肾亏虚、肝肾下虚、肝肾阴虚、肝肾阴伤、肾虚肝旺、下虚上实"这样的术语描述。由于肝肾阴虚导致"水不涵木、阴不涵阳",进而"内风暗动、内风上扰、内风上旋、肝风暗动、肝风内动、风阳上亢、风阳上扰、风火上炎",这类病机共计138处,占病机分析的48.94%。可见阴虚阳亢仍为高血压病的主要病理变化。肝肾阴虚可见头昏晕痛,目涩视糊,耳鸣耳聋,腰膝酸软,口干,舌红少苔,脉细弦等,予经验方滋柔肝肾方治疗。常用药物为桑寄生(274方)、生地黄(258方)、玄参(249方)、麦冬(188方)、枸杞子(112方)、川石斛(109方)、山茱萸(66方)、制首乌(63方)、北沙参(59方)、南沙参(43方)、女贞子(23方)、旱莲草(22方)、天冬(18方)、白芍(16方)等。若风阳上亢,除上述症状外并见头部胀痛或巅顶掣痛,面赤升火,头筋跃起,烦躁口苦,苔薄黄,脉弦数,则予经验方息风潜阳方治之。常用药物为天麻(351方)、刺蒺藜(313方)、夏枯草(266方)、葛根(221方)、钩藤(213方)、罗布麻叶(216方)、野菊花(179方)、菊花(63方)、珍珠母(148方)、决明子(84方)、牡蛎(81方)、龙骨(35方)、生石决明(33方)等。若烦躁失眠、心悸酌加百合、知母、玉竹、五味子、酸枣仁、夜交藤、合欢皮滋阴清热、宁心安神;肢体麻木加臭梧桐、豨莶草祛风通络;面红目赤,鼻衄便结加龙胆草、山栀、大黄泻火通便;腰膝酸软加杜仲、川断、狗脊、千年健补肝肾,强腰脊,通经络。

2 阴阳失调必致气血紊乱

唐容川云:"人之一身,不外阴阳,而阴阳二字即是水火,水火二字即是气血。"周老指出,"高血压病脏腑阴阳失调必然引起气血运行的反常,而气血运行的紊乱又可加重脏腑阴阳的失调","气血失调是高血压病发展至中风的病理基础"[2]。在本组病例中,涉及气血失调的病机共有 228 条,其描述包括"胃弱气滞、脾弱气滞、肝失疏泄、肝胃不和、肝郁气滞、气滞络瘀、气血失调、瘀阻窍络、瘀阻清空、瘀阻清窍、湿热瘀阻、湿浊瘀阻、浊瘀互结、久病络瘀、络热血瘀、络瘀血涩、湿热浊瘀内蕴、痰湿瘀阻、痰瘀上蒙、痰瘀痹阻、痰瘀互结、痰瘀内蕴、痰瘀阻络、痰浊瘀阻、风痰入络、风痰上扰、风痰瘀阻"等。常见症状为头部胀痛,或痛如锥刺,面色暗红,时有烘热,胸闷胸痛,心悸怔忡,肢体窜痛或顽麻,女性月经不调,舌质暗红,或有瘀点瘀斑,脉或细或涩或结代。气血失调常互为影响,气为血帅,气行则血行,气滞则血滞,血行紊乱,又碍气机之升降。因此,在高血压病治疗中,周老非常重视调气和血,专门拟定调气和血方。在周老处方中,使用频率最高的 2 味药物为丹参(454 方)与川芎(426 方),分别达到 76% 和 72%,可见周老对和血之重视。另外常用的祛瘀和血药物还有牡丹皮(184 方)、鸡血藤(167 方)、牛膝(121 方)、生楂肉(112 方)、泽兰(115 方)、片姜黄(74 方)、水蛭(55 方)、赤芍(50 方)、当归(39 方)、桃仁(33 方)、熟大黄(30 方)、益母草(18方)、三七粉(17 方)、生蒲黄(17 方)等。

关于调气药之使用,则因脏腑而不同。如肝气郁结者多用柴胡、制香附、郁金、枳壳、枳实、绿萼梅、陈皮等疏肝理气,脾胃气滞则以砂仁、娑罗子、苏梗、厚朴、枳壳、陈皮、路路通等理气和中,大便干结则予槟榔、枳壳、大黄、莱菔子、瓜蒌仁理气通腑。

若气血上逆,头重足软、面赤、颞部筋脉跃起者,常用怀牛膝、茺蔚子、大蓟、小蓟、磁石、代赭石等顺降气血,诱导下行。

周老强调:"高血压患者多为阴虚阳亢之体,故调气应避免香燥辛散,和血多用凉润和平,忌破血。肝主疏泄,又主藏血,与气血关系最密切,且为本病的主病之脏,故调气以平降、疏利肝气为要,和血亦多选入肝之品。由于气血失调是多种因素所导致的病理变化,且每与风阳痰火相因为患,故调气和血常与息风、潜阳、清火、化痰诸法配合使用。"[2]这样才能提高疗效,有利于血压的下降与症状的缓解。

3 痰瘀互结是重要病理因素

在周老病案中,痰瘀互结是常见的病理现象,涉及 119 条,包括"痰湿瘀阻、痰瘀上蒙、痰瘀痹阻、痰瘀互结、痰瘀内蕴、痰瘀阻络、痰浊瘀阻、湿热痰瘀互结"等。"痰"和"瘀"源同而质异,均为津血不归正化的病理产物。津和血均来源于水谷精微,血液的运行依靠心气的推动、肺气的布散、脾气的统摄、肝气的疏泄和藏血功能的调节循行于脉管之中,流布全身,环周不休,运行不息,对机体各器官组织起着营养和滋润作用,而津液通过脾气运输,肺气宣降以通调水道,肾之气化以升清降浊,以三焦为通道布散全身,起着濡养和滋润各组织器官的作用,津液又为血液的重要组成部分,人体气血顺畅,津液得以运化敷布。如若寒邪阻遏阳气,湿邪困遏气机,热邪煎熬津血,燥邪灼津耗血,以及气郁、气虚推动无力,血虚运涩等,均可导致气血运行紊乱,水液代谢失常,津血聚为痰浊瘀血。痰浊阻滞,阻碍气机升降、血液运行,加重瘀血;血行瘀滞,致气不布津,津聚为痰,两者形成恶性循环。周老指出,痰浊"壅塞脉道,痰借血体,血借痰凝,滞而为瘀,痰瘀互结,着于血脉,胶结凝聚,形成粥样斑块"[2],是高血压并发中风、胸痹等的重要原因,临床可见头晕重痛,咯吐黏痰,胸闷胸痛,形胖身重,肢体麻木,语謇多涎,苔腻脉弦等。若痰郁化热化火,又可见神烦善惊,失眠多梦,口干口苦,舌红苔黄等。为此周老创清火化痰方,常用药如夏枯草(266 方)、僵蚕(185 方)、法半夏(145 方)、泽泻(137 方)、茯苓(127 方)、黄连(111 方)、鬼箭羽(99 方)、炒黄芩(88 方)、全瓜蒌(44 方)、瓜蒌皮(41 方)、陈胆星(38 方)、海藻(34 方)等,亦常加入健脾助运之品,以治生痰之源,配合调气和血、滋肾平肝之治,以标本兼顾,降低血压,缓解症状,预防心脑血管并发症之发生。

4 温补脾肾变法应用

周老指出,高血压病至后期,可阴损及阳,以阳气不足为主要见证,此时不能单从血压考虑,误用苦寒或单纯滋阴,反致戕伤或抑遏阳气,犯虚虚实实之戒。治宜温补为法,具体运用时又当区别脾虚与肾虚的不同。脾气虚者多见于肥胖之体,形盛气衰,"土不栽木"而致风木自动,或积湿生痰停饮而见标实之候,表现为气虚痰盛,此时治当化痰为主;或中气不足,脾阳衰弱,气短乏力,头晕目眩,痰多泛恶,纳呆便溏,舌淡苔布白腻,脉软无力,治须甘温补脾为法。周老常以六君子汤为主培土栽木,常用药如太子参(114 方)、党参(49 方)、茯苓(127 方)、白术(64 方)、苍术(22 方)、法半夏(145 方)、砂仁(73 方)、黄芪(54 方)、山药(53 方)、楮实子(42 方)、吴茱萸(37 方)、莲肉(36 方)、陈皮(31 方)等,并酌加乌药、甘松、益智仁、肉桂或桂枝、附子、炮姜、丁香、川椒目、九香虫等温中健脾,理气化饮,固摄止泻,其中山药、楮实子、乌药、益智仁、肉桂、附子、丁香均具脾肾双补之功。若食后不运则予谷芽、麦芽、焦山楂、六曲运脾消食和胃。

肾阳虚者多属后期肝肾阴虚的进一步发展,此时不但阴中之水虚,阴中之火亦虚,以致火不归宅,虚阳浮越于上,上则头目昏眩,下则足冷,夜尿频多,步履飘浮,舌质胖嫩,脉来沉细,男子阳痿,女子月经不调,治予温养肾气,潜摄浮阳,使虚火得归窟穴。周老常以金匮肾气丸阴阳并补,或予自拟温养肝肾方,药如仙灵脾、肉苁蓉、当归、熟地黄、枸杞子、杜仲、磁石、黄柏等;女性更年期肝肾不足、冲任失调,则予二仙汤(仙茅、仙灵脾、巴戟天、当归、黄柏、知母)加杜仲、肉苁蓉、桑寄生、茺蔚子、川续断补益肝肾,调理冲任,此法亦试用于男性更年期高血压患者,取得一定疗效。若头晕目眩加潼蒺藜补肝益肾,明目固精;夜尿频多加菟丝子、覆盆子、益智仁温肾固摄;心肾阳虚,下肢浮肿加附子、桂枝、白术、车前子温阳利水;喘息者再加葶苈子、苏子泻肺降逆。

积50多年研治高血压之经验,周老认为,高血压病"可因情志刺激,五志过极,忧郁恼怒惊恐,思虑过度,持续性精神紧张;或饮食不节,嗜食肥甘辛辣,纵情饮酒;或劳欲过度,精气内伤;或体质禀赋偏盛、偏虚,如过瘦过肥等多种因素及其相互作用所导致,且总以内因为发病基础"。因此非常强调内因之治疗,调整机体阴阳之偏盛偏衰、气血之紊乱,制定了治疗高血压病的五首验方,分别为息风潜阳方、清火化痰方、调气和血方、滋柔肝肾方、温养肝肾方。提出了高血压证治六辨,即"肝风有上冒和旁走之分、虚实之辨","痰证当辨痰火、风痰、痰浊之异","火盛者有清肝泻火与兼泄心肾之别","注意辨别泻火与滋阴的应用","辨阴阳失调导致气血紊乱之治","辨温补脾肾变法之应用"。强调"分证治疗必须注意病情的动态变化与个体差异","调整阴阳,可以降低血压,改善临床症状,延缓病情进展","标实与本虚每多错杂,治当酌情兼顾"。

综观周老治疗高血压病595方,共用药233味,使用频率最高的15味药依次为:丹参、川芎、天麻、刺蒺藜、桑寄生、夏枯草、生地黄、玄参、葛根、罗布麻叶、钩藤、麦冬、僵蚕、牡丹皮、鸡血藤,和血、养肝、滋肾、息风、潜阳、化痰,这是周老调治高血压的主要方法与手段。

病案举例

周某,女,52岁,职工,已婚,2009年10月14日初诊。主诉:高血压17年,眩晕头痛1月。患者有高血压病史17年,间断服药,血压波动较大,大多在140/90mmHg以上。查有桥本甲状腺炎,心律不齐,心电图示室性早搏、房性早搏。近月来头晕,左后脑头皮痛,面目上火。舌苔淡黄,舌质偏暗,脉细弦。此乃肾虚肝旺,内风暗动。治宜滋肾平肝,息风潜阳。滋柔肝肾方出入。

处方:天麻10g,川芎10g,刺蒺藜10g,豨莶草15g,夏枯草10g,丹参15g,野菊花15g,大生地12g,玄参10g,枸杞子10g,炙女贞10g,旱莲草10g,桑寄生15g。28剂,每日1剂,水煎服。

二诊(2010年1月27日):头晕头痛、面目上火均有减轻,血压基本控制稳定在140/90mmHg以下,精神好转,然胸闷心慌,食纳不馨,夜寐差,仅睡3小时,醒后难以再入寐。舌苔黄薄腻,质暗红,脉细弦。原方去枸杞子,加夜交藤20g,熟枣仁15g,百合12g,知母6g,制香附10g,鸡血藤15g。28剂,如法煎服。

三诊(2010年2月10日):测血压基本平稳,面部上火潮红减轻,性情较平和,睡眠改善,食纳好转,偶有泛酸,胃中稍有不适。舌苔黄薄腻,舌质暗红,脉细滑。守2009年10月14日方去豨莶草,加制香附10g,夜交藤20g,合欢皮10g,佛手5g。28剂,如法煎服,巩固疗效。

参考文献

[1] 王文.高血压综合防治研究新进展[M].北京:中华医学电子音像出版社,2007:16-25.

[2] 周仲瑛.国医大师周仲瑛[M].北京:中国医药科技出版社,2011:92-111.

朱良春治疗痛风经验应用体会

本文发表于《中国中医药信息杂志》2014,21(8):114-115

因参加国家中医药管理局"第二批全国优秀中医临床人才研修项目"学习,吾有幸于2010年5月至2011年4月跟随首批国医大师朱良春教授学习,在南通良春中医医院,在南通市中医院,侍诊朱老左右1年,耳闻目睹,感触良多,获益良多。朱老擅治疑难病症,尤以善用虫类药和善治痹证著称,首倡辨证论治与辨病论治相结合[1],使众多医、患均受益。2011年,蒙朱老女儿婉华院长相邀,参加该院国家中管局"十一五"重点专科建设项目"痛风中医临床路径管理试点工作",师姐更将先生经验悉数相传,精心指导。两年来,予以朱老经验治疗痛风数十人,均获良效。现举验案3则如下。

例1 张某,男,36岁,已婚,工人。

初诊(2011年6月30日):右足关节痛1周。

1周前右膝关节痛,服别嘌醇后膝痛除,近4天右大趾跖趾关节肿痛,活动受限,艰于行走。2003年8月始患痛风,反复发作,今年为第二次发病,平时常服别嘌醇。每日抽烟1包,饮黄酒1斤,口味喜咸。刻下血压160/130mmHg,心率84次/min,律齐,右足第一跖趾关节红肿压痛明显。舌红,苔黄厚腻,脉弦滑。ESR 11mm/h,C反应蛋白(CRP)29.7mg/L,血尿酸(UA)267.8μmol/L,ALT 69.6U/L,TG 2.53mmol/L,心电图:ST-T改变。超声示脂肪肝、胆囊多发性结石。湿热蕴结,浊瘀痹阻。治宜清热泄浊,化瘀通络。朱老经验方出入。

处方:土茯苓40g,粉萆薢30g,生薏苡仁20,泽兰30g,泽泻30g,当归10g,桃仁10g,红花10g,豨莶草30g,徐长卿15g,威灵仙30g,鸡血藤20g,乌梢蛇10g,广地龙10g,秦艽10g,汉防己10g,炒延胡20g,炙蜈蚣2条,炙全蝎3g,虎杖20g。3剂,每日1剂,水煎服。

依那普利5mg,每日1次。嘱戒烟酒,清淡低嘌呤饮食,适当多饮水。

二诊(2011年7月7日):关节红肿退,足痛已轻,能正常行走,舌红,苔黄腻,脉弦。血压140/104mmHg。守方去泽兰、红花、乌梢蛇、蜈蚣、全蝎。3剂,水煎服。依那普利5mg,每日1次,压氏达2.5mg,每日1次。

三诊(2011年7月14日):足痛除,小腿酸,晨起腰背痛,眠差,血压136/100mmHg,舌红,苔黄腻,左边腻苔化,脉弦。上方去徐长卿、鸡血藤、地龙、延胡,加丝瓜络10g,宣木瓜10g,怀牛膝10g。14剂,水煎服。依那普利5mg,每日1次,压氏达5mg,每日1次。

药后症平,随访1年半痛风未复发。

例2 周某,男,70岁,已婚,退休。

初诊(2011年10月8日):左足踝关节、第一跖趾关节红肿疼痛4天。

患者左足踝关节、第一跖趾关节红肿疼痛4天,活动受限,服痛风舒、苯溴马隆、季德胜蛇药不效。原有高血压病、高尿酸血症史,近半年痛风反复发作,平时服用苯溴马隆以促进尿酸排泄。刻下血压160/80mmHg,左足第一跖趾关节、踝关节红肿压痛明显,活动受限。查ESR 49mm/h,CRP 24.1 mg/L,血UA 222.9μmol/L。舌红,苔薄白,脉弦细。此乃湿热蕴结,浊瘀痹阻。治宜清热泄浊,蠲痹通络。朱老经验方出入。

处方:土茯苓40g,粉萆薢30g,生薏苡仁20,泽兰30g,泽泻30g,当归10g,桃仁10g,红花10g,豨莶草30g,徐长卿15g,左秦艽10g,威灵仙30g,鸡血藤 20g,乌梢蛇 10g,广地龙 10g,炒延胡 20g,炙蜈蚣 2 条,炙全蝎 3g。2 剂,水煎服。

10 月 10 日患者托人转告诸恙均消失,今与家人外出旅游。

例 3 徐某,男,55 岁,已婚,管理者。

初诊(2012 年 11 月 12 日):双踝、左第一跖趾关节阵痛 10 余年。

患者双踝、左第一跖趾关节阵痛 10 余年,骨科诊为痛风,服戴芬、秋水仙碱能缓解,停药又作,每月少则三四次,甚则持续不解。高血压病史 8 年,服卡维地洛 10mg,每日 1 次。日饮黄酒 1 斤半,抽烟 2 包。刻下血压 130/92mmHg,心率 76 次/min,早搏频。左第一跖趾关节轻度红肿压痛。心电图示:频发室早,三联律。心脏彩超示:肥厚型心肌病(室间隔 17mm),二尖瓣轻度反流。肝胆胰脾肾超声正常。查肝功能、血脂、血糖基本正常,UA 673.1μmol/L,CRP 33.1 mg/L,WBC 9.36×10⁹/L,中性粒细胞 76%。舌红,大片瘀斑,苔薄黄,脉细代。中医诊断:浊瘀痹。西医诊断:痛风,高血压病,肥厚型心肌病,室性早搏。浊瘀痹阻,拟泄浊化瘀、蠲痹通络为法,朱老经验方出入。

处方:土茯苓 40g,粉草薢 30g,生薏苡仁 20,泽兰 30g,泽泻 30g,当归 10g,桃仁 10g,红花 10g,豨莶草 30g,徐长卿 15g,威灵仙 30g,鸡血藤 20g,乌梢蛇 10g,广地龙 10g,赤芍 10g,地鳖虫 10g,丹参 20g。7 剂,水煎服。

继服卡维地洛,加服碳酸氢钠 1.0g,每日 3 次。嘱戒烟酒,低嘌呤饮食,适当多饮水。

二诊(2012 年 12 月 17 日):服上药关节痛即止,以往痛风每周均作,近一月未再发。舌嫩红,中裂,大片瘀斑,苔薄淡黄,脉弦细。守方去徐长卿、乌梢蛇,加生地黄 10g,山茱萸 10g。7 剂,水煎服。

之后上方出入间断服用,随访至 2013 年 3 月,痛风未发。

【按】痛风是长期嘌呤代谢障碍,血尿酸升高,尿酸盐结晶沉积在关节滑膜、滑囊、软骨及其他组织,引起组织损伤的一组疾病,临床表现为高尿酸血症、急性关节炎反复发作、痛风石形成、慢性关节炎和关节畸形,常累及肾脏引起慢性间质性肾炎和尿酸肾结石形成,也是导致冠心病和脑血栓的独立危险因素[2]。

吾师朱良春教授经长期观察,根据临床特征将痛风命名为"浊瘀痹",指出痛风"症似风而本非风",受寒受湿虽是痛风诱因之一,然非主因,湿浊瘀滞内阻,才是其主要病机,且此湿浊之邪生之于内,患者多为形体丰腴之痰湿之体,并有嗜酒、喜啖之好,导致脏腑功能失调,升清降浊无权,痰湿滞阻于血脉之中,难以泄化,与血相结为浊瘀,滞留于经脉而发病。若郁闭化热,聚而成毒,损及脾肾,初则腰痛、尿血,久则壅塞三焦,而成"关格"危候。因而痛风之治以泄化浊瘀为原则[3]。朱老常以土茯苓泄浊解毒,健胃燥湿,通利关节;草薢分清泄浊,祛风湿善治风湿顽痹。此二味为主药,可使血尿酸降低,关节肿痛缓解。威灵仙通络止痛,溶解尿酸;泽兰、桃仁、红花、当归、鸡血藤活血化瘀,推陈致新;豨莶草直入至阴,导其湿热,平肝化瘀,通其经络;生薏苡仁、泽泻泄浊利尿,排泄尿酸;徐长卿善于祛风止痛,解毒消肿,和血通络[4-5]。朱老强调"痹证日久,邪气久羁,深入经隧骨骱,气血凝滞不行,湿痰瘀浊胶固,经络闭塞不通,非草木之品所能宣透,必借虫蚁之类搜剔窜透,方能使浊去凝开,经行络畅,邪除正复"[6]。故以乌梢蛇、地龙等虫类搜剔钻透、通闭散结、蠲痹定痛,可促进湿浊泄化,溶解瘀结,增强疗效。诸药相伍,每使浊毒得以泄化,瘀结得以清除。临证根据寒热虚实,疼痛及湿浊瘀滞程度,随症配伍,每能应手取效,不但可明显改善症状,且可降低血尿酸水平,可谓标本兼治之剂。

上述 3 例痛风均属湿热蕴结,浊瘀痹阻,治予清热泄浊,化瘀通络,均以朱老经验方出入治疗在短期内获效。其中例 1、例 2 为急性发作,湿热之象较甚,疼痛较剧,行走不便,故加秦艽或防己、虎杖清热利络,泄浊解毒,全蝎、蜈蚣开瘀定痛;例 3 系慢性痛风,发病已 10 余年,服戴芬、秋水仙碱能缓解,停药又作,每月少则三四次,甚则持续不解,痛苦不堪,并伴有高血压病、肥厚型心肌病、心律失常,舌见大片瘀斑,故加赤芍、丹参加强活血祛瘀,养心宁神之力。二诊关节痛止,舌质嫩红,中裂,此乃阴分损伤,故去性温之徐长卿,加生地黄、山茱萸滋阴增液。之后随症出入,间断服用,随访至 2013 年 3 月,痛风未再发作,血压稳定在正常范围。

朱老治疗痛风之经验方不但可治痛风,也可治高尿酸血症。予曾以此治疗 2 例服用别嘌醇、苯溴马隆不效之高尿酸血症患者,服药 2 月后血尿酸均降至正常范围。唯虫类药价格较贵,可根据病情权衡择用,尽量减轻患者经济负担,也有利于患者坚持服药。

痛风患者常伴高血压、高血脂、动脉硬化、冠心病和 2 型糖尿病,如上述 3 例患者均有高血压病,故在治疗痛风同时,必须控制血压及其他临床情况。需注意常用降压药噻嗪类利尿剂、呋塞米可干扰尿酸排泄,诱发痛风,应尽量避免使用。目前认为痛风是诱发心血管病的独立危险因素,所以积极控制高尿酸血症对预防心血管病发生有重要意义[2]。

另外,酗酒较饮食对高尿酸血症影响更大。研究表明,乙醇代谢使血乳酸浓度升高,后者可抑制肾脏排泄尿酸,乙醇能促进腺嘌呤核苷酸加速分解,酒类可提供嘌呤原料[2]，从而使尿酸升高。上述例1、例3患者即因长年嗜酒，致痛风反复发作。故朱老强调痛风及高尿酸血症之治疗，除药物外，宜戒烟酒，低嘌呤饮食，多饮水，生活规律，适当控制体重，平时坚持适量运动，保持良好心态，并持之以恒，方能杜绝病根。

参考文献

［1］编辑部.大医精诚 止于至善——贺本刊学术顾问、国医大师朱良春教授九十五岁寿辰.中医药通报,2012,11(3):1.

［2］陈灏珠,林果为.实用内科学[M].13版.北京:人民卫生出版社,2009:2766-2770.

［3］朱良春.中国百年百名中医临床家丛书:朱良春[M].北京:中国中医药出版社,2001:49-50.

［4］蒋熙,朱琬华.泄浊化瘀治疗痛风的经验体会[J].江苏中医,1990,11(3):8.

［5］朱步先,何绍其,朱胜华,等.朱良春用药经验集[M].2版.长沙:湖南科学技术出版社,2008:80.

［6］朱良春.朱良春医论集[M].北京:人民卫生出版社,2009:180.

甘麦大枣汤临床应用体会

甘麦大枣汤出自张仲景《金匮要略·妇人杂病脉证并治》："妇人脏躁，喜悲伤欲哭，象如神灵所作，数欠伸，甘麦大枣汤主之。"全方仅甘草、小麦、大枣三味药，方中主以甘草和中缓急，辅以小麦味甘微寒，养心气而安神，佐使以大枣甘平质润，补益中气，并润脏躁。合而用之，甘润滋养，有养心安神、和中缓急之效。昔在上海中医学院附属龙华医院跟随胡建华教授抄方学习，每每见其将此方应用于临床，随证配伍治疗多种疾病，取效颇佳。先生告曰："甘麦大枣汤看似平淡，实能治心病、养心气、泻心火。是治疗失眠、神经官能症、精神分裂症、癫痫、更年期综合征的绝妙良方。"后学习师公程门雪经验，知其也善用此方，曾言"甘麦大枣汤不独活妇人，亦主男子，若作妇人专方，则失之狭隘矣。叶天士生平最赏识此方，在甘缓、和阳、息风诸法中用之最多……甘麦大枣汤诚为养心气、润脏躁、缓肝急、宁烦扰之佳方"。

20多年前跟胡老学习后，吾以此方广泛应用于临床，疗效确切，曾有《甘麦大枣汤临证运用举隅》在《江苏中医药》发表，近年参加研修学习，在上传病案中亦有不少配合甘麦大枣汤治疗获效者，如刘某失眠、痛经案，闻某梅核气案，陈某不寐案，冯某、孙某、杨某头痛案等，而20世纪80年代本院妇科一患者术后胸闷难忍邀余会诊，曾仅予甘麦大枣汤3味药服3剂即药到病除。胡老曾指出：自主神经功能紊乱"多由情志不舒或思虑过度，劳伤心脾，心血亏耗，心神失养，或情志怫郁，肝气横逆，上犯于心。病久则聚湿生痰，痰瘀交阻而病程缠绵。因心主神明，张介宾于《类经》中言：'心为五脏六腑之大主，而总统魂魄，兼该意志。故忧动于心则肺应，思动于心则脾应，怒动于心则肝应，恐动于心则肾应，此所以五志唯心所使也。'故治疗应以养心安神为主"。程师公云："所谓脏躁者，脏，心脏也，心静则神藏，若为七情所伤，则脏躁而不静，故精神躁扰而不宁，致成所谓'如有神灵之象'。"临床实践证明，只要配伍得当，甘麦大枣汤可统治几乎所有功能性疾病，而对于器质性病变伴有精神情志因素者，在辨证辨病同时，配合甘麦大枣汤，往往可收事半功倍之效。即使如高血压病，一般认为不宜用甘草，因现代药理研究表明，甘草浸膏、甘草甜素及甘草次酸对健康人及多种动物都有促进钠水潴留的作用，这与盐皮质激素去氧皮质酮的作用相似，甘草能增强肾小管对钠和氯的重吸收而呈现抗利尿作用，长期应用可致水肿及血压升高，由此《中国高血压防治指南》中亦提及甘草可引起血压升高，因此许多心内科专家包括中医专家均认为高血压患者不宜使用甘草。然吾于临床实践中观察到，短期使用甘草并无血压升高之弊。高血压患者伴有紧张、焦虑、抑郁、失眠等，以甘麦大枣汤随症加减每收佳效，在临床症状缓解同时，血压亦易于控制。

医乃仁术，大医精诚

翻开王旭高《西溪书屋夜话录》，几段文字跃入眼帘：

医虽小道而义精，工贱而任重。余自习医以来，兢兢业业，造次于是，颠沛于是，历经卅余年，成就此微事业，多从困苦勤慎中得之。汝辈学医，且将游戏念头,删除净尽,然后耐烦去做,何愁不日进于高明。

医仁术也,其心仁,其术智,爱人好生为之仁,聪明权变为之智,仁有余而智不足,尚不失为诚厚之士,若智有余而仁不足,则流为欺世虚狂之徒。

凡治一病,先须细心诊视,其病虽轻,亦不可轻许无事,恐其人因病轻而自忽,至生他变也。其病虽重,亦不宜决裂回绝,恐病家闻而生怖,愈致慌张也。然真正无妨,与绝证毕具不可救者,不在此例。

由此联想至孙思邈《大医精诚》。业医者,大凡都知孙思邈《备急千金要方·大医精诚》:"凡大医治病,必当安神定志,无欲无求,先发大慈恻隐之心,誓愿普救含灵之苦。若有疾厄来求救者,不得问其贵贱贫富,长幼妍蚩,怨亲善友,华夷愚智,普同一等,皆如至亲之想。亦不得瞻前顾后,自虑吉凶,护惜身命。见彼苦恼,若己有之,深心凄怆。勿避险巇、昼夜、寒暑、饥渴、疲劳,一心赴救,无作功夫形迹之心。如此可为苍生大医,反此则是含灵巨贼。自古名贤治病,多用生命以济危急,虽曰贱畜贵人,至于爱命,人畜一也。"

凡大医者,必仁且智。我工作至今 30 年,接触无数医者,所崇拜者无一不如此。他们把自己之生命融入了所从事之医疗事业。不管亲疏,一视同仁;不厌其烦,倾听倾诉;不分昼夜,救死扶伤。抱病工作,只为解除患者疾痛;深夜苦读,只为医术不断提高。对工作极端热忱,对病人极端负责,对技术精益求精,亲力亲为,严谨求实。学到知羞,只为杏林春满。不论中医还是西医,都是一样品格,一样智慧。"让病人花最少的钱得到最好的治疗",这是著名心内科专家蒋文平教授的叮咛,也是中西医大家共同的心声与行动。

面对良师,心灵一次次震撼。他们教我医术,也教我做人。我懂得了为医者必须有高超医术才能尽可能为患者解除疾苦,为此必须终身学习,不断提高,必须"学到知羞",我们不能选择"三世医",却能选择读"三世书""三折肱";我懂得了为医者必须有高尚医德才能不辱使命,而这医德不是单纯面对病家微笑,满足病家要求,而是必须有大慈恻隐之心,必须有对生命之热爱与敬畏,必须淡泊名利,勇于自我牺牲,敢于担当,乐于奉献。

博学博爱,胆大心细,那是我对所敬仰老师之总结;泼冷水,那是我对走出中学校门高考后愿学医青年学子之见面礼。大浪淘沙,留下金子,希望年轻学子知道业医之艰辛与崇高!为医者,不能索取,只能奉献!选择了业医,就是选择了奉献!

为医者,也是血肉之躯,也有疲惫乏力、心力交瘁、力不从心之时,也有心情郁闷、心绪烦恼之候,然面对病人,必须振奋精神,抛却烦恼,安神定志,意念集中。诊病之处就是战场,不容一丝疏忽,失之毫厘,谬之千里。因为我们面对的是生命!

为医者,必须有强健的体质,坚定的意志,因为这个职业需要废寝忘食、昼夜连续工作,需要面对病痛,还有种种意想不到的考验,甚至是生命危险!必须能够随时随地排除各种干扰,始终柔情如水,意志如钢,思维清晰,胆大心细。因为我们面对的是生命!

我们懂养生保健,然而不能保养自己!我们为众多患者诊病祛疾,然而可能没有时间去看望患病的家人!很多时候愧对家人,然而无法改变。因为我们选择了这个职业,就是选择了奉献,就意味着家人也要一起奉献!

医乃仁术,大医精诚!相信绝大多数医生都在努力着,奉献着。然而,医生的孩子不再学医,高考的精英们不愿学医,毕业的医学生不愿从医,最后必将影响医生队伍整体素质。希望社会对我们这个群体多一份了解与理解,希望同道们珍惜、维护好自己的职业声誉,希望有更多的精英能走进医生的队伍!

读运气诸篇忆外公

花两个多月时间静下心来细细读了《素问》运气诸篇,在纸上涂鸦了许多,然只懂了些皮毛。叹古人学识之渊博,思维之敏捷,创天干地支,五运六气,以此纪年,推测岁运、气候、植物生长、自然变化规律、人体疾病、调养治疗等,虽非字字箴言,但蕴有深意,相信也包含着许多现代科学、现代科技尚不能解释之深奥知识内涵,也许若干年后的将来能揭晓一切。

由此忆及外公,一位颇通运气学识之老人,能推测气候,被昔日县气象台聘为气象老农,派专人跟他学习,并应县气象台之邀,每年年底即将来年365天气象情况写成文字供气象台参考,吾曾目睹写在材料纸上的一天天气象情况,汇成厚厚一沓。当时县气象台凭借现代仪器、科学知识,结合气象老农推测,预测天气精确度在省内名列前茅。外公到家,常与吾弟谈论气候、运气。一日听其对弟曰:"在过去,预测气候变化基本上都正确,现在工业发展了,环境改变了,大气受影响，再用运气学识来推测天气，已有一些误差。"现今想来，外公的话很有道理。虽然还未入门，但两个多月的学习，我已确信，运气学识自有它的科学性，只是太高深玄奥，近人尚未全部揭开它的神秘面纱。相信运气学识揭秘之日，将对人类有诸多贡献。

享年90多岁高龄的外公已逝去多年。只可惜20世纪70年代末即开始学中医的我没能早早好好学习中医经典，学习《内经》，没能在外公在世时接触运气学识，错过了一个学习的好老师、好机遇。即使在92岁时，外公的思维仍然活跃，思路仍然清晰，可惜那时的我，一直在病区、急诊、西医内科门诊轮转，为应付临床，更多看的是西医书籍，即使看一些中医书籍、杂志，也是为应付临床，或作为工具书查阅，也没有能够像大学实习时期一样，系统地学习一些古今中医著作，即便大学时期看了一些中医书籍，在"文革"刚结束的年代，运气学说仍被作为封建迷信，因而我们未能触及。外公虽被气象台聘为气象老农，然印象中除气象台及乡邻外没有人关注他，甚至有人对他日常所言有微词，没有人理解他的思维思想。当我反复阅读《内经》有关运气学说内容时，外公的音容笑貌常常浮现在眼前，内心深处对外公多了一份理解、一份敬重、一份思念，也多了一份深深的惋惜。只是不知道家境贫寒的外公是怎么具备这些玄妙的知识的。会读书写字的外公其实在当初的农村也可算是个有"知识"之人，难道外公拥有一个不被我们知道的童年？然后遇到了什么使外公家境变化，送走了儿子，送走了最疼爱的唯一的女儿？

要弄懂运气学识，得集中精力，潜心钻研。现今的我，因为繁忙的工作学习，也许还不是钻研运气学识的时候，而天资少颖，也不一定是研究运气学识之料。只希望将来能遇良师点拨，对运气学识有所了解。

下篇：策论与结业论文

策论：论生脉散、复脉汤与"复脉辈"的临床应用

生脉散出自金·张元素《医学启源》卷下，由人参、麦冬、五味子组成，以"补肺中元气不足"。方中人参甘温，益元气，补肺气，生津液，是为君；麦冬甘寒，养阴清肺而生津为臣，人参、麦冬合用，则益气养阴之功益彰；五味子酸温，敛肺止汗、生津止渴为佐。三药合用，一补一润一敛，益气养阴，生津止渴，敛阴止汗，使气复津生，汗止阴存，气充脉复，故名"生脉"，以治气阴两伤，倦怠乏力，气短懒言，口干舌燥，久咳少痰，食少消瘦，虚热喘促，自汗盗汗，脉微细弱；或心悸健忘，烦躁失眠，脉结代等。元素之弟子东垣在其《内外伤辨惑论》中云："圣人立法，夏月宜补者，补天真元气，非补热火也，夏食寒者是也。故以人参之甘补气，麦门冬苦寒，泄热补水之源，五味子之酸，清肃燥金，名曰生脉散。"《医方集解》曰："人参甘温，大补肺气为君；麦冬止汗，润肺滋水，清心泻热为臣，五味酸温，敛肺生津，收耗散之气为佐。盖心主脉，肺朝百脉，补肺清心，则元气充而脉复，故曰生脉也。夏月炎暑，火旺克金，当以保肺为主，清晨服此，能益气而祛暑也"，"人有将死脉绝者，服此能复生之，其功甚大"。吴鞠通《温病条辨》以之治手太阴暑温，"汗多脉散大，喘喝欲脱者"，因"其为阳气发泄太甚，内虚不可留恋可知。生脉散酸甘化阴，守阴所以留阳，阳留，汗自止也。以人参为君，所以补肺中元气也"。先师赵振民善用生脉散疗小儿夏季热，往往一剂知，二三剂愈。今人每以其治心疾危候，如冠心病、心律失常、心肌炎、心肌病、心肌梗死及心源性、中毒性、失血性休克等，亦以此疗肺结核、久咳。现代研究证实，生脉散具镇静、增加心肌能量供应、扩张冠脉、提高心肌耐缺氧力、防止心室重构、改善心功能、改善微循环、抗休克之作用[1-2]，从而为临床治疗心病危证提供了实验药理学依据。

本方别名生脉汤（《丹溪心法》）、参麦散（《遵生八笺》）、生脉饮（《兰台轨范》引《医录》）、人参生脉散（《症因脉治》）、定肺汤（《医林绳墨大全》）、参麦五味饮（《胎产心法》）。而《医门补要》《辨证录》《嵩崖尊生》《疡医大全》生脉散，则方名虽同而组成功用实异也。

复脉汤即东汉张仲景之炙甘草汤，《伤寒论》："伤寒，脉结代，心动悸，炙甘草汤主之。"方由炙甘草、生姜、桂枝、人参、生地黄、阿胶、麦冬、麻仁、大枣组成，具益心气、补心血、养心阴、通心阳之功，以治太阳病外邪已罢，内累及心，心阴阳气血俱虚之疾。《医方考》云："心动悸者，动而不自安也，亦由真气内虚所致。补虚可以去弱，故用人参、甘草、大枣；温可以生阳，故用生姜、桂枝；润可以滋阴，故用阿胶、麻仁；而生地黄、麦冬者，又所以清心而宁悸也。"《医方集解》曰："人参、麦冬、甘草、大枣益中气而复脉，生地黄、阿胶助营血而宁心，麻仁润滑以缓脾胃，姜、桂辛温以散余邪，加清酒以助药力也。"

自仲景创复脉汤以治"伤寒脉结代，心动悸"，延用几千年，应用范围日广。《千金翼方》以之治"虚劳不足，汗出而闷，脉结，心悸，行动如常"，《外台秘要》治"肺痿涎唾多，心中温温液液者"，《张氏医通》治"虚劳少血，津液内耗，心火自炎，致令燥热乘肺，咯唾脓血"。至清叶天士则既以之治中风、头风、吐血、虚劳、咳嗽等杂病，提出"理阳气当推建中，顾阴液须投复脉"，尚将其去参、桂、姜、酒以治温病诸疾，更拓展了复脉汤之运用范围。

清·吴鞠通在整理分析叶氏《临证指南医案》基础上创加减、一甲、二甲、三甲复脉汤及救逆汤、大定风珠，后人称为"复脉辈"，总以滋阴退热、生津复脉、潜阳息风为功。其方"去参、桂、姜、枣之补阳，加白芍收三阴之阴"，或去麻仁之润滑下泄，或入龙、牡、龟、鳖息风潜阳、固摄阴液，或加鸡子黄、五味子滋阴润燥、收敛固涩、养血息风，用于温病后期，"热邪深入，或在少阴，或在厥阴"，肝肾真阴耗损，心阴大亏，或阴虚风动，以致"脉虚大，手足心热甚于手足背""耳聋""已汗而不得汗，已下而热不退，六七日以外，脉尚躁盛者""误用升散，脉结代，甚者脉两至者""汗下后，口燥咽干，神倦欲眠，舌赤苔老""心中震震，舌强神昏……汗自出，中无所主者""热深厥深，脉细促，心中憺憺大动，甚则心中痛者""脉沉数，舌干齿黑，手指但觉蠕动"。吴氏云："在仲景当日，治伤于寒者之结代，自有取于参、桂、姜、枣，复脉中之阳。今治伤于温者之阳亢阴竭，不得再补其阳也。用古法而不拘于古方，医者之化裁也。"并以之治"产后血虚诸症""惊悸脉芤""虚热"及小儿"客忤痉"等妇儿伤阴诸疾。吴氏复脉辈对复脉汤之巧妙变化应用，实乃继承与发展之典范，使人视野广开。

余用复脉汤仲景原方原法于临床，始于1989年秋，科内一位西医主任患病毒性心肌炎1年余，屡服抗心律失常西药，心动悸、脉结代不能止，偶受凉即感冒鼻塞，神倦乏力，动辄自汗。适《上海中医药杂志》刊《经方重剂医心病——原方原量炙甘草汤治疗病毒性心肌炎24例》[3]一文，即与之服，结代脉除，诸羔若失，至今20余年，一直坚守临床一线救死扶伤，带教后学，德高望重。之后由医护而及老师，再渐至普通患者。现举治验数则于下。

例1：女患，50岁，教师。心悸胸闷10年，加重3月，多次心电图（ECG）示频发室早二、三联律，先后服美西律、心律平乏效。舌红，苔白厚腻，脉代。予复脉汤原方改桂枝15g，麻仁30g，加炒枳实30g，藿香15g。2剂后诸羔均减，舌仍偏红，苔白厚腻，脉结。守方改生姜30g，党参60g，去藿香，加苦参30g，干姜20g。1月后早搏尽除，脉缓，苔化薄白。前后服药8剂而停药，随访10年未复发。

例2：女患，67岁，退休工人。因心悸胸闷40年，加重1月入院。40年前高热后心动悸、脉结代，多次ECG示频发室早三联律，服用多种中西药久治无效。入院时ECG为Ⅰ度房室传导阻滞，频发室早三联律，心脏彩超示左房扩大，左室舒张功能减退。舌暗淡，苔薄白，脉代。予复脉汤加枳实20g，改麻仁15g。1剂后脉律转齐，续服7剂巩固之，随访16年无反复。此例疗效最捷。

例3：男孩，9岁，学生，因心悸胸闷，ECG示频发室早半年求诊。曾住沪某院诊为病毒性心肌炎，先后服美托洛尔、美西律、心律平不效。初诊时心率96次/min，早搏频，舌红苔少，脉细结小数，服复脉汤剂量减半，3剂后早搏消失，随访13年无复发。

例4：男患，18岁，学生。心悸胸闷乏力半年，多次ECG均示频发室早四联律，病毒中和抗体阳性，在沪某院服抗心律失常西药早搏不减。舌淡红，苔薄白，脉代。服复脉汤原方1剂诸羔即减，3剂后症平，脉律复，随访10余年未复发。

例5：男患，70岁，退休教师。高血压病11年，服氨氯地平、缬沙坦降压，2004年始时有心悸，ECG示频发房早、室早，服美托洛尔、美西律、黄杨宁片、稳心颗粒不效，心悸日渐加重，餐后尤甚，便结。2006年2月23日初诊，血压150/90mmHg，心率80次/min，早搏频，舌暗淡，苔薄白，脉弦结。予复脉汤原方1剂，药后便溏3次，二诊改麻仁45g，4剂后心动悸、脉结代均除，血压140/80mmHg，续服3剂巩固之。2008年11月心悸复发，ECG示频发室早、房早、短阵房速，ST-T改变，予复脉汤1剂症减，再2剂症平。2009年9月、12月二度心动悸发作，仍服复脉汤后症平，后多次体检ECG正常。

20余年来，余已用复脉汤治各种心律失常近百例，其中82例已用2种以上抗心律失常西药,部分尚服用中药汤剂(包括炙甘草汤加减方,但非仲景原方原法)乏效。原发病为病毒性心肌炎 30 例、冠心病 2 例、高血压性心脏病 7 例、单纯早搏 43 例。用复脉汤治疗后,显效 35 例,有效 28 例,无效 19 例,总有效率 76.83%,显效率 42.68%。病毒性心肌炎 30 例,显效 15 例,有效 9 例,总有效率 80%。高血压性心脏病显效 2 例、有效 3 例,总有效率 71.43%。服复脉汤者疗程较短,不需长期服药,除消化道症状外,无其他明显不良反应,故安全性较高。服药后不仅改善症状,消除脉结代(心律失常),且可增强机体抗病能力。无论对病毒性心肌炎心律失常还是单纯性心律失常、高血压性心脏病之心律失常均有良效。远期疗效亦较好,显效者大都无复发,部分病例数年后复发,再服复脉汤仍有效。先后发表论文 2 篇[4-5],"炙甘草汤在心律失常中的应用"获 2007 年苏州市科技进步"攻关杯奖",并为当年唯一被记"三等功"之中医项目。

关于复脉汤之用量用法,仲景原方为:炙甘草四两,生姜三两,人参二两,生地黄一斤,桂枝三两,阿胶二两,麦门冬半升,麻仁半升,大枣三十枚。煎服法:上九味,以清酒七升,水八升,先煮八味,取三升,去滓,纳胶烊消尽,温服一升,日三服。

根据上海中医药大学柯雪帆教授、北京中医药大学郝万山教授等考证,汉代 1 斤等于今之 250g,1 两等于今之 15.625g,1 升等于今之 200ml。据此将仲景原方剂量转换后为今之用药剂量。余常用量为:炙甘草 60g,生地黄 250g,党参 30~60g,麦冬 40~50g,麻仁 15~60g,桂枝 15~30g,生姜 45g,阿胶 30g,大枣 30枚。煎服法按仲景原法,清酒代之于黄酒 2 斤。每周 1 剂,连服 8 周为一疗程。

复脉汤亦非只可墨守不可更动。在仲景《伤寒论》中有许多名方如小青龙汤、真武汤等均根据病情变化而有药味或药量变动。临证根据四诊所得,适当做药量及药味调整,可提高疗效,减少或避免不良反应。初用复脉汤时余照搬仲景方,曾有一教师药后腹泻 10 余次以至输液治疗。通过摸索渐发现不同体质不同病情,治疗亦须同中有异,因人因时制宜。临证如气虚明显,可重用党参;偏阳虚,重用桂枝,生姜、干姜并用;阴虚或热象明显,减少桂枝用量,或加苦参;痰湿重,加枳实、瓜蒌,亦以生姜、干姜并用;夏季加用藿香、佩兰芳香化湿;便溏者,麻仁减量,甚则去之不用等。经随症变化,10 余年来不良反应很少,即便有腹胀、便溏亦轻,停药即止,不需做特殊处理。同时周氏[3]报道本方对阴血不足者更宜,余发现通过灵活应用,适当调整药味与药量,对心动悸各证型均有良效。曾治 1 例阳虚湿重便溏、舌淡苔灰厚腻之女患,以干姜易生姜,药后舌苔化,阳气振,脉律复,已随访 20 余年未复发。

复脉汤中炙甘草甘温,益气补中,化生气血,《名医别录》云能"通经脉,利血气",李东垣谓"炙之则气温,补三焦元气……缓正气,养阴血";生地黄滋阴补血,充脉养心,《本草经疏》称其为"补肾家之要药,益阴血之上品",《神农本草经》云能"逐血痹"。此二药重用,益气养血以复脉之本,共为君药,临证不可减量。党参、大枣补益心脾,合炙甘草则养心复脉、补脾化血之功益著;阿胶、麦冬、麻仁甘润养血,配生地黄则滋阴养血充脉之力尤彰;桂枝辛温,《本经疏证》谓能"温经通脉",《长沙药解》云"更安惊悸",合炙甘草以壮心阳,制动悸(仲景治心下悸、脐下悸均以此二药相伍,如桂枝加桂汤、苓桂术甘汤、苓桂甘枣汤、茯苓甘草汤),合生姜以通血脉,使血行旺盛,上药共为辅佐。加酒同煎,能助诸药和气血通经隧以为使,古人有"地黄得酒良"之训。诸药合用,使心气复而心阳通,心血足而血脉充,则脉复而心悸自安。本方在大队滋阴药中配参、桂、姜、酒实具深意,可使滋而不腻,温而不燥,气血充足,阴阳调和,则脉复悸定。

现代药理研究示甘草具肾上腺皮质激素样作用,久用可致水肿及血压升高[6],故许多心内科专家都提醒高血压者当慎用或不用。本人在20余年实践中并未发现使用复脉汤有血压升高水肿之虑,近年来更多次用于高血压病心动悸者同样获良效而未见血压升高(包括长期随访),此可能与短期间断服用有关。况现代药理研究亦示甘草具抗心律失常功能,只要用之得当,自能避其毒性。然尽管"有故无殒,也无殒也",临证也须监测血压,中病即止。

"心动悸,脉结代"为临床常见,总由气血阴阳不足或血脉不通所致。抗心律失常西药副作用多,可致各种心律失常乃至致命性心律失常,且只对部分患者起暂时缓解之用,停药后易复发。患者常因心悸、胸闷、乏力等影响工作、学习和生活。复脉汤虽煎煮麻烦,因其安全有实效,不失为治此病之良方。

余临证常用生脉散、复脉汤治心病、杂证,略有心得,然对复脉辈未有研究。参加二批优才研修学习,得名师指点,系统学习,收获颇丰。虽在基层,愿尽己之力,为普通百姓疗疾,为中医事业添砖。愿中医药在防病治病中发挥更大作用!

参考文献

[1] 彭怀仁.中医方剂大辞典.第三册[M].北京:人民卫生出版社,2000:580.

[2] 瞿媛,顾宁.生脉散治疗心力衰竭研究近况[J].山东中医杂志,2009,28(4):279.

[3] 周龙妹.经方重剂医心病——原方原量炙甘草汤治疗病毒性心肌炎24例[J].上海中医药杂志,1989,5:36.

[4] 高红勤.炙甘草汤治疗病毒性心肌炎顽固性早搏25例[J].中国中医药科技,1997,4(1):55.

[5] 高红勤. 炙甘草汤治疗难治性心律失常 45 例[J]. 河北中医,2004,26(6):444.

[6] 南京中医药大学. 中药大辞典[M]. 2 版. 上海:上海科学技术出版社,2006:790 – 791.

结业论文:555 例高血压病中医药治疗初探

摘　要

研究目的

总结 20 年来治疗高血压病经验体会,初步探讨中医药在高血压病治疗中的作用与定位、辨证治疗方案,以期提高疗效,改善高血压防治工作中的"三低"现象,提高血压达标率,减少心、脑、肾并发症,减少死亡率与致残率,提高患者生活质量,延长寿命。

研究方法与内容

通过文献回顾,总结古代医家对眩晕、头痛病因病机的认识及治法方药之演变,现代医家对高血压病病因病机、证候分型、辨证论治及古方专方验方、单味药及针灸、外敷、足浴等外治法的研究。

临床研究开发软件"太仓市高血压规范化管理病历记录表",通过问诊、体格检查、实验室检查、查看门诊病史记录,收集患者一般情况、过去史、家族史、生活习惯、自觉症状、血压、心率、身高、体重、腰围、舌苔、脉象、血尿常规、肝肾功能、血糖、血脂、肝胆肾脏超声、心电图、中西药治疗情况等资料并录入记录表(电子文档)。中医辨证治疗分为肝阳上亢型、肝肾阴虚型、痰浊壅盛型、气血两虚型、瘀血阻络型、阳气虚衰型 6 种证型,对肾脏损害者,予健脾补肾、化湿祛瘀基本方并随症加减。对于 2、3 级高血压患者或 1 级高血压患者经生活方式干预和中药治疗 3 个月血压不能有效控制者,均予口服西药降压药治疗。所有患者均配合生活方式干预和心理疏导。对截至 2011 年 5 月底之前资料完整者 555 例做统计分析。

研究结果

555 例患者调查发现,眩晕、头痛、心悸、胸闷、腰酸、耳鸣、乏力、失眠、肢麻、夜尿频位于高血压患者常见症状前 10 位。通过中药辨证施治与西药降压结合,绝大部分症状都能完全缓解。除耳鸣、夜尿频外,显效率均达到 95% 以上,总有效率均在 96% 以上。降压疗效显效 333 例,有效 162 例,总有效率 89.19%。血压达标 431 例,达标率 77.66%。就诊时未治疗组有效率、达标率均优于已治疗组($P < 0.05$)。治疗后收缩压、舒张压均有明显下降(P 值均 <0.001)。未治疗组收缩压、舒张压下降幅度均较已治疗组更大(P 值均 <0.001)。尿蛋白、尿微量白蛋白阳性 131 例,已复查 96 例中 62 例转阴,转阴率为 64.58%。22 例血清肌酐大于 115μmol/L 者,治疗后 12 例正常。脑梗死 10 人 11 人次,无偏瘫。4 例死亡,其中 1 例明确为脑血管性死亡。无心肌梗死病例。

结论

高血压病患者以阴虚阳亢为常见病机;气血失调、痰浊阻滞为重要病理因素;不良生活方式是生痰之因;健脾补肾可干预肾脏损害;短期使用甘草并无血压升高之虞;中西医结合可提高疗效,中医中药在缓解症状、保护靶器官方面有西药不可替代的作用。坚持规范中西医综合治疗,可有效缓解临床症状,提高有效率、达标率,减少事件发生及死亡率,提高生活质量,延长寿命。高血压及其并发症是可防可控的。

关键词 高血压病;中西医治疗;有效率;达标率;事件发生率

引 言

高血压病是一种全球性常见的心血管疾病,是脑卒中、冠心病、心力衰竭及肾脏病的重要危险因素。我国高血压流行病学调查有显著的"三高"现象,即:①患病率高。2004 年成人患病率为 18.8%,约有 1.6 亿患者,即在我国国民中每 5 个成人就有 1 人患高血压,据估计目前约有 2 亿患者。②致残率高。目前我国有脑卒中患者 600 万,其中 75% 不同程度丧失劳动力,40% 重度致残,每年有 150 万人新发脑卒中。③死亡率高。心脑血管病占我国城市人口死亡因素构成原因的 41%,我国 40 岁以上人群心脑血管病合并占总死亡 44.4%,总死亡的危险因素第一位是高血压。同时高血压及相关疾病的负担亦是巨大的,据 2003 年统计,我国高血压直接医疗费为 300 亿人民币,心脑血管病每年直接医疗费和间接耗费达 3 000 亿元人民币。在未来 20～30 年间,如果不重视预防和提高诊治水平,疾病晚期的介入和搭桥手术等花费可能占用国民经济总收入的24%～30%。而与此同时我国同时存在着高血压防治状况的"三低"现象,即对高血压知晓率低、服药率低、控制率低——1991年全国统计分别为26%、12%、3%,2002年统计也仅为30%、25%、6%[1],在农村地区更为严重。全球均在努力,我国亦已投入许多的财力、物力、人力在进行高血压防治这一重大而艰巨、意义深远的工作。

高血压病自觉症状以眩晕、头痛、头胀为主要表现,也可有头重、颈项拘急,合并心、肾、脑等重要器官损害时则出现相应的临床症状。历代中医文献中没有"高血压"这一病名,但其内容散见于"眩晕""头痛""耳鸣"等有关篇章中,如有心、脑、肾并发症,则归属于"中风""厥证""心悸""胸痹""水肿"等范畴。1997年国家技术监督局制定的《中医临床诊疗术语》(疾病部分)规范了常见中医病名的定义,将高血压的中医病名对应为"风眩"。

1 历代中医医家对高血压病的认识

历代中医文献中没有"高血压"这一病名,其内容散见于"眩晕""头痛"等有关篇章中。

眩晕、头痛最早见于《内经》,如《素问·至真要大论》曰:"诸风掉眩,皆属于肝。"《素问·标本病传论》曰:"肝病,头目眩,胁支满。"《素问·五脏生成》:"头痛巅疾,下虚上实,过在足少阴、巨阳,甚则入肾。"《素问·通评虚实论》:"头痛耳鸣,九窍不利,肠胃之所生也。"《素问·气交变大论》:"岁木太过,风气流行,脾土受邪。民病飧泄食减,体重烦冤……甚则忽忽善怒,眩冒巅疾。"《素问·六元正纪大论》:"木郁之发……甚则耳鸣眩转,目不识人。"《灵枢·海论》:"脑为髓之海……髓海有余,则轻劲多力;自过其度,髓海不足,则脑转耳鸣,胫酸眩冒,目无所见,懈怠安卧。"《灵枢·经脉》:"膀胱足太阳之脉……是动则病冲头痛,目如脱,项如拔……"指出眩晕、头痛不外乎外感、内伤,与肝、肾、膀胱、脾胃肠等脏腑有关。

汉·张仲景在《伤寒论》中论述了太阳、阳明、少阳、厥阴经头痛之表现及辨证论治方法,理法方药完备。对眩晕一病则未有专论,但关于"眩""目眩""头眩""冒"等在《伤寒论》《金匮要略》中有多处论述,其病因涉及外邪侵袭、肠中燥屎、清阳不升、阳虚水泛、痰饮停积、阴亏阳亡等,如《伤寒论·辨太阳病脉证并治》:"太阳病,发汗,汗出不解,其人仍发热,心下悸,头眩,身𥧌动,振振欲擗地者,真武汤主之。"此为阳虚水泛之眩晕。"伤寒,若吐若下后,心下逆满,气上冲胸,起则头眩,脉沉紧,发汗则动经,身为振振摇者,茯苓桂枝白术甘草汤主之。"此为脾虚水停,水气上冲之眩晕。《伤寒论·辨少阳病脉证并治》:"少阳之为病,口苦,咽干,目眩也。"治予小柴胡汤。《伤寒论·辨阳明病脉证并治》:"病人小便不利,大便乍难乍易,时有微热,喘冒,不能卧者,有燥屎也,宜大承气汤。"此为肠中燥屎、浊气上攻之眩晕。《金匮要略·痰饮咳嗽病脉证并治》:"心下有痰饮,胸胁支满,目眩,苓桂术甘汤主之。""心下有支饮,其人苦冒眩,泽泻汤主之。""卒呕吐,心下痞,膈间有水,眩悸者,小半夏加茯苓汤主之。"此为痰饮停于心下,上蒙清阳之眩晕。《伤寒论·辨少阴病脉证并治》:"少阴病,下利止而头眩,时时自冒者,死。"此为阴竭阳越之危候,等等。仲景之论为后世辨治眩晕、头痛奠定了基础,也为高血压病之辨证论治奠定了基础。

隋·巢元方《诸病源候论》论述了"风偏枯""口㖞""手足不随""风半身不随""风头眩"等,认为"血气虚""脾胃虚弱""体虚","腠理开",风邪乘袭入中是主要因素。而在"鬲痰风厥头痛候"中则首次论及风痰相结,上冲于头可致头痛。原文云:"鬲痰者,谓痰水在于胸鬲之上,又犯大寒,使阳气不行,令痰水结聚不散,而阴气逆上,上与风痰相结,上冲于头,即令头痛。或数岁不已,久连脑痛。"

唐·孙思邈在《备急千金要方》中提出风、热、痰、虚致眩、致头痛之论点,收录"治髓虚,脑痛不安"之羌活补髓丸、"治脑风头重,颈项强,眼眈眈泪出,善欠……剧者耳鸣满,眉眼疼,闷瞀吐逆,眩倒不自禁,诸风乘虚经"之芎劳酒方、"治头眩屋转,眼不得开"之人参汤、"治风眩呕逆,水浆不入,食辄呕,起则眩倒"之防风汤、"治头风眩,口㖞目斜,耳聋"之大三五七散方、"治头面胀满、脑瘈偏枯,发作有时,状如刀刺,失声,阴阳然疼,面目变青"之人顶散方、"治中风头痛,发热,耳颊急方"及外用之"头风摩散""治卒中恶风头痛方"等众多治眩晕、头痛、中风之内服外治方。

金元时代,对眩晕、头痛之认识有了进一步的发展。刘完素从"火"立论,在《素问玄机原病式·诸风掉眩皆属肝木》中云:"风气甚而头目眩运者,由风木旺,必是金衰不能制木,而木复生火,风火皆属阳,多为兼化,阳主乎动,两动相搏,则为之旋转。"张子和从"痰"立论,在其《儒门事亲》中指出:"头风眩运……皆胸中有宿痰使然也。"朱丹溪更有"无痰不作眩""头痛多主于痰"之论,在《丹溪心法》中有:"头眩,痰夹气虚并火,治痰为主,挟补气药及降火药。无痰则不作眩,痰因火动,又有湿痰者。""头痛多主于痰,痛甚者火多,有可吐者,有可下者。"并提出"眩运乃中风之渐",首次明确指出眩晕与中风密切相关。李东垣在

《内经》《伤寒论》基础上对头痛的辨证治疗有了进一步的完善和发展,将头痛分为外感和内伤两类,补充了太阴头痛和少阴头痛,对气虚头痛、血虚头痛、气血俱虚头痛、痰厥头痛的论治非常精确,如《兰室秘藏》云:"太阴头痛,必有痰……苍术、半夏、南星为主……血虚头痛,当归、川芎为主。气虚头痛,人参、黄芪为主。气血俱虚头痛,调中益气汤少加川芎、蔓荆子、细辛,其效如神。半夏白术天麻汤,治痰厥头痛药也。"

明清时代对眩晕、头痛之论述日臻完善。明·张景岳在《景岳全书·杂证谟》中指出:"眩运一证,虚者居其八九,而兼火兼痰者,不过十中一二耳。""无虚不能作眩,当以治虚为主,而酌兼其标。""……其或有火者宜兼清火,有痰者宜兼清痰,有气者宜兼顺气,亦在乎因机应变。然无不当以治虚为先,而兼治为佐也。"并述:"至于中年之外,多见眩仆卒倒等证……不知忽止者,以气血未败,故旋见而旋止,即小中风也。卒倒而甚者,以根本既亏,故遂病而难复,即大头眩也。"至于头痛,"暂痛者,必因邪气;久病者,必兼元气","火邪头痛者,虽各经皆有火证,而独唯阳明为最","阴虚头痛,即血虚之属也,凡久病者多有之,其证多因水亏,所以虚火易动,火动则痛,必兼烦热、内热等症。治宜壮水为主","阳虚头痛,即气虚之属也,亦久病者有之……治宜扶阳为主"。

清·程钟龄《医学心悟》将眩晕归纳为肝火内动、湿痰壅遏、气虚夹痰、肾水不足致虚火上炎、命门火衰,真阳上浮,并重点介绍了用大剂参、附、芪、术治愈虚证眩晕之经验。其论头痛则云:"头为诸阳之会,清阳不升,则邪气乘之,致令头痛。然有内伤、外感之异。"其"痰厥头痛者,胸膈多痰,动则眩晕,半夏白术天麻汤主之。肾厥头痛者,头重足浮,腰膝酸软,经所谓下虚上实是也。肾气衰,则下虚,浮火上泛,故上实也。然肾经有真水虚者……有真火虚者",当分别治之。

清·叶天士《临床指南医案·眩晕》云:"经云诸风掉眩,皆属于肝,头为六阳之首,耳目口鼻皆系清空之窍,所患眩晕者,非外来之邪,乃肝胆之风阳上冒耳。甚至有昏厥跌仆之虞。其症有夹痰、夹火、中虚、下虚,治胆、治胃、治肝之分。火盛者,先生用羚羊、山栀、连翘、花粉、玄参、鲜生地、丹皮、桑叶以清泄上焦窍络之热,此先从胆治也。痰多者必理阳明,消痰如竹沥、姜汁、菖蒲、橘红、二陈汤之类。中虚则兼用人参,外台茯苓饮是也。下虚者,必从肝治,补肾滋肝,育阴潜阳,镇摄之治是也。至于天麻、钩藤、菊花之属,皆系息风之品,可随证加入。此症之原,本之肝风,当于肝风、中风、头风门合而参之。"

明清时期医家们又提出了瘀血致眩理论。如虞抟、杨仁斋分别提出了"血瘀致眩"和"瘀滞不行,皆能眩晕"的论点。张景岳认为,"眩晕者,有因于死血者"。

张璐认为,瘀血不仅可以致痛,也是导致眩晕的重要因素:"胸中有死血作痛作眩"。唐容川对瘀血致眩病机做了更加详细的阐述,提出:"血与水本不相离,血瘀必然导致水结,所结之邪聚于脾胃,上扰清窍,则头晕目眩作矣,故眩晕之根本在此血水之瘀结。"

总之,眩晕、头痛之论始于《内经》,之后历代医家不断充实补充,不断完善,至今仍有效地指导着临床实践,亦指导着高血压病的辨证治疗。

2 高血压病中医研究现状及进展

2.1 病因病机研究

在前人基础上,现代学者对高血压病病因病机不断探索,并提出一些独到见解。如导师李七一[2]认为,高血压病的形成是一个长期的病理生理过程,不是单一因素,而是由素体、精神、饮食、劳欲等多种因素交互作用所致,体质的阴阳偏盛偏衰、禀赋不足、脏腑亏损等为发病的内因,情志失调、饮食不当、劳倦虚衰等为发病的常见因素。长期精神紧张,忧思郁怒,使肝气郁结,日久化火,肝火亢盛,火耗伤阴,肝肾阴虚,肝阳偏亢;或饮食不节如喜食肥甘,饮酒过度,或忧思伤脾,或肝气郁结,木不疏土,或下焦阳气虚衰,均可导致脾运不健,痰浊内生,阻遏气机,升降失常;年老体衰,肾水不足,木少滋荣,阴虚阳亢,水不济火,或劳心过度,耗伤阴血,心火炽盛,下汲肾水,致心肾不交;元气亏虚,无力行血,血行瘀滞;妇人多育或天癸将竭,肾气虚衰,冲任失调,肾虚于下,火炎于上,以上种种均可导致血压升高。国医大师周仲瑛老师[3]认为,高血压病"可因情志刺激,五志过极,忧郁恼怒惊恐,思虑过度,持续性精神紧张;或饮食不节,嗜食肥甘辛辣,纵情饮酒;或劳欲过度,精气内伤;或体质禀赋偏盛、偏虚,如过瘦过肥等多种因素及其相互作用所导致,且总以内因为发病基础"。古炽明等[4]认为,高血压病的病理变化早期以阳亢或阴虚为主,后期阴损及阳,则多见阴阳两虚或气阴两虚。赵奕等[5]认为本病的发生责之肝肾,病位在肝,病根在五脏,脏腑病证之间具有相互传变、交互错杂的特点。而冯向阳[6]认为五脏皆可"升压",非独肝也,而痰、瘀为两大致病因子。他认为,高血压病发病首责之于肝,无论肝阳之亢或肝阴之虚,皆可致血压上升,甚或化风扰脑,酿成中风急症。柳静等[7]认为气血失调是引起高血压的最直接原因,病理机制为气血逆乱。

多数医家认为,高血压病的临床表现和病理机制虽较为复杂多变,但均可以五脏阴阳气血失调概括之[8]。高血压起病之初与肝脾相关,继而累及心肾,最终导致心、肝、脾、肾俱损,病理变化主要是心、肝、脾、肾的气血阴阳失调,病理因素不外乎风、火、痰、瘀、虚五端,属于本虚标实证。但因个体差异,致病因素不同,临床表现亦千变万化,灵活运用五脏辨证治疗高血压病具有重要的意义[9]。

2.2 证候研究

高血压病的病因病机较为复杂,不能简单地以脏腑、八纲或其他辨证来进行归类,临床上往往综合多方面的因素如脏腑、八纲、气、血、痰、瘀等进行综合分型。目前分型方法较多,尚无统一标准。

2.2.1 综合脏腑、八纲辨证

祝光礼等[10]以阴阳虚实为纲,将高血压病分为阳亢、阴虚、阴虚阳亢、阴阳两虚四种证型;脏腑病位上涉及肝、心、肾、脑四脏。并且认为,高血压病初期以舒张压增高为主,临床多见头痛目眩、面赤、心烦易怒、少寐、面红潮热等,辨证当属肝火上炎、肝阳上亢;久病不愈,以舒张压和收缩压均增高,患者多伤及肝肾之阴,则见肝肾阴虚;再则阴损及阳,成为阴阳两虚,以收缩压增高为主,病情较重,且多兼夹痰、瘀、风诸证。张胜荣[11]根据张炳厚教授的治疗经验将高血压病辨证分型分为 6 型,通过分析统计 103 例病例发现,肝阳亢盛型 23 例,肝火旺盛型 32 例,水不涵木型 12 例,心肾阴虚型 15 例,气阴两虚型 16 例,阳虚型 5 例。詹青等[12]则分为肝阳上亢型、阴虚阳亢型、肝肾阴虚型、阴阳两虚型 4 型诊治,认为高血压病的产生系七情等因素导致肝肾阴阳失调,提出肝肾阴阳失调是产生高血压病的内在基础。

《中药新药临床研究指导原则(试行)》[13]将高血压病分四型论治,即肝火亢盛型、阴虚阳亢型、痰湿壅盛型、阴阳两虚型。刘福明等[14]通过对 618 例原发性高血压患者进行辨证分型,经统计分析发现,肝火亢盛证型发生率明显高于其他证型。辨证分型从高向低依次为:肝火亢盛型 > 痰湿壅盛型 > 阴虚阳亢型 > 阴阳两虚型,与高血压病中医病机由实向虚的发病规律基本一致。

综上所述,综合脏腑、八纲辨证,主要证型有肝阳上亢、肝肾阴虚、阴虚阳亢、阴阳两虚等。此分类方法综合了脏腑定位以及阴阳虚实,较单纯的八纲、脏腑辨证更贴近临床实际。

2.2.2 综合气血、津液辨证

高血压病与气血、津液的关系主要体现在"痰"与"瘀"两个方面。王丽颖等[15]将本病分痰瘀互结、阴阳失调、瘀血阻络、气阴亏虚、肾阳亏虚,认为随着生活方式的改变,高血压病中医证候发生改变,"痰瘀互结,阴阳失调"是高血压病的重要病因病机,高血压病实证以痰瘀互结为主,虚证以肾阴阳失调为主。方素清等[16]发现高血压中医证型主要以阴虚火旺、痰浊壅盛、痰瘀互结、阴虚血瘀为主。叶艺玲等[17]对 1 786 例老年高血压病患者做调查,结果显示肝火亢盛占

21.28%，阴虚阳亢占 27.83%，痰湿壅盛占 17.81%，阴阳两虚占 16.35%，瘀血内阻占 16.74%。并发现瘀血内阻型随年龄增长和病程延长呈上升趋势。

此类分型方法，除八纲脏腑分型外，还将作为病理产物的痰及瘀单独提出作为一型，而不再是兼夹证，表明痰浊、瘀血对血压的影响日渐受到重视，也体现了高血压病临床研究进展中其辨证分型的演变。

2.3 与辨证分型相关因素的研究

近些年相关研究表明，不同证型高血压病患者的部分实验室指标亦存在一定差异性。

2.3.1 体重

方素清等[16]发现高血压患者样本平均体重指数（BMI）为 25.27，大于正常体重指数 24，且样本中超重者占 15.3%，其中属肥胖者占 16%。阴虚火旺型平均体重指数相对其他证型为最小，但超过正常体重指数，痰浊壅盛型的体重指数最大。

2.3.2 动态血压

张世亮等[18]通过对阳亢型和阳虚型患者 24h 动态血压的观察，发现肝阳上亢型 24h 血压呈昼高夜低特点，昼夜差大，脉压差小，以舒张压负荷升高为主。王晓凤等[19]发现肝火亢盛型在 24h 平均收缩压、舒张压及收缩压变异与脉压变异均表现出与阴虚阳亢、痰湿壅盛、阴阳两虚三组的明显差异，其收缩压更高，舒张压更低，脉压更大，而收缩压变异度也比其他三组更大（$P < 0.05$）。邹襄谷等[20]研究表明阴阳两虚型夜间平均收缩压、平均舒张压高于阴虚阳亢型（$P < 0.01$），而在平均收缩压夜间下降率、平均舒张压夜间下降率方面却低于阴虚阳亢型（$P < 0.01$），提示血压参数可作为两型辨证的基础，平均收缩压夜间下降率有助于判别阴虚阳亢与阴阳两虚证。

2.3.3 血液流变学

赵津辉等[21]将高血压病分为肝阳上亢、痰湿壅盛、阴虚阳亢、阴阳两虚 4 种证型，发现不同证型高血压患者血流变学指标红细胞压积、纤维蛋白原、血沉 K 值、血沉、血浆比黏度较正常对照组显著增高，其中肝阳上亢组最高，组间有显著性差异（$P < 0.05$）。金国健等[22]将 156 例老年高血压患者分为肝火亢盛组、痰湿壅盛组和阴虚阳亢组，结果三组细胞间黏附分子（ICAM - 1）、单核细胞趋化因子 -1（MCP -1）水平高表达，全血黏度依次为：正常对照组 < 肝火亢盛组 < 痰湿壅盛组 < 阴虚阳亢组，建议血液流变异常可作为高血压早期血微循环障碍时的检测指标。

2.3.4 血脂指标

张建丽等[23]将患者分为痰浊中阻、气血亏虚、肝阳上亢、肾精不足、瘀血阻滞5型,发现气血亏虚型胆固醇异常升幅较大,而肾精不足型低密度脂蛋白胆固醇异常升幅较大。

2.4 中医治疗研究

临床研究观察表明,中医或中西医结合治疗高血压病较单纯西药治疗更具优越性。西药降压迅速、可靠,循证医学研究取得了很大的进展。中药通过多层次、多环节、多靶点综合调理,在改善症状,提高生活质量,减轻或逆转靶器官损害,防止严重并发症的出现等方面,有不可替代的优势。

2.4.1 辨证分型治疗

苏显红等[24]辨证治疗老年高血压病44例,肝肾阴虚证治以平肝潜阳、息风清火;痰浊阻络证治以燥湿化痰、健脾和胃;肝风夹痰证治以平肝和胃、化痰降逆。结果显效29例,有效11例,无效4例。赵瑞红[25]以天麻钩藤饮加减治疗肝阳偏亢型,半夏白术天麻汤加减治疗痰湿中阻型,杞菊地黄丸加减治疗肝肾阴虚型,金匮肾气丸加减治疗阴阳两虚型。郭维琴[26]分6型论治高血压病,肝火上扰型治以平肝潜阳、清泻肝火,方用天麻钩藤饮加减;痰湿中阻型治以燥湿化痰、健脾和胃,方用半夏白术天麻汤加减;瘀血阻络型治以活血化瘀,方用通窍活血汤加减;精血不足,虚风内动型治以滋阴潜阳通络,方用镇肝息风汤加减;肝肾阴虚,肝阳上亢型治以滋补肝肾、平肝潜阳,方用杞菊地黄丸加减;脾肾阳虚型治以温补脾肾、化湿利水,方用真武汤加减。熊上中等[27]将120例高血压患者分为肝阳上亢、阴虚阳亢、阴阳两虚、痰浊中阻和气虚血瘀5型,分别以天麻钩藤饮、杞菊地黄汤合镇肝息风汤、二仙汤、半夏白术天麻汤、黄芪赤风汤治疗,总有效率为90.0%。导师李七一[2]则将高血压病分为肝火亢盛、阴虚阳亢、肝肾阴虚、阴阳两虚、痰湿阻逆、气虚血瘀等6个证型,分别用龙胆泻肝汤加减以平肝潜阳泻热降火、用天麻钩藤饮加减以滋阴平肝疏郁宁心、用首乌延寿丹加减以滋肾养肝、用金匮肾气丸加减以育阴助阳、用温胆汤加减以祛痰化湿、用益气化瘀方以益气养阴活血,临床取得了良好的疗效。导师周仲瑛教授[3]自1957年起即对高血压病开展临床研究,历时半个多世纪,积数十年临床经验,在应用中医中药诊治高血压病方面学验俱丰,他将高血压分为风阳上亢、痰火内盛、气血失调、肝肾阴虚、阴虚及阳5种证型,自拟息风潜阳方、清火化痰方、调气和血方、滋柔肝肾方、温养肝肾方治之,临床疗效明显。近日笔者将周老治疗高血压245位患者595次随访记录做一分析,发现共用药233味,使用频率最高的15味药依次为:

丹参、川芎、天麻、刺蒺藜、桑寄生、夏枯草、生地黄、玄参、葛根、罗布麻叶、钩藤、麦冬、僵蚕、牡丹皮、鸡血藤，以和血、养肝、滋肾、息风、潜阳、化痰，这是周老调治高血压的常用方法与药物。

2.4.2　古方专方治疗

陈康远[28]用六味地黄丸加味治疗原发性高血压 377 例，总有效率为 95%。熊原[29]以加味半夏白术天麻汤治疗高血压病并高脂血证 80 例，中医辨证属痰瘀互结型者，总有效率为 95%。吴平[30]用补中益气汤加减治疗单纯收缩期高血压 27 例，显效 9 例，改善 16 例，无效 2 例。王会芳[31]运用活血化瘀法，以桃红四物汤为基本方加减治疗 48 例，总有效率达 97.92%。邓样雄等[32]用天麻钩藤汤加减治疗 63 例，2 周后显效 21 例，有效 42 例。

2.4.3　经验方、中成药与单味药

覃春荣等[33]将清心降压饮(竹叶、灯心草、丹参、益母草、豨莶草)用于治疗火热血瘀型 I 期高血压病 42 例，总有效率 85.8%，优于复方罗布麻对照组。张国伦[34]自拟基本方：生地黄 20g，天麻 15g，枸杞子 15g，钩藤 15g，牛膝 15g，丹参 30g，益母草 30g，汉防己 15g，并加减用于不同证型的高血压病，疗效显著。

目前明确有降压作用的单味中药有天麻、钩藤、罗布麻叶、杜仲、葛根、牛膝、桑寄生、丹参、牡丹皮、川芎、红花、泽泻、地龙、汉防己、夏枯草、淫羊藿、菊花、龙胆草、柴胡、茵陈、黄连、黄芩、大黄、酸枣仁、臭梧桐、决明子、山楂、莱菔子、黄精、刺五加、地黄、玄参、大青叶、板蓝根、鱼腥草、辛夷、贯众、秦艽、地骨皮、桑白皮、忍冬藤、瓜蒌、半边莲、龙葵、蔓荆子、茺蔚子、熊胆等，尤以钩藤作用明显，临床辨证治疗时可根据中药作用、性味、归经配伍使用[35-36]。李耀丽[37]发现对尚无严重并发症的老年高血压患者，使用川芎嗪加 5% 葡萄糖注射液静脉滴注，可以改善血液的流动性和黏滞性，延缓并发症的发生。

2.4.4　非药物治疗

所谓非药物疗法，是指不通过服药达到治疗疾病的方法。中医药对高血压病的非药物治疗方法较多，如气功、针刺、艾灸、火罐、刮痧、推拿、药枕、食疗等，近年又有激光、磁疗等方法。如艾灸足三里、绝骨、涌泉、石门、曲池、三阴交、内关、行间、人迎、大陵、肝俞、中封等穴位，艾灸百会穴，百会穴放血同时随症配穴针刺，均有一定程度的降压作用[36,38-39]。针刺太冲、足三里、丰隆、三阴交、关元穴不仅能降压，且可改善高血压胰岛素抵抗[40]。以附子、肉桂、吴茱萸等做成药饼，贴于两足底涌泉穴，或蓖麻仁、吴茱萸、附子、生姜适量共研细末，调成膏状，每晚贴两足底涌泉穴，7 日一疗程。此法上病下治、引火归原，有较好的降压作

用[37]。国医大师邓铁涛教授[41]浴足方:怀牛膝30g,川芎30g,天麻10g,钩藤10g,夏枯草10g,吴茱萸10g,肉桂10g。水煎后,温热浴足30分钟,上、下午各1次,2～3周为1个疗程,治疗高血压病32例,总有效率90.6%。导师国医大师朱良春教授[42]临床亦常以桑叶、桑枝、茺蔚子各30g煎汤浴足,能提高降压疗效。徐田等[43]以橘皮800g,槐花300g,木香300g,川芎200g,夏枯草200g,菊花200g,研末装枕治疗高血压病255例,其中高血压1期195例,2期58例,3期2例,有效率达98.0%。

中医药治疗高血压病的疗效日益为人们所重视,并拓展了治疗途径,使更多患者获益,但也存在不少问题。有学者[44]认为存在的主要问题是:①辨证分型多,缺乏统一标准;②临床实验设计欠严谨,实验结果可重复性差;③中药降压机制研究欠深入,多数作用靶点不清,缺乏药代动力学及量效关系方面的研究,影响疗效的进一步提高;④中药研究多着眼于降压本身,对改善生活质量评价重视不够。提出在今后的研究中,应尽早统一本病的辨证分型及疗效标准,促进中医治疗本病的规范化、科学化,充分发挥中医治疗不良反应少、作用靶点广等优点,进而为提高病人生活质量提供有效方法。

3　555例高血压病患者资料总结

1992年,由本人主持在我院开设心血管门诊,2000年4月调至门诊部工作后,年诊治病人万余人次(近3年因参加研修学习,年诊治病人7 000人次左右),大多为心血管病患者,尤以高血压为多。近20年来,诊治高血压病患者数千人。2009年,主持"高血压病综合治疗"课题列入苏州市社会发展科技计划项目,之后开始收集病人资料,至今已有900多位患者8 000多次随访记录,截至2011年5月底之前资料完整者有555例,进行了初步总结,2011年9月通过了由中介机构组织的成果评价。近将有关资料做了进一步分析,现报告如下:

3.1　对象与方法

3.1.1　病例选择

收集1992年后本院高血压门诊诊治6个月以上并且2009年后继续在本院诊治者,入选标准:

(1)非同日3次标准测量血压收缩压≥140mmHg和(或)舒张压≥90mmHg,排除继发性高血压。

(2)正在接受降压治疗的已确诊高血压病患者,包括血压已正常者。

3.1.2　收集方法

开发软件"太仓市高血压规范化管理病历记录表",向患者做调查,查看门诊病史记录,并录入记录表(电子文档)。

问诊内容:包括一般情况、过去史、家族史、生活习惯、自觉症状、中西药治疗史等。

体格检查:测量患者血压、心率、身高、体重、腰围,观察舌苔、脉象等。

实验室检查:血尿常规、肝肾功能、血糖、血脂、肝胆肾脏超声、心电图等。

血压测定采用经矫正的汞柱式血压计,测量前静坐15分钟以上,测坐位右上臂肱动脉血压,重复测2次,取平均值。

3.1.3 一般资料

本组患者男255例,女300例,初诊时平均年龄(54.35±11.49)岁,病程(5.51±7.48)年,疗程6个月至19年,平均(4.41±3.38)年,其中5年以上的有219人,10年以上的有59人。平均腰围男88.96cm,女81.38cm。合并脂肪肝184例,胆结石33例,肾结石13例,肾囊肿39例,糖尿病50例,冠心病9例,脑卒中31例,短暂性脑缺血发作6例,血脂异常333例。发现高血压的途径有:270例因眩晕等不适就诊发现,92例因他病就诊时测血压发现,162例在体检时发现,另有31例不详(时间久,遗忘)。初诊时已接受抗高血压治疗393例,未治疗162例,已治疗率70.81%。病程1~5年的患者有16.67%未接受治疗,病程6年以上的尚有7例没有治疗,其中2例病程在21年以上。

3.1.4 初诊时血压分级

按照2010年修订版《中国高血压防治指南》分级,本组患者中1、2、3级高血压分别为156、195、164例,单纯收缩期高血压71例。已治疗组3级大致相等,均在25%~32%,另有40例患者血压在140/90mmHg以下,占已服药患者的10.18%。未治疗组则以2、3级高血压为主。

3.1.5 治疗方法

3.1.5.1 中医辨证治疗

将高血压病分为以下6种证型随证施治。

肝阳上亢型:主要症状为眩晕耳鸣,头胀头痛,面红目赤,烦躁易怒,肢体震颤,失眠多梦,舌红苔黄,脉弦。本型较为常见,初诊患者或停药后血压升高时多见。治予平肝潜阳,常用方为《医学衷中参西录》镇肝息风汤、《杂病证治新义》天麻钩藤饮。常用药物:天麻、钩藤、龙骨、牡蛎、龟板、石决明、玄参、白芍、桑寄生、杜仲、怀牛膝、益母草、茯苓、茯神等。

肝肾阴虚型:主要症状为眩晕头痛,两目干涩,视物模糊,耳鸣耳聋,腰膝酸软,口干心烦,失眠健忘,舌红少苔,脉细弦等。本型以中老年高血压患者多见。治予滋养肝肾,滋水涵木。常用方如《景岳全书》左归丸、《麻疹全书》杞菊地黄丸。常用药物:生地黄、熟地黄、山茱萸、山药、枸杞子、白菊花、牡丹皮、牛膝、菟丝子、泽泻、龟板等。

痰浊壅盛型:主要症状为眩晕头重,视物旋转,胸闷脘痞,泛恶呕吐,纳呆或见便溏,神萎嗜卧,苔腻或白或黄,脉弦滑或濡细。治予燥湿化痰,健脾和胃。常用方如《医学心悟》半夏白术天麻汤、《金匮要略》泽泻汤。常用药物:半夏、白术、茯苓、天麻、陈皮、泽泻等。本型多见于肥胖者,血脂多偏高。

气血两虚型:主要症状为眩晕头痛,遇劳辄发,动则加重,面色无华,神倦乏力,气短懒言,心悸失眠,舌淡胖,苔薄白,脉细弱。治予益气养血,健脾养心。常用方如《济生方》归脾汤。常用药物:黄芪、党参、白术、茯神、当归、木香、远志、酸枣仁、炙甘草、红枣等。本型患者多伴有神经症,或久病体虚。

瘀血阻络型:主要症状为眩晕日久,头胀疼痛,或痛如针刺,面晦唇暗,胸闷胸痛,心悸怔忡,肢体麻木,女性月经不调,舌质暗红,或有瘀点瘀斑,脉细涩或结代。治予活血通络。常用方如《医林改错》血府逐瘀汤、《医门八法》桃红四物汤。常用药物:当归、赤芍、白芍、川芎、生地黄、桃仁、红花、枳壳、柴胡、桔梗、牛膝、丹参等。本型患者多见于高血压中晚期,多伴有心、肾、脑等器官损害。

阳气虚衰型:主要症状为眩晕心悸,神疲乏力,气短自汗,面白无华,或面部肢体浮肿,腰膝酸软,畏寒肢冷,小便清长,或夜尿频多,大便溏薄,舌淡质胖,苔白,脉细弱或沉迟。治予育阴温阳。常用方如金匮肾气丸、二仙汤等。常用药物:熟地黄、山药、山茱萸、茯苓、泽泻、附子、桂枝、仙茅、仙灵脾、巴戟天、当归、杜仲、苁蓉、桑寄生、芜蔚子、菟丝子等。

值得注意的是,临床上各种证型往往不能截然分开,常合并存在,如阴虚阳亢、气虚血瘀、痰瘀互结、阴阳两虚等,需四诊合参,细细分析,灵活应用,如阴虚阳亢宜育阴潜阳,气虚血瘀需益气活血,痰瘀互结宜化痰祛瘀,阴阳两虚又需育阴助阳。

3.1.5.2 肾脏损害基本方

高血压病伴蛋白尿或尿微量白蛋白增高或肾功能不全者,治予健脾补肾,化湿祛瘀。基本方为:生黄芪、穿山龙、薏苡仁、山茱萸、金樱子、玉米须、炙水蛭。

3.1.5.3 生活方式干预和心理疏导

所有患者均给予生活方式干预和心理疏导:戒烟限酒,荤素合理搭配,清淡饮食,适当运动,控制体重,减轻精神压力,保持心理平衡,按照《中国高血压防治指南》反复向病人宣教并指导实施。

3.1.5.4 降压西药使用

对于2、3级高血压病患者或1级高血压病患者经生活方式干预和中药治疗

3 个月血压不能有效控制者,均予口服西药降压药治疗。对于正在服用降压西药者根据病情调整用药,一般继续予以降压西药口服。常用降压西药如钙离子拮抗剂(CCB)氨氯地平、左旋氨氯地平、非洛地平、硝苯地平缓释片等,血管紧张素转换酶抑制剂(ACEI)依那普利、贝那普利、福辛普利等,血管紧张素受体拮抗剂(ARB)缬沙坦、氯沙坦、厄贝沙坦、替米沙坦等,利尿剂氢氯噻嗪、吲哒帕胺、复方阿米洛利、螺内酯、呋塞米等,β 受体阻滞剂美托洛尔等,复方制剂氯沙坦氢氯噻嗪、厄贝沙坦氢氯噻嗪、复方卡托普利等。

3.1.6 疗效判断

3.1.6.1 血压疗效判定标准

参照卫生部《中药新药临床研究指导原则(试行)》[13],(1)显效:①舒张压下降 10mmHg 以上,并达到正常范围;②舒张压虽未降至正常但已下降 20mmHg 或以上。(2)有效:①舒张压下降不及 10mmHg,但已达到正常范围;②舒张压较治疗前下降 10～19mmHg,但未达到正常范围;③收缩压较治疗前下降 30mmHg 以上。(3)无效:未达到以上标准者。

3.1.6.2 血压达标标准

参照 2010 年修订版《中国高血压防治指南》,血压 <140/90mmHg、糖尿病者 <130/80mmHg、65 岁以上老人 <150/80mmHg 为血压达标。

3.1.6.3 症状分级量化及疗效标准

参照卫生部《中药新药临床研究指导原则(试行)》[13]结合我们前期所做调查,对高血压病患者常见症状分级量化,见表 1。

表 1 症状分级量化标准

症状	轻	中	重
眩晕	眩晕时作时止	眩晕旋转,不能行走	眩晕欲仆,不能站立
头痛	轻微头痛,时作时止	头痛可忍,持续不止	头痛难忍,上冲巅顶
腰酸	晨起腰酸,捶打可止	持续腰酸,劳作加重	腰酸如折,休息不止
乏力	微觉乏力	乏力不欲劳作	乏力不欲行走
胸闷	轻微胸闷	胸闷明显,时作太息	胸闷如窒
心悸	偶见轻微心悸	心悸阵作	心悸怔忡
失眠	睡眠稍有减少	时见失眠	不能入睡
耳鸣	耳鸣轻微	耳鸣重听,时作时止	耳鸣不止,听力减退
肢麻	偶轻微肢麻	肢麻阵作	肢麻持续不减
夜尿频	夜尿 1 次	夜尿 2～3 次	夜尿 3 次以上

症状疗效标准:显效:症状完全消失;有效:症状由重转中,或由中转轻;无

效:症状无变化或加重。症状缓解半年后再次出现重复计数。

3.1.7 统计学方法

采用 SPSS13.0 统计软件,数据采用均数 ± 标准差($\bar{x} \pm s$)表示,计量资料用 t 检验,计数资料用 χ^2 检验。

3.2 结果

3.2.1 降压疗效分析

显效 333 例,有效 162 例,无效 60 例,总有效率 89.19%。其中已治疗组显效 209 例,有效 135 例,无效 49 例,总有效率 87.53%。未治疗组显效 124 例,有效 27 例,无效 11 例,总有效率 93.21%,未治疗组疗效优于已治疗组($P < 0.05$)。

3.2.2 血压达标率

血压达标 431 例,达标率 77.66%。已治疗组 393 例中有 297 例达标,96 例未达标,达标率为 75.57%;未治疗组 162 例中达标 134 例,未达标 28 例,达标率 82.72%,未治疗组达标率优于已治疗组($P < 0.05$)。

124 例未达标患者中男 55 例,女 69 例,至本院就诊时已服用降压药 96 例,未曾用药 28 例,合并糖尿病 18 例。按卫生部《中药新药临床研究指导原则(试行)》疗效标准,124 例中显效 26 例,有效 39 例,无效 59 例,总有效率 52.42%。其中 55 例在前一次就诊时血压在正常范围(达标),其后有 27 例自行停药或减药,2 例不规则服药。26 例 1 年内未复诊,15 例半年内未复诊。在 124 例未达标者中,共 54 例 1 年内未复诊,27 例半年内未复诊。

3.2.3 治疗前后血压测定值比较

治疗后收缩压舒张压均有明显下降,P 值均 < 0.001。而未曾用药组收缩压、舒张压下降幅度均较已治疗组更大(P 值均 < 0.001)。见表 2。

表 2 555 例高血压患者治疗前后血压变化($\text{mmHg}, \bar{x} \pm s$)

组别	n	基线收缩压	治疗后收缩压	基线舒张压	治疗后舒张压
全部	555	155.71 ± 22.43	138.02 ± 16.46	97.76 ± 13.9	85.76 ± 9.17
未治组	162	159.91 ± 23.43	133.62 ± 11.48	102.7 ± 14.72	85.27 ± 8.25
已治组	393	153.98 ± 21.81	139.83 ± 17.81	95.72 ± 13.03	85.96 ± 9.52

3.2.4 治疗前后症状分级变化及疗效观察

调查发现眩晕、头痛、心悸、胸闷、腰酸、耳鸣、乏力、失眠、肢麻、夜尿频位于高血压病患者常见症状前 10 位。从表 3 可见通过中药辨证施治与西药降压结合,不论轻、中、重症状都得到了有效控制,绝大部分症状都能完全缓解,从而缓解病人紧张情绪,使其树立信心配合治疗。由于种种因素,特别是血压控制症状缓解后,部分患者会自行停药,导致血压再次升高,症状再度出现,再予治疗仍能获益。症状缓解半年后再次出现重复计数。

表3 治疗前后症状分级

症状	n	治疗前			治疗后		
		轻	中	重	轻	中	重
眩晕	501	285	209	6	16	3	
头痛	126	97	24	5	4		
腰酸	67	41	26		3		
乏力	178	131	46	1	3		
胸闷	204	164	39	1	4		
心悸	213	150	63		8	3	
失眠	106	51	54	1	5		
耳鸣	55	38	16	1	5	3	
肢麻	101	85	15	1	1	1	
夜尿频	29	19	10	8	2	2	

从表4症状疗效来看,除耳鸣、夜尿频外,显效率均达到95%以上,总有效率均在97%以上。慢性耳鸣的治疗相对较为困难。至于夜尿频,因为初诊夜尿1次病史中均未记录,故治疗前无轻症者,实际患者当远高于29人次,有待以后观察记录分析。

表4 症状疗效分析

症状	n	显效	有效	无效	总有效率(%)
眩晕	501	484	9	8	98.40
头痛	126	122	2	2	98.41
腰酸	67	64	2	1	98.51
乏力	178	175	1	2	98.88
胸闷	204	200	2	2	99.02
心悸	213	202	6	5	97.65
失眠	106	101	3	2	98.11
耳鸣	55	47	4	4	92.73
肢麻	101	97	1	3	97.03
夜尿频	29	17	9	3	89.66

3.2.5　事件分析

除门诊随访外,我们对近半年未复诊的患者进行了电话随访,并至市慢病防治所查阅相关资料,发现脑梗死 10 人 11 人次,均以头晕为主诉,无肢体偏瘫,经治症状缓解或改善。2 例男性在失访 2 年后猝死,1 例 69 岁被诊为脑出血,另 1 例 65 岁长年嗜酒,死亡原因不详。1 位 83 岁女性在失访 1 年半后因发热住院,后肾功能不全,首次血液透析时死亡。1 位 88 岁女性死于骨折卧床后褥疮感染。无心肌梗死病例。

3.2.6　肾脏损害

对于有肾脏损害的患者均给予中西药综合治疗,在控制血压、改善症状同时,减轻蛋白尿、延缓肾脏损害方面亦显示了较好的疗效,本组患者中尿蛋白定性阳性者 101 例,尿蛋白定性正常而检测尿微量白蛋白者 59 例,其中阳性者 30 例,在已复查的 96 例患者中有 62 例蛋白转阴,转阴率为 64.58%。22 例血清肌酐大于 115μmol/L 患者,治疗后 12 例正常。1 例 65 岁男性初诊血清肌酐 265μmol/L,10 年后血清肌酐 462μmol/L,转入肾病科治疗。另有 2 例肌酐在 250～270μmol/L,2 例在 136～163μmol/L,余均＜122μmol/L。

3.3　体会

3.3.1　关于临床症状

一般认为,高血压病患者约半数无明显症状[45]。分析 555 例高血压病患者门诊全部记录却发现,在患者漫长病程中大都会出现各种各样与血压升高相关之症状。本组患者共发生临床症状 962 次(前已述及症状缓解半年后再次出现重复计数),仅 87 例始终无症状出现(仅占 15.7%),然其中半数以上已有舌脉改变。我们自 1992 年开展"补肾降脂丸治疗高脂血症的临床研究"始,即对高脂血症、高血压病的临床症状做记录分析,从中发现眩晕、头痛、心悸、胸闷、腰酸、耳鸣、乏力、失眠、肢麻、夜尿频等为此类患者的常见症状,近通过对 555 例患者做统计分析,这些症状仍位于高血压病患者自觉症状的前 10 位。在西药常规降压血压达标后,部分患者的临床症状往往不能相应缓解,对其心理影响很大。故对有症状的患者常中西药合用,在平稳降压同时,予中药使临床症状迅即缓解,且可减少或消除降压西药不良反应,提高生活质量,从而建立患者对医者之信任感,增强患者治疗之信心与依从性。

除上述症状外,高血压病患者的其他临床症状如烦躁易怒、面红目赤、烘热多汗、面浮肢肿等,经过治疗亦能得到有效控制。

在血压控制症状缓解后,部分患者会自行停药,导致血压再次升高,症状再度出现。我们记录了高达 837 次的患者自行减药、减量乃至停药,还有确诊高血压病病程 1~5 年的患者有 16.67% 未接受治疗,6 年以上尚有 7 例没有治疗,其中 2 例病程在 21 年以上,1 例患者血压高达 300/180mmHg。故深感防治高血压及其并发症任务艰巨而重要。对这些患者再予及时适当治疗仍能获益,使其症状缓解,血压下降,避免更严重情况的发生。

对于无症状的 87 例患者,如舌脉正常,除血压升高外,无其他异常体征,无明显理化检查异常,一般单纯予西药降压治疗;如已有舌脉变化,或已有血尿检测、心电图、超声等异常,我们根据舌脉改变及理化检查结果辨证与辨病相结合给予相应中药治疗,亦可改善异常舌象、脉象,改善理化检查结果,且有利于血压之达标。我们认为,舌象、脉象可作为无症状患者的辨证依据,理化辅助检查是中医四诊的延伸。

3.3.2 阴虚阳亢为基本病理基础

高血压病患者以眩晕、头痛、心悸、乏力、失眠、腰酸、耳鸣等为主症,临床所见舌脉改变以舌红苔薄白或少、脉细弦为主,符合阴虚阳亢之病理变化。本组患者中病机分析符合肝肾(或心肾)阴虚、肝阳上亢、阴虚阳亢者分别有 196、28、190 人次,合计 414 人次,所占比例为 75%,正如周仲瑛老师所云,高血压病"病理变化主要为肝、肾、心的阴阳失调,阴虚阳亢"。

高血压病患者有遗传性,此乃先天禀赋不足,父母素质之偏盛偏衰影响后代,而这种偏盛偏衰往往以阴分亏虚为主,阴不制阳,肝阳上亢,导致血压升高。

情志失调是高血压病的另一重要因素。《素问·天元纪大论》云:"人有五脏化五气,以生喜怒思忧恐。"《素问·举痛论》云:"余知百病生于气也。怒则气上……惊则气乱……思则气结。"人体若过度恼怒、长期忧思、恐惧紧张可致阴阳失调,气血逆乱,或肝气上逆,血随气升,阳亢于上,下汲肾阴,或气郁化火,灼津耗液,终致阴虚阳亢而发为本病。

"不妄作劳",这是《素问·上古天真论》的养生忠告之一。劳,包括劳力、劳心和房劳。当代社会,竞争激烈,人们面临着很大的精神和心理压力,又有巨大之物质诱惑,正如丹溪《格致余论》所云:"温柔之盛于体,声音之盛于耳,颜色之盛于目,馨香之盛于鼻,谁是铁汉,心不为之动也?"故劳心、劳力、房劳过度者大有人在,导致心血、肾精暗耗,阴虚则阳亢,君火旺盛,相火妄动,肝阳上亢,诱发高血压等心血管疾病甚至心脑血管突发事件的不断发生。

饮食无节、起居不慎与高血压病密切相关。《素问·上古天真论》云:"今时之人不然也,以酒为浆,以妄为常,醉以入房,以欲竭其精,以耗散其真,不知持满,不时御神,务快其心,逆于生乐,起居无节。"类似现象在高血压病患者中屡见不鲜,特别是部分成功人士,不良生活习惯损其精,耗其真,导致阴精不足,水不涵木,阳亢风动,血压升高。

本组患者中年龄大于40岁的有480人,占86%,这和一般认为的高血压病以中老年人为主相吻合。人体的生长壮老已与肾脏精气密切相关,随着年龄增长,肾脏精气日渐衰退,以致"年四十而阴气自半",水不涵木,阴不敛阳,阳气亢逆而发病。

因此,高血压病患者以阴虚阳亢为基本病理变化,即如滋阴派代表朱丹溪所云"阳常有余,阴常不足"。治宜滋水涵木,平肝潜阳。常用方如杞菊地黄丸、左归丸、张氏镇肝息风汤、天麻钩藤饮。周老验方息风潜阳方、滋柔肝肾方等均可随证选用。笔者自拟育阴平肝汤(钩藤、天麻、玄参、白芍、夏枯草、刺蒺藜、山茱萸、生龙骨、生牡蛎等)临床也有一定疗效。

3.3.3　不良生活方式是生痰之因

除阴虚阳亢外,高血压病患者亦多见痰浊之征象。本组患者中,痰浊、痰热内盛者分别有173、240人次,平均体重指数为24.8 ± 2.32,末次体重指数为24.77 ± 3.34,均高于正常23.9。尽管不断宣教,指导饮食、运动,平均体重指数治疗前后无明显变化($P > 0.05$)。形体肥胖,头重胸闷,舌胖苔腻,形盛气衰,究其原因,除遗传外与不良生活方式如饮食不节、起居失常、缺乏运动、嗜食烟酒等密切相关。

长期嗜食肥甘厚味是滋生痰浊之主因。胃为水谷之海,脾司健运之职,脾胃同居中焦,是人体对饮食受纳、消化、吸收并输布其精微的主要场所。《素问·经脉别论》曰:"食气入胃,散精于肝,淫气于筋。食气入胃,浊气归心,淫精于脉。"长期嗜食肥甘厚味,可损伤脾胃,致脾胃运化失健,食入之物不能化为精微,反成痰湿。痰湿内停,日久可化热。痰湿阻滞,清阳不升,浊阴不降,气机升降失常,清窍失养,或痰热上蒙清窍而致眩晕头痛头重,形体日渐肥胖,或见胸闷脘痞、身重肢麻,水肿咯痰,咳嗽气喘等,《类证治裁·痰饮》有"随气升降,遍身皆到"之论。

嗜食烟酒亦为酿痰生浊之因。烟草为有毒、苦辛气热之品。《滇南本草》记载:烟草"性温味辛麻,有大毒"。张璐在《本经逢原》中指出:"毒草之气,熏灼脏腑,游行经络……壮火散气……"烟毒伤五脏,长期吸用,可使脾运不健,水谷不化,肺失治节,气不布津,津聚为痰,且可耗气伤血,故吸烟者多咳喘痰多,自口腔至魄门,各脏腑组织均可因此发生病变。丹溪《格致余论》云:"醇酒之性,大热大毒,清香美味,既适于口,行气和血,亦宜于体",但"古人终日百拜,不过三爵,既无酒病,亦免酒祸",少量饮之,有益而无害。但若贪杯嗜酒无度,脾胃受伤,健运失司,必致痰生湿阻,且"酒性喜升,气必随之,痰郁于上,溺涩于下",诸多病变均可由此而作,因饮酒过度而发胸痹、中风者亦时有发生。

另外,脾主肌肉四肢,脾运化水谷精微以营养全身肌肉四肢,使其健壮丰满,强劲有力。另一方面,适量运动也有助于全身气血流通,中焦脾胃运纳功能得以正常进行。如今随着现代科技的发展,使人们的"劳力"不断减轻,汽车又成了代步工具,体力活动的减少,又缺乏体育锻炼,导致人体气血运行不畅,肝失疏泄,脾运不健,水谷不化,聚湿生痰,肥胖者日渐增多,血压、血糖、血脂升高,冠心病、脑卒中的发病率不断攀升。

我们调查发现,不少高血压病患者喜荤厌蔬、嗜好烟酒、生活无规律、缺乏体力劳动或体育锻炼,这种不良的生活方式即饮食无节,起居无常,导致脾运不健,肺失治节,肝失疏泄,水湿内停,聚为痰湿,阻碍气机,影响血液运行,"痰水积聚,在于胸腑,遇冷热之气相搏,结实不消,故令人心腹痞满,气息不安,头眩目暗"(《诸病源候论·痰饮病诸候》)。因此纠正不良生活方式,食饮有节,起居有常,劳逸适度,戒烟少酒,可促使气血流通,脏腑功能恢复正常,从而有利于化痰燥湿,并杜绝生痰之源。

然生活方式之改变并非易事,20 年不懈努力,仅有 1/3 至半数左右患者不同程度改变了不良生活方式,不少患者仍以各种不同借口继续着以往习惯,要改变这一现状,我们面临着巨大的挑战。

3.3.4 调气活血当贯穿治疗始终

吾师周仲瑛教授曾云,高血压患者多气血失调。本组病例中,有瘀血征象者 527 人次,在服用中药患者中,使用活血法的有 462 人次,为使用最多的一种治法,而用疏肝理气法者亦有 104 人次。寒邪阻遏阳气,湿邪困遏气机,热邪煎熬津血,燥邪灼津耗血,以及气郁、气虚推动无力,阴虚血少运行迟涩等,均可导致气血运行紊乱,从而脏腑功能失调,导致高血压之发生与发展,甚至出现中风、胸痹等严重疾患,抑或"血之与气,并走于上,则为大厥"。因此,调气活血当贯穿治疗始终,常用方如血府逐瘀汤、桃红四物汤、周老经验方调气和血方等。丹参、川芎为最常用,古人云:一味丹参,功同四物。丹参具活血祛瘀、调经止痛、养血安神、凉血消痈之功。川芎活血祛瘀、行气开郁、祛风止痛,《本草正》谓"其性善散,又走肝经,气中之血药也",《日华子本草》云其"治一切风,一切气,一切劳损,一切血,补五劳,壮筋骨,调众脉,破症结宿血,养新血"。此二药不但具调气和血之功,现代药理研究亦证实二者均有抗血小板聚集、抗凝、抗血栓、扩张冠状动脉,增加冠脉血流量,抗心肌缺血、缺氧,保护受损心肌等作用。即使临证气血失调之征象不明显,若在辨证方中加入一二味调气和血之药也有利于气血流通,阴阳平衡,从而有助于症状之缓解,血压之下降,有助于改善微循环,抗动脉粥样硬化,预防心、脑、肾等重要器官并发症之发生。本组病例中各种突发事件发生率均很低,与调气活血法的使用亦有一定的关系。以后,我们还将进行随机对照研究,以进一步观察这一疗法长期使用对高血压病患者预后之影响。

3.3.5 健脾补肾干预高血压肾病

近年来的研究表明,高血压病初期即发生肾动脉痉挛,使血流量降低。经过一段时间后,逐渐出现肾血管损害,产生轻至中度以肾缺血为主要表现的肾小动脉硬化,继而出现缓慢发展的肾小管和肾小球功能损害,最终出现肾功能衰竭。近20年的抗高血压治疗,已显著降低了心脑血管等靶器官损害,但高血压导致的肾损害继而进入慢性肾功能衰竭的患者却日渐增多,在过去10年中,美国的终末期肾病(ESRD)发病率以大约每年9%的速度增长。因高血压而引起的ESRD新患者占28%。因高血压性肾硬化(HN)而进行肾移植的患者占整个肾移植患者的25%[46]。1999年我国透析移植登记报告指出,慢性肾衰竭透析患者原发病中,高血压肾病已上升至第3位,而在老年人中,则高居慢性肾功能不全发病原因之首位[47]。在高血压肾病早期,如能给予及时恰当的干预治疗,部分病人的预后可明显改善,反之,可使病情进展,最终发展为慢性肾衰而不得不接受透析移植治疗。

现代医学在高血压肾病治疗方面,主要以ACEI、ARB为首选。研究显示,使用ARS系统阻滞剂不但有降压作用,还有非血压依赖性的肾脏保护作用[48]。另外,也有以他汀类、胰激肽原酶联合ACEI、ARB治疗,证实能有效减少尿蛋白、尿微量白蛋白,保护肾功能。

中医在治疗高血压肾病方面,也做了许多工作,并取得了一定的成绩。高血压肾病可在祖国医学文献"眩晕""腰痛""水肿""关格""溺毒""癃闭""虚劳"等相关章节中找到类似的描述。近年来关于高血压肾病的研究日渐增多,关于高血压肾病的病因病机多倾向于本虚标实,阴阳失调,气血紊乱。本虚或为肝肾阴虚,或为脾肾阳虚,或阴阳两虚;标实主要为肝阳、水湿、湿热、浊毒、瘀血。有关中医中药治疗高血压肾病的研究均是在常规西药降压基础上,配合应用中药,因为血压达标是治疗高血压及高血压肾病的基础。西药或常规降压加中药治疗高血压肾病虽取得了一定的疗效,但至今尚无非常明确统一的分型、有效的治疗方法与药物,所有报道尿蛋白转阴率均不高,也没有统一的疗效标准,或者没有尿蛋白转阴的描述。有关中医中药的报道部分为回顾性经验总结或个案报道,即使为研究类报道,样本量小,随访时间短,缺少经得起验证的有效的治疗方案。高血压肾损害继而进入慢性肾功能衰竭的患者仍在不断增加,严重地损害了人类的健康,也耗费了大量的医疗资源。如何控制高血压肾病的发生与发展,造福广大高血压患者,减轻病人家庭及社会负担,显得非常迫切与重要。

通过多年的临床观察,我们发现,高血压肾病早期除尿微量白蛋白排泄增多外,多无明显的临床表现,或仅有眩晕、头痛、耳鸣等非特异性表现,继之可出现夜尿增多、浮肿、乏力等。当高血压发展到肾病阶段,一般均有四五年以上高血压病史,多属肝肾阴虚下及于肾,肾失封藏之责,或脾肾阳(气)虚,固摄无权,精微下泄。或夹有肝阳上亢、痰浊湿热互结、瘀血或瘀热阻滞等。以脾肾虚损为病变主要矛盾。由此我们制定基本方健脾补肾,化湿祛瘀,力求脾肾功能强健,精微固摄,湿化瘀消,以控制蛋白尿,保护肾脏功能。

我们的基本方为:生黄芪、穿山龙、薏苡仁、山茱萸、金樱子、玉米须、炙水蛭。

方中黄芪益气升提,健脾固摄,穿山龙祛风除湿,活血通络,被国医大师朱良春老师称为治疗肾病之良药,薏苡仁健脾除湿,山茱萸、金樱子补肾固摄,玉米须利尿消肿,炙水蛭逐瘀通经,善治蛋白尿。合而用之,健脾补肾,益气固摄,利尿除湿,化瘀通络。

临床根据阴虚阳亢、气阴两虚、脾肾气(阳)虚、湿热下注、瘀热互结等不同证型随证加减。结果:在已复查的96例高血压伴尿蛋白定性阳性或尿微量白蛋白阳性者中有62例蛋白转阴,转阴率为64.58%。22例血清肌酐大于$115\mu mol/L$患者,治疗后12例正常,1例恶化。初步显示中西药综合治疗,在控制血压、改善症状的同时,减缓蛋白尿、延缓肾脏损害方面亦有较好的疗效。我们已着手做随机单盲研究,将西药降压配合中药治疗与单纯西药治疗做对照,以进一步观察中医中药对高血压肾脏损害的保护作用。

3.3.6 关于甘草

甘草具有益气补中、缓急止痛、润肺止咳、清热解毒、调和诸药之作用。可用于脾胃虚弱,倦怠乏力,心悸气短,咳嗽气喘,脘腹、四肢挛急疼痛,食少便溏,妇人脏躁,咽喉肿痛,痈肿疮毒,小儿胎毒,缓解药物毒性、烈性等。现代药理研究表明,甘草浸膏、甘草甜素及甘草次酸对健康人及多种动物都有促进钠水潴留的作用,这与盐皮质激素去氧皮质酮的作用相似,甘草能增强肾小管对钠和氯的重吸收而呈现抗利尿作用,长期应用可致水肿及血压升高,由此《中国高血压防治指南》中亦提及甘草可引起血压升高，因此许多心内科专家包括中医专家均认为高血压患者不宜使用甘草。

我们在临床实践中观察到，短期使用甘草并无水肿、血压升高之危险。如一患者因肾病综合征高度水肿，中西医常规治疗不效，我们请老院长会诊，处方用越婢加术汤其中使用甘草5g，3剂后水肿消退，血压未见升高。后笔者用仲景炙甘草汤原方原法治疗心律失常，甘草用量达60g，目前已治疗近百例患者，未见1例血压升高，近年来更以之治疗高血压患者心律失常，亦未见血压升高；高血压患者伴有紧张、焦虑、抑郁等，以甘麦大枣汤随症加减每收良效，在临床症状缓解同时，血压亦易于控制；高血压患者伴有各种原因所致咳嗽，笔者最常用的方剂为三拗汤加味，甘草、麻黄并用，疗效甚佳，而并无血压升高之虞。山东中医药大学七年制学生跟随抄方时曾很惊奇："都说南方用麻黄的很少，老师却常用麻黄，且成人大都一用就10g，疗效好而无副作用，看来麻黄并不可怕。都说甘草升高血压，老师常用甘草治疗未见血压升高，看来亦不能一概而论。"

《素问·六元正纪大论》云："有故无殒，亦无殒也。"对于中药，我们不能纯以现代药理研究结果去衡量其作用与副作用，中药的成分很多、很复杂，在目前的科技条件下，还不能揭示其内在本质，我们既要参考现代药理研究结果处方用药，以提高疗效，尽量避免毒副作用，又不可纯粹跟着现代药理研究结果走，不能因为现代药理研究结果去轻易否定任何一味中药，辨证论治还是中医的灵魂与精粹，前人的许多效方、验方均是数十年甚至几代人临床实践的经验结晶，不可轻易否定。临证应四诊合参，证候病机提示必须用甘草时不妨用之，短期服用，不会有升高血压之副作用，临床症状之缓解往往会使患者心情愉悦、轻松，增强对医者的信任感，树立战胜疾病的信心，提高治疗的依从性，提高生活质量，亦有利于血压的控制及并发症的预防。况且，现代药理研究亦揭示甘草具有抗心律失常、降脂、抗动脉粥样硬化、抗炎、镇静、镇痛、护肝等多种功能，只要用之得当，自能避其毒性，充分发挥药物的治疗作用。近在沪跟随龙华医院肾病专家、中国中西医结合学会肾病专业委员会主任委员陈以平教授学习，见一恶性高血压患者肾功能不全，陈师以四妙勇安汤治疗，甘草用至30g，血压不升反降，临床症状随之改善，此亦高血压不禁甘草之例也。当然，毕竟现代药理已证实甘草具有盐皮质激素样钠水潴留升高血压之副作用，因此对高血压患者还须审慎应用，避免长期使用、不必要的使用，在使用过程中注意监测血压，防微杜渐，心中有底。

从某种意义上可言，辨证论治和现代药理体现了中医治本与治标的关系。

改善引起高血压的整体失调状态,有效控制血压防止血压过高所造成的靶器官损害均不容忽视。在辨证后的药味选择上参考现代药理研究的成果,又不被其束缚,正确把握尺度,则可提高整体疗效,达到标本兼治的目的。

3.3.7 中西医结合可增效

许多循证医学实践证明,西药各类降压药均可有效降低血压,减少心脑血管突发事件发生,但高血压病防治中"三低""三高"现象尚未得到根本性解决,心脑血管疾病存在着"越治越多、越防越多"现象[1]。中医中药虽在降低血压方面疗效远不如西药,但在缓解症状、防治动脉粥样硬化、延缓或治疗并发症、改善蛋白尿、保护肾功能等方面有独到之优势。中西药合用,可取长补短,提高疗效,减少或消除降压药不良反应,提高生活质量,增强患者治疗之信心。导师唐蜀华、李七一教授在治疗高血压病方面均倡导中西医结合。唐师[49]认为,中医药之"优势或潜在优势在于:①能够较好地改善高血压相关及(或)不相关的症状……②有助于并发的代谢综合征的整体治疗……高血压病往往并存血脂异常、血糖增高、肥胖、胰岛素抵抗、血尿酸增高、血液流变学异常以及动脉粥样硬化等,中医药治疗常可获得良好的多靶的效应,尤其适合并用西药有副反应者……③多环节地保护靶器官……在运用降压益肾颗粒治疗高血压病合并的早期肾损害时发现……该颗粒……降压程度不及西药……可能通过其他多途径、多环节的机制以达到其保护靶器官、逆转肾损害的目的……对于高血压病,现代的医患双方崇尚'把血压降下来'才是硬道理。应该实事求是地看到,中医药尽管能够降低血压,但毕竟作用相对温和、缓慢……在提高降压作用方面,要加强实验研究,不放弃中医药的深入挖掘。但就日常医疗而言,我们应该摒弃门户之见,为患者制订一个最佳方案:即中西医各扬其长、有机结合。不妨推荐患者选择合适的西药以平稳降压、迅速达标;同时依据适应证充分发挥中医药整体调节,进一步改善症状、调节代谢、多环节地保护靶器官"。李七一教授亦时常强调,我们的先人所处的环境局限,他们亦很好地利用了当时的自然科学为医疗服务,今天社会发展了,科技进步了,我们更应该好好利用自然科学来发展中医,为我所用。在高血压病的治疗中,中西医结合,辨证与辨病结合,辨证论治与西药降压相结合,可增强疗效,减少副作用,有效预防和治疗并发症,使病人最大限度地获益。在本组病例中,经过1年以上中西医综合治疗,有10余位患者已停用西药降压药,血压仍稳定在正常范围,也无靶器官损害出现,虽然病例数不多,然总是看到了一丝希望。也发现部分患者服用中药后减少了降压西药的用量,由于时间匆促,目前这部分资料尚未能做统计分析。

3.3.8 关于西药的使用

各类降压西药在降低血压、保护靶器官方面均有一定的作用,其中尤以ACEI、ARB、CCB为常用。我们认为,各种降压药物均有其优势和不良反应,均有其适宜的对象,而机体对药物的反应亦各不相同,不必厚此薄彼。对糖、脂代谢有不良影响的β受体阻滞剂、利尿剂,在高血压并有糖尿病、血脂异常时也并非绝对不可使用。如果其他药不能控制血压时也可小剂量合用,通过合理配伍,可取其作用,避其副作用。在应用各种降压药物时都需要权衡利弊,既要使血压达标,又尽可能避免其不良反应。在用药过程中需加强监护,特别是用药初期。同时对于血脂、血糖异常者,必须同时调脂降糖治疗。另外,必须充分考虑病人的经济承受能力,兼顾药效、副作用、药价,有时甚至考虑药价的因素更多。一切应从病人的病情及实际情况出发。

3.3.9 关于发现高血压的途径

本组病例中,有270例因眩晕等不适就诊时发现,92例因他病就诊测血压发现,另有162例在体检时发现血压高。由于许多高血压患者初期无临床症状,往往不能及时发现。另外,一些医生工作量较大,没能养成对患者初诊测压的习惯。我们认为,应大力提倡对30岁以上患者初诊测量血压,以后至少每年测1次。对有家族史的人群,可将年龄提前,视情况甚至可对10余岁的孩子测量血压。普遍开展人群体检,这样可以大幅度提高高血压的早期发现率,为后续治疗打下基础。

3.3.10 进一步加强高血压防治知识之宣教

本组患者中初诊时已接受抗高血压治疗393例,未治疗162例。明确高血压病程1~5年的患者有16.67%未接受治疗,6年以上的尚有7例没有治疗,其中2例病程在21年以上,1例血压达300/180mmHg。有些患者因无症状,往往不愿接受治疗。不少患者有一种误解,认为"不能轻易服药,一旦服药就不能停服了"。即使已接受治疗之患者,往往也会因为临床症状缓解而自行停药,或间断服药,这其中既有经济因素,也有认识问题,有些患者认为长期服药会有许多副作用,会促进动脉硬化。而目前不和谐的医患关系也使个别患者误认为医生让他们服药是为了赚钱,因此他们更愿意听取别的患者的意见。本组124例未达标者中,有54例1年内未复诊,27例半年内未复诊。55例在前一次就诊时血压正常达标,其后有27例自行停药或减药,2例不规则服药,26例1年内未复诊,15例半年内未复诊。尽管我们一直努力对每一位患者进行有关高血压防治知识的宣教,然在所有555例患者5 587次随访记录中,仍记录了高达837次的患者自行减药、减量乃至停药。我们认为有必要经常向普通人群宣传高血压防治知识，同时进一步做好乡村医生、社区医生的培训，提高他们的业务能力和水平，以形成一个良好的社会氛围，才能更有利于高血压病的早发现、早治疗，并促使患者定期复诊、规范化治疗。

3.3.11 江苏省科技查新咨询中心查新结论

2011年8月我们委托江苏省科技查新咨询中心做科技查新，其结论为：

已见高血压治疗总有效率最高为96.7%，血压达标率最高为80.95%的报道，本委托项目的高血压治疗总有效率为89.19%，血压达标率为77.66%；已见高血压病及心血管事件的相关性进行研究的报道，但具体心血管事件发生率未见述及；已见高血压肾病患者1例经治疗后指标全部转阴的报道，但具有统计意义的高血压肾病患者尿蛋白转阴率未见述及。

检索所附资料，仅浙江乐清三院所报道高依从20例患者血压达标率为80.95%，总218例患者的达标率为48.62%。余所有资料达标率均较我们为低。参加评价会的西医心内科专家们认为，其报道样本量小，且根据目前国内外治疗现状，不可能有那么高的有效率与达标率。我们的工作得到了西医心内、外科、流行病学专家的肯定。而这种疗效的取得，与中医中药的参与密切相关，这充分显示了中西医结合的优势。

结　语

555例高血压病患者调查发现，与传统所认为高血压病患者约半数无明显症状不同，在漫长病程中患者大都会出现各种各样与血压升高相关的症状。本组患者共发生临床症状962次，仅87例始终无症状出现，仅占患者总数之15.7%，且其中半数以上已有舌脉改变。眩晕、头痛、心悸、胸闷、腰酸、耳鸣、乏力、失眠、肢麻、夜尿频依次位于高血压患者常见临床症状的前10位。

阴虚阳亢为高血压病的基本病理基础。病机分析符合肝肾（或心肾）阴虚、肝阳上亢、阴虚阳亢者分别有196、28、190人次，合计414人次，所占比例为75%。气血失调、痰浊阻滞为重要病理因素。不良生活方式如饮食不节、起居失常、缺乏运动、嗜食烟酒是生痰之因，也是导致高血压病的重要原因，改变不良生活方式是控制高血压及其并发症的重要措施之一。

中西医结合可提高疗效。中医辨证施治与西药降压相结合，绝大部分临床症状都能完全缓解，除耳鸣、夜尿频外，症状改善总有效率均在97%以上。降压疗效显效333例，有效162例，总有效率89.19%。血压达标431例，达标率

77.66%。健脾补肾配合西药降压治疗可干预肾脏损害,尿蛋白、尿微量白蛋白转阴率为64.58%,肾功能得到有效保护,心脑血管突发事件明显降低,经过平均(4.41±3.38)年治疗观察,脑梗死10人11人次,无偏瘫。4例死亡,其中1例明确为脑血管性死亡。无心肌梗死病例。这些疗效的取得,是中西医结合,优势互补的结果。

调查表明,我国40岁以上人群心脑血管病合并占总死亡44.4%,总死亡的危险因素第一位是高血压。而随着人口老龄化的加速,高血压患病人数仍有迅猛增加的趋势[1]。防治高血压及其并发症,控制心脑血管疾病,减少致残率、死亡率,提高患者的生活质量,是我们的责任,尽管任重道远,但当全力以赴,尽力而为。在这重大而艰巨的工作中,相信中医药会发挥越来越大的作用,并被更多的人所认识。

《素问·上古天真论》告诫人们要"法于阴阳,和于术数,食饮有节,起居有常,不妄作劳","虚邪贼风,避之有时,恬淡虚无,真气从之"。谨遵古训,顺应四时阴阳变化规律,采取各种合适手段方法养生健体,合理饮食,戒烟限酒,劳逸适度,适当锻炼,调适心情,外避邪气,内养真气,高血压病从何而来? 即使血压升高,只要规范治疗,配合养生,亦可转危为安,化大为小,化重为轻,带病延年,甚则病情逆转,恢复健康,以"尽终其天年,度百岁乃去"也。

许多证据表明,中医中药虽在直接降压方面疗效远不如西药,但在缓解症状、抗动脉粥样硬化、保护心脑肾等重要器官方面均有独到的优势。中西药合用,可取长补短,提高疗效,减少或消除降压西药不良反应,延缓或改善动脉粥样硬化的发生与发展,保护靶器官,减少事件发生率及死亡率,提高生活质量,增强患者治疗之信心,使患者却病延年或带病延年。

事实证明,高血压及其并发症是可防可控的。

期望中医中药在高血压病的防治中发挥更大更优的作用。

参考文献

[1] 王文.高血压综合防治研究新进展[M],北京:中华医学电子音像出版社,2007:16-25.

[2] 李七一.难治性心脑血管病辨治与验案[M],北京:科学技术文献出版社,2011:3-8.

[3] 周仲瑛.国医大师周仲瑛[M],北京:中国医药科技出版社,2011:92-111.

[4] 古炽明,丁有钦.高血压病证候文献分析述评[J].中医药学刊,2003,21(7):1156.

[5] 赵奕,方文岩,赵治,等.高血压病中医辨证分型与基底动脉血流动力学探讨[J].天津中医药,2005,22(4):297.

[6] 冯向阳.辨证分型治疗高血压病112例临床观察[J].中医药导报,2006,12(8):34.

[7] 柳静,张旭生.高血压病从气血论治[J].吉林中医药,2007,27(1):14.

[8] 周国琪.《内经》中五脏病证名称与现代中医病证名称的比较[J].吉林中医药,2005,25(3):4.

[9] 徐光,李妍,邓盈盈.推拿治疗高血压病的研究概况[J].长春中医药大学学报,2006,22(1):71 - 72.

[10] 祝光礼,陈铁龙.高血压病的中医药治疗进展[J].浙江中西医结合杂志,2002,12(11):726.

[11] 张胜荣.张炳厚辨证治疗高血压病的临床经验[J].北京中医,2001,(1):9 - 11.

[12] 詹青,詹文涛.中医辨证治疗原发性高血压病127例临床观察[J].中国中西医结合杂志,1998,18(11):689.

[13] 郑筱萸.中药新药临床研究指导原则(试行)[M].北京:中国医药科技出版社2002:73 - 77.

[14] 刘福明,陈晓虎,杜午奇,等.高血压病中医证型分布规律的临床研究[J].江苏中医药,2009,41(10):33 - 34.

[15] 王丽颖,李元,李娜,等.1508例高血压病患者中医证候分布调查研究[J].中华中医药杂志,2010,25(12):1960.

[16] 方素清,张艳,礼海.75例高血压中医证型分布研究[J].辽宁中医杂志,2009,36(2):163 - 164.

[17] 叶艺玲,张昌浩,江明达.周宁县老年高血压病的中医辨证分型调查[J].福建中医药,2005,36(1):50 - 51.

[18] 张世亮,门雪琳.高血压病不同中医证型与24h动态血压关系的研究[J].山东中医药大学学报,2003,27(2):115.

[19] 王晓凤,杨关林,辛世勇,等.老年原发性高血压患者动态脉压与中医辨证分型的研究[J].实用中医内科杂志,2006,20(6):637 - 638.

[20] 邹襄谷,陈国通,陈比特,等.老年高血压病中医辨证分型的客观化研究[J].中西医结合心脑血管病杂志,2008,6(11):1261 - 1262.

[21] 赵津辉,杨利军,王翠平,等.高血压人群及正常人群血流变学指标变化的实验研究[J].现代中西医结合杂志,2000,9(18):1752.

[22] 金国健,樊锦秀,张茂华,等.老年高血压中医证候分型的黏附分子表达与血微循环的关系[J].浙江临床医学,2006,8(12):1240 - 1241.

[23] 张建丽,叶德平.高血压病血脂异常与中医辨证分型关系探讨[J].河北中医,2005,27(4):264 - 265.

[24] 苏显红,王连志.辨证治疗老年高血压病44例分析[J].中医药学刊,2002,20(9):105.

[25] 赵瑞红.中医辨证治疗老年高血压病[J].新中医,2005,37(11):84.

[26] 秦建国,王亚红,梁晋普,等.郭维琴治疗高血压病经验[J].中医杂志,2007,48(7):586-587.

[27] 熊上中,徐小周.辨证治疗老年高血压病120例[J].四川中医,2001,19(8):38.

[28] 陈康远.六味地黄汤加味治疗原发性高血压337例疗效观察[J].新中医,2003,35(5):41-42.

[29] 熊原.加味半夏白术天麻汤治疗高血压病并高脂血症的临床研究[J].河北中医,2005,27(10):751-752.

[30] 吴平.补中益气汤加减治疗单纯收缩期高血压初探[J].铁道医学,2001,29(1):63.

[31] 王会芳.活血化瘀法治疗高血压病48例[J].中国中医急症,2006,15(7):782.

[32] 邓祥雄,黄荣璋.天麻钩藤饮加减治疗高血压病63例[J].吉林中医药,2002,22(3):10.

[33] 覃春荣,刘瑞俊.自拟清心降压饮治疗高血压病Ⅰ期42例[J].国医论坛,2000,15(2):34.

[34] 唐东昕,林璐.张国伦治疗高血压病经验[J].山东中医杂志,2004,23(5):307-308.

[35] 丘志春,许家骝.我院高血压病中医处方统计分析[J].中医药导报,2005,11(5):51-52.

[36] 黄淑芳,梁纪文.高血压病的中医综合治疗[J].中国临床医生,2006,34(10):15-16.

[37] 李耀丽.川芎嗪对老年高血压患者血流变的影响[J].职业与健康,2003,19(1):109-110.

[38] 彭丽辉,冯玲媚,陈筑芳,等.艾灸对高血压病患者血压及NO、ET、SOD、MDA的影响[J].中国针灸,2004,24(3):157-159.

[39] 傅秋彤.百会放血治疗高血压病45例临床观察[J].北京中医,2001(2):44.

[40] 赵东杰,范群丽.针刺对高血压病胰岛素抵抗的影响[J].中国针灸,2003,23(3):165-167.

[41] 吴焕林,严夏,刘泽银,等.邓铁涛教授浴足方治疗高血压病32例临床观察[J].新中医,2001,33(12):36-37.

[42] 朱建平,马旋卿,强刚,等.朱良春精方治验实录[M].北京:人民军医出版社,2010:84.

[43] 徐田,林淑雅,周玉秀.橘子皮药枕治疗高血压[J].中医外治杂志,1998,7(5):22.

[44] 曹云.中医药治疗高血压病临床研究进展[J].光明中医,2010,25(2):322-323.

[45] 黄春林.心血管科专病中医临床诊治[M].2版.北京:人民卫生出版社,2005:152.

[46] 江伟,唐沙玲.高血压肾病的中医临床与实验研究[J],华夏医学,2008,21(1):210.

[47] 马济佩,魏学礼.高血压肾病中医治疗研究进展[J].辽宁中医药大学学报,2008,10(11):29.

[48] 王海燕.肾脏病学[M].3版.北京:人民卫生出版社,2008:1667-1668.

[49] 唐蜀华.老年病诊治经验荟萃:高血压病[J].江苏中医药,2004,25(10):11-12.

致　谢

衷心感谢国家中医药管理局举行"优秀中医临床人才研修项目",使我能有这么好的一次学习机会!

衷心感谢江苏省中医药局和苏州市卫生局、太仓市卫生局、太仓市中医医院的关心与全力支持,使我能考上这个项目并坚持学习至今!

衷心感谢国医大师周仲瑛、朱良春教授,全国师带徒导师李七一、唐蜀华、邵长荣、陈湘君教授,上海市名中医、全国中西医结合学会肾病专业委员会主任委员陈以平教授,江苏省名中医胡铁城、申春悌教授三年来的精心指导!

衷心感谢国家中医药管理局、北京二十一世纪环球中医药网络教育中心的精心组织与安排,感谢班主任孙光荣教授的辛勤工作及对我们的热忱关心,使我们得以聆听全国最优秀的中医大家授课,使我们的学习得以顺利进行!

衷心感谢自 2008 年以来所有关心、帮助我的老师、领导、朋友、同事、家人!

特别要感谢李七一教授,在我撰写读书心得、医案、课题设计书、结业论文过程中均花费了大量的时间和精力,认真批阅,提出修改意见,一次次精心指导,在此深表谢意!

谢谢!

高红勤

2012 年 1 月 26 日

后　记

　　2009 年 4 月的北京,春意已浓,国家中医药管理局第二批全国优秀中医临床人才研修项目启动暨第一期培训班在这里举行。大学毕业 27 年,近"知天命"之年,我幸运地成为研修项目学员,从此开始了三年紧张而充实的边工作边学习边跟师边临证的生活。每年两次参加国家中医药管理局为我们举办的经典理论学习专题培训班,除此之外,每周两天半门诊,三天跟师学习,先后拜国医大师周仲瑛、朱良春教授,国家级和省级师带徒导师李七一、胡铁城、邵长荣、申春悌、唐蜀华、陈湘君、陈以平教授为师,跟师门诊、查房以及老师面授指点,收获颇丰,积累老师治病医案数万份,这是一笔无价之财富。有机会聆听来自全国各地最好的中医理论和临床大家的讲座,系统学习了中医四大经典著作及部分古医籍,按照培训要求撰写学习体会,总结老师经验,自 2009 年至 2012 年在省级以上杂志发表论文 19 篇,其中中文核心期刊 5 篇。通过读经典,拜名师,做临床,增长了知识,拓宽了思路,理论水平及临床实践能力均有了提高,中草药饮片处方比率增加了近 20 个百分点。2009 年以来,多项课题在江苏省中医药局、苏州市科技局、太仓市科技局立项或获奖。2011 年 7 月"一种降脂药物及制备方法"获国家发明专利。

　　很感激国家中医药管理局举行这样一个培训项目,使我这个基层中医能得到这么好的一次学习机会。卫生部副部长兼国家中医药管理局局长王国强先生亲自为我们授课,洪净司长等陪伴了我们整整三年,为我们解决方方面面的事务,更是对我们莫大的激励与鞭策!

　　很感激江苏省中医药局的重视与关心,特别是举行了考前培训班,使我能顺利通过省考与国家考,进入这个项目。大学毕业后,我一直在县级中医院病房、急诊、西医内科门诊轮转,作为医院最年轻的主治、副高、正高职称拥有者及年轻医生中职称最高者,一直忙于临证及各种事务,直至 2000 年 4 月,才有机会来到中内门诊,然而因为病人众多,忙于诊务,一直没能好好温习中医书籍,对于经典著作亦已生疏,直至复习应考,才发现原来临床常用的许多方剂均是张仲景的经方,那是大学时期及实习进修时各位老师为我打下的基础。

很感激地方政府与卫生行政部门领导对我的支持,使我能顺利完成学业。太仓卫生局第一时间给我奖励了一台笔记本电脑,之后又下拨经费以支持我的学习。医院同意我每周三天外出跟师,安排专人负责我的作业审查、考核,为我营造了良好的学习氛围。2010年7月,我作为卫生系统的代表,获太仓市委、市政府"首届娄东英才奖";2011年在苏州市"学习白求恩,敬业为人民"活动中,被评为"德艺双馨医务工作者";被苏州市委、市政府授予"2010~2011年度苏州市医药卫生工作先进个人"称号;2011年8月,被太仓市卫生局定为"卫生系统学科带头人"。

很感激九位名师对我的悉心指导。在跟师抄方过程中,不但学到了老师的经验、诊疗方法、学术思想,更感受到了老师的治学精神、人格魅力。博学、博爱、勤奋、刻苦,是名师的共同特质。要成为一名真正的良医,单有高深的理论、高超的医术是远远不够的,还必须有一颗仁慈博爱之心,有高尚的医德、坚韧不拔的意志与毅力,才能成为精诚大医!特别要感谢两位国医大师朱良春、周仲瑛教授,他们有众多博士、博导的弟子,还能接受我这个来自基层只有本科学历的中医,为我释疑解惑、修改医案、学习体会与论文,授我以渔;特别要感谢李七一教授,为我修改作业,指导论文及科研设计方案的书写,一遍又一遍,不厌其烦,耐心细致。我的临床医案及科研设计方案能得到优秀奖,能成为优秀学员,站在全国中医工作会议的领奖台上,这里面倾注了老师们的心血。当这本作业集将要付梓之时,老师们为我作序题词,更是我莫大的荣幸!

很感激班主任孙光荣教授,他以古稀之年为我们辛勤奔走,曾经抱着病体依然坚守,配合国家中医药管理局有关部门为我们精选良师,并亲自授课,苦口婆心,授我们知识,教我们做人,激励我们承先启后,做真中医!

很感激北京二十一世纪环球中医药网络教育中心的老师们,三年中他们为我们做好全方位的服务,创造了良好的学习环境。

很感激家人的理解与支持。三年中除了每周两天半门诊,外出参加培训班、跟师抄方,还有许多时间花在途中,在家休息的时间很少,还要利用这些时间学习、完成作业、收集病人资料(自2009年冬启动的高血压资料库中,至今已积累了1 500多位患者多年的资料),因此减少了探望父母的时间,顾不上料理家务、陪伴家人,而家人对我全力支持,使我少了后顾之忧。2009年冬膏方开始后,三天在南京跟师,来回途中需10小时,繁忙的两天半门诊,每天上班10小时左右,每周1天休息,自感心力交瘁,心生退意,是丈夫鼓励我一定要坚持下去,有始有终,太仓及昆山车站一次次接送,陪伴我度过春夏秋冬。正在南京中医药大学读研的女儿经常帮忙找资料,解决学习与论文书写中的困难,也给了我不少帮助。笑言"能活120岁"、一向乐观开朗、善良健康的96岁的祖父在这期间因摔跤卧床半年后离我们而去,则成了我心中永远的痛。

三年学习,同时收获了一份友情。来自全国各地的同学每次相聚,彼此交流探讨,友情与日俱增,特别是江苏的同学,还有各省市同门师兄弟姐妹,尽管我是一个基层的普通中医,他们是三甲医院的博导、硕导、科主任、副院长等,但他们给了我许多无私的帮助与温馨的友情,伴我度过了紧张忙碌而又愉悦充实的三年,给我留下了许多美好的回忆。

三年的学习,因为有许多最好的老师、最好的同学相伴,因为能走进中医界最高层次的课堂聆听辅导与教诲,我的内心一直充满着感激!尽管在从事中医工作过程中经历了许多的坎坷与磨难,但因为有这三年,我已经知足了。

结束研修学习之后,我着手整理自己上传的作业,准备将其中的一部分结集出版,此时接到了有关通知,我们上传的作业将统一由中原出版传媒集团出版。我出生在农民家庭,自幼边读书边务农,1975年高中毕业后,回乡成了地地道道的农民,1977年恢复高考才走进考场,成了南京中医学院的一名学子,走上了学医业医之路。我第一本主编的书籍由中原农民出版社出版,冥冥之中,仿佛这是一种缘分。

我来自农村,曾经是农民,了解基层百姓的疾苦,因此多年来一直在努力做一个能真正为百姓着想的医生。30余年业医生涯,经历了许多磨难,许多风雨坎坷。幸运的是,我遇到了许多最优秀的老师:实习时太仓首位副主任中医师赵振民先生,太仓最好最忙的针灸医生鲍庆祥老师,进修时上海中医学院附属龙华医院的胡建华、邵长荣、徐崇年、陈以平、陈湘君、苏万方教授等中医名师,苏州大学附属第一医院国内外著名的西医心内科专家蒋文平、汪康平教授等,2003年亲笔写信给我以鼓励的广州中医药大学终身教授、国医大师邓铁涛教授,以及这些年参加研修学习遇到的所有老师们,都从医术和医德两方面言传身教,成为我的楷模,激励我走自己认准的路,做百姓信赖的医生。

三年研修学习已结束,时光匆匆而过,还来不及好好咀嚼与体悟。特别是2009年冬开始收集高血压病人资料以后,几乎每晚均要花很多时间将病人资料录入电脑,每次外出跟师,总是背着电脑包与一堆门诊病历,有次录完一份历时近20年的病历,已是凌晨1点多。故从研修第二年度开始,总结老师的病案较少,总结个人病案亦偏向简单,为的是在有限的时间内按时完成作业,而汽车、地铁、候车室都成了我学习的地方。如今研修学习的结束又是一个新的开始,前面还有许多事情需要去做,对老师的病案、经验还要分析总结,对经典著作及其他古医籍还须深入学习,深刻领悟,以更好地做临床。我将孜孜以求,在农村基层这块阵地上,为中医事业百姓健康尽绵薄之力。

因为拜师9位,老师病案次序依据老师姓名拼音首字母排列,老师题词按相反顺序排列。上海中医药大学附属龙华医院胡建华教授是我在太仓卫生局主持下拜的老师,曾指导了我18年,故将胡老题词放在首位。

这本"作业集"中的作业都是在匆忙中完成,加上本人水平有限,一定存在着许多缺点错误,恳请各位老师、同仁批评指正。

2013 年 5 月 12 日
2013 年 11 月 12 日修改